榜样照亮中医路

方震宇 编著

天津出版传媒集团

天津科学技术出版社

图书在版编目（CIP）数据

榜样照亮中医路／方震宇编著． －－天津：天津科
学技术出版社，2024.6
ISBN 978－7－5742－1812－3

Ⅰ．①榜… Ⅱ．①方… Ⅲ．①中医学－教材 Ⅳ.
①R2

中国国家版本馆 CIP 数据核字（2024）第 050920 号

榜样照亮中医路
BANGYANG ZHAOLIANG ZHONGYILU
责任编辑：张　跃

出　　　版：天津出版传媒集团
　　　　　　天津科学技术出版社
地　　　址：天津市西康路 35 号
邮　　　编：300051
电　　　话：（022）23332399
网　　　址：www. tjkjcbs. com. cn
发　　　行：新华书店经销
印　　　刷：北京荣泰印刷有限公司

开本 710×1000　1/16　印张 23　字数 400 000
2024 年 6 月第 1 版第 1 次印刷
定价：88.00 元

自　序

　　我最大的愿望就是让年轻中医会看病。后来发现，一个优秀的年轻中医，首先需要认可中医这个行业，认为这个行业值得热爱和付出。这才是步入中医专业领域需要迈好的第一步！从我自身的成长看，"榜样的力量"是鼓舞我们前进的动力！

　　入行中医30年，我越来越感受到，中医是个不可多得的好职业。我们可以不用欺骗、不用掠夺、不用伤害、不用出卖自己的灵魂和肉体，在社会上安身立命，赢得体面的收入和尊敬的同时，给家人安详和幸福，给社会和国家输送健康的正能量。

　　同样在医学这个行业里，中医的幸福感是超越西医的。在上海曾经有一位极其优秀的高中学生，在选择顶级西医院校还是中医时，希望我提供建议。

　　我首先就问她：你要的是什么？西医的道路当然能让你有钱，有地位，得到尊敬，但当西医面对纷繁复杂的疾病而焦虑、痛苦、无奈和无助时，一个西医的深切感受是失败，是作为一个医者的不称职。但中医不是，中医可以让你站在"规律和真理"的高度把握生命和疾病，这种幸福感、自豪感、高贵感是无法比拟的。

　　西医的本质是"资本医学"。这里的"资本"不含贬义，资本的善恶取决于掌握者的初心，是人的善恶决定资本的善恶，初心善则资本善。

西医的整个运转是以资本为核心的。从药物研制，临床试验，诊断治疗设备，等等都离不开资本。仅仅一台外科手术：主刀、一助、二助、麻醉、护士、术后监护……哪怕电力保障和拍背的护工出了问题，都可以让一台成功的手术功亏一篑。

所以在资本医学的架构下，医生再高贵，只是体系的一部分，离开了体系整个诊疗无法运作。

但中医就不同了，区别于"资本医学"，中医属于"民主医学"。你是属于你自己的，医生就是整个体系！

药物是自然的，穴位在身上，诊断是望闻问切，治疗是补泻调和。你走到哪里，哪里就是医院，哪里就可以有收入，有尊敬，有自由。

这就是我爱中医的理由，也是我赞叹你们选择中医的初衷。

但现状是如此好的一个职业，大部分的同行却没有从中获益，而在怀疑、在否定、在失望、在挣扎、在想尽办法出离，而去"资本医学"的大机器里，争先恐后地做一个廉价的螺丝钉。

为什么？因为当一个中医不会看病时，其实他什么都不是！

中医这个行业的万般优势、万般好处，都建立在"会看病、有流量"之上。会看病，有流量的中医，是众人追捧的对象；不然，就是乞丐。

在当代数字化的社会环境中，中医如何生存，如何发展，中医专业如何学习？这个课题到现在还没有被完全解决！传统的师承体系已不复存在。如果一定要从小背诵《药性解》，山上认药，十几岁跟着父亲抄方上临床，3 年后看诊，然后拜师学艺、云游访友，才能培养顶级中医，那中医的灭亡是必然的，因为这种土壤已不复存在。

那现代学院体制，如何培养优秀中医？比如我，从小理科学霸、文科学渣，记忆力差却喜欢钻研各种高科技，还没有任何中医"祖传"的光辉。似乎我天生就不适合中医这个行业，但却经过自己的努力，彻底接受了中医的理论体系，能够娴熟运用处方、加减药物，治疗内外妇儿全科疑难杂症。

如果说我今生能为中医的整个行业做点什么的话，那就是把我的学习模式，学习道路，复制出去！

回顾我中医药大学的五年成长过程，我发现重要的不是背诵各种知识点，而是培养对中医的感情，对中华传统文化的认同。简单说，就是培养"信、愿、行"！

相信中医的高深和伟大，相信中医更接近生命本质，相信中医能让你健康，相信中医能治疗你的疾患，这是信。

愿意投身到中医这个行业中去，用自己的努力去赢得对生命的自信和自在，造福自己、家人和社会，这是愿。

最后，是行动，是付出，是践行。

我们回到开始，专业中医之路怎么走？回顾我的大学生涯，最让我难忘的那套课外书籍，是山东中医药大学编纂的《名老中医之路》，这是一套活生生的名中医成长道理记述。但这套书籍编纂目标不是中医专业入门，所以有以下遗憾：

1. 这些医家，还是"师徒传承体系"的培养模式。

2. 讲故事内容多，专业内容相对少很多。

3. 缺少医案，缺少每位医家书目单，让初学者可以按图索骥。

所以本书第一部分：当代中医成长榜样。就依此要求应运而生。入选医家的条件是：丰富的中医临床经验；没有各种炒作与包装；必须有医案入选，增加读者信心；必须有著作留世，方便学习；《名老中医之路》系列没有收录。

本手册根据阅读习惯，第二部分为：五味子医生医案医话。这部分主要是向大家展示一下，一位没有丝毫中医背景的理科生，就是凭借对中医的"信、愿、行"，也能对生命产生体悟，对疗效产生信心。

最后介绍一下本书第三部分：《医学启源》。这本书堪称中国医学史上最牛教科书。本书是金元时期医家张元素所撰的中医入门书，是金元四大家的教材，是中国医学史上辉煌人物李东垣的教材。被当代诸多医家推荐为最好的中医入门书，是北京中医药大学任应秋教授一直梦寐以求，后偶得，并点教。我特地另外作序，借此推荐给同学。

特别感谢我的同学：聂轻舟，她秀外慧中，心里有火，眼里有光，在她那里，我看到了中医的未来和希望。在本书的编纂中，当代医家选编的资料查阅、搜集、整理过程中，她付出了辛勤劳动。在此希望她尽早成长为一名优秀中医！

还要感谢石应红大姐对中医事业的关注和支持，正是在她的支持下，本书才能顺利出版发行。士为知己者死，我唯有在中医道路上不断精进，才能报效象石大姐这样关注中医的社会热心人士。我唯有在中医道路上不断精进，才能为社会为国家做出更多的贡献。

最后，恭祝所有的中医专业从业者，都有一个美好的未来，那么整个中医行业，也必定会有一个美好未来！

五味子医生：方震宇

定稿于 2023 年 10 月 28 日

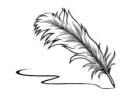

第一部分　当代中医成长榜样

第二部分　五味子医案医话

第三部分 金·张元素《医学启源》

第一部分

当代中医成长榜样

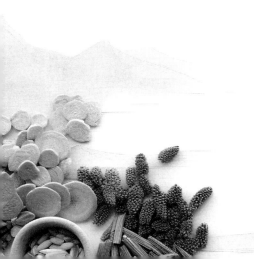

沈丕安传

沈丕安，男，1937年12月生。1962年，沈教授作为上海中医学院首届毕业生，分配到上海市中医医院工作至今，现为上海中医药大学附属中医医院主任医师、教授，兼任中华中医药学会风湿病分会副主任委员，上海市中医药学会风湿病专业委员会主任委员，上海药膳协会会长，2004年被评为上海市名中医。

他历任上海市中医医院肿瘤科主任、内科主任，风湿科、风湿病研究室主任，其主要研究的红斑狼疮为上海市中医重点特色专科。

沈教授长期从事中医内科医教研工作已达41年。擅长诊治红斑狼疮、类风湿关节炎、干燥综合征、白塞病、痛风等免疫病、风湿病，以及胃肠病、高脂血症、脂肪肝、肿瘤等。曾发表医学论文100余篇。

他老人家在研究红斑狼疮、高脂血症、脂肪肝等病的中医治疗方面，曾完成红斑汤（痹病一号合剂）、降脂剂、舒肝祛脂胶囊等部级、局级、市级课题多项，曾获部级成果一等奖1项、三等奖1项、优秀奖1项，国家专利4项，宁红减肥茶曾获国家科委新产品金奖。

沈老享受国务院特殊津贴；1999年访美讲学会诊，荣获旧金山市政府颁发的由市长威利·布朗签署的荣誉市民奖状，2010年被聘为奥地利Diakonissen医院客座教授。

1962年，国家准备在肿瘤领域寻找中医治疗突破口，故当时上海市中医药大学最优秀的毕业生均被分配在各大医院的肿瘤科，沈教授亦为其中之一。但或许是命运使然，或许是环境使然，或许是独到眼光，60年前中医如何治疗肿瘤，60年后中医还是这样治疗肿瘤，在增加西医治疗的比例中反而中医成分在日渐萎缩。

而沈教授却选择了以红斑狼疮为主要研究病种的免疫风湿科，后来在其长达五十余载的行医生涯中，一直在中医药治疗风湿病的研究领域不断耕耘，硕果累累。并最终在这个领域找到了突破口，彻底地改变了这个病种的预后。从 1963 年起，他在上海市中医医院针灸科开设了类风湿关节炎专科门诊和病房，1982 年开设了红斑狼疮专科门诊和病房，在国内率先使用中药为主治疗红斑狼疮，并完成了多项课题。他为中医领域最早开展风湿病治疗的专科中医师。

1989 年，在上海市中医药学会的支持下，沈教授建立了上海市中医风湿病专业委员会，担任第一届主任委员；继之又担任长达 18 年的中华中医药学会风湿病分会的第一届副主任委员。他是上海市中医医院第一个担任市级的主任委员和全国中医药二级学会的副主任委员。1993 年风湿病科成为上海市中医医院的重点学科之一。沈丕安教授担任上海市红斑狼疮中医特色专病主任，上海市免疫病中医会诊中心主任。

沈教授现已出版了 16 部著作，近一千万字，是现代中医药界出版著作丰硕的著名专家学者之一。沈老的著作可分为四类：

第一类是风湿病免疫病方面。1997 年出版的《红斑狼疮中医临床研究》是我国迄今为止第一部关于红斑狼疮的高水平中医临床专著，现已为国家图书馆收藏。该书并被翻译成繁体字在台湾出版。书中提出了养阴清热，祛瘀解毒的治疗方法，红斑汤、紫斑汤、清肾汤等 16 张针对红斑狼疮及其并发症的经验方，十多年中逐渐被国内许多中医风湿病专家所接受，并加减使用。沈老因为这本专著，被邀请去美国旧金山会诊讲演，并被旧金山市长聘为荣誉市民。该书由人民卫生出版社翻译成繁体字推荐到台湾出版，随之又被台湾中医药研究所邀请去讲演。该书现已被国家图书馆收藏。

沈教授主编的《实用中医风湿病学》获得中华中医药学会著作二等奖，其中的羌活地黄汤治疗类风湿关节炎获得中华中医药学会成果三等奖。

沈教授 2003 年出版的《现代中医免疫病学》被英国人发现后，邀请按照他们的大纲要求重新编写，并被翻译成英文于 2012 年在伦敦出版，成为第一部在发达国家出版的中医治疗风湿免疫病的学术性著作，中文书名为《沈氏自身免疫性疾病的中医治疗学》，接着先后被邀请去了新加坡和德国汉诺威会诊，被英国人邀请去伦敦讲演类风湿关节炎。沈教授近又出版《类风湿关节炎中医临床诊疗》一书。

第二类著作是中医基础理论。主要为 2014 年出版的《黄帝内经学术思想阐释》（上册），该书出版前其中部分内容曾在上海中医药报上连载。书中对于阴阳学说的阐释，依据《易经》和《道德经》的理论，提出阴阳学说的核心思想是"和"，是平和，是"阴平阳秘"。从而否定了影响中医几十年的阴阳对立斗争之观点，并认为这是个别专家将现代哲学的矛盾论与之混为一谈。现正在编写的《黄帝内经学术思想阐释》（下册），进一步阐释《黄帝内经》的学术思想，内容则更加丰富，下册现已完成并交稿。

第三类著作为中药著作。2006 年出版的《中药药理与临床运用》，本书由人民卫生出版社资深老编辑在中国中医药报上做了书评。本书第一次将《本草纲目》的中药传统与现代中药药理毒理研究成果及临床应用三方面结合起来进行阐述，有理论、有临床、有传承、有发扬，这也是一个创举，在国内影响很大，受到了国内国外专家的普遍好评。

第四类著作为科普著作。有《虚弱的药补与食补》，《五高五低与健康长寿》等。2011 年在上海市科技协会领导的推荐下，沈教授在山东电视台录制了《科普新说·中华养生之灵验小药方》《科普新说·说本草》《科普新说·营养健康之药食与养生》等，共计 100 集，已在国内 100 多家电视台播放，很受观众欢迎。美国斯科拉卫视播放后，受到美国观众的好评，扩大了中医中药在国内外的影响。上海正在制作卡通片。并翻译成英文，将向国内国外播放，为普及中医中药知识做进一步努力。

沈老在中医理法上的核心观点是：辨证论治和辨病论治要相结合！他认为：辨病论治与辨证论治学说是由张仲景明确提出来的，而病证治三者的概念，其源头都是在《黄帝内经》之中。曾有中医专家一度只承认辨证论治，不承认辨病论治和各种论治，显然是不符合《内经》和张仲景等的传统观点。因此是错误的。辨病论治、辨证论治，君臣佐使，复方治疗，单方治疗，症状治疗，寻找特效药治疗，都是中医的传统，将这些内容观点综合起来，才能提高临床疗效。

不但如此，沈老还认为：现代大量的物理化学检查，各种各样不正常的化验报告数据，X 线片、CT、MRI、超声波和病理等检查中提示的损害病变，中医不可能视而不见，必须面对并进行治疗。因而，沈老提出了辨查论治的创新观点。

沈教授于 20 世纪 80 年代，在上海市卫生局的领导和支持下，与孟仲法副院长、赵永汉主任一起，与上海西郊宾馆合作，研制了我国第一代的新型药膳，上海益寿宴，曾广受赞誉。同一时期又研制了我国第一代的新型减肥茶——江西宁红减肥茶和上海东方保健茶，并获得部级成果一等奖。他先后担任上海食疗协作中心主任和上海药膳协会会长。

沈老认为食疗药膳是中医的传统，自《内经》提出食药养生理论，唐代孙思邈《千金方》食治篇，孟洗《食疗本草》至清代王孟英《随息居饮食谱》，近二千年中，我国民间的膳食与食疗药膳已经形成为中华民族赖以生活养生，健康长寿的具有中国特色的营养学。而营养的概念是唐代王冰最先提出来的。说明中草药治病与食疗药膳养生都是中医的重要传统。

沈老在伦敦接受英国记者采访。他们说中国的西医是在100年前由英国人传给你们的，中医是你们自己的传统医学。他们说西医是主流医学，传统医学是辅助医学。他们问，中医中药今后的前景如何？我认为三四百年之前，我国的茶叶从丝绸之路运到了英国，从宫廷逐渐走向民间，现今已经成为英国人的主流饮料。人类是依靠粮食和肉类等动植物的生命来维持人的生命。中草药是有生命的，人的疾病也需要依靠中草药的生命来维护来治疗，才能健康长寿。这符合《易经》提出的同气相求理论。西药是化学合成的，是没有生命的无机物。即刻效果与短暂效果是显著的，但不能长期使用，否则有毒有害，并在不知不觉中缩短了寿命。

沈老在面对英国记者时，还阐述道：世界上从不就医的健康人，只有10%左右；需要急诊抢救，住院治疗的病人只有5%～10%。因此大约有80%的人有慢性病或者有这样那样的不舒服，而需要调治。这就是中医中药长盛不衰的原因。东方文化与西方文化是不同的。要让世界各国的人们接受需要有一个较长的过程，但都会逐渐接受的。到那时，中医中药也就成了主流医学，中医中药会与西医西药并驾齐驱、从不同的方面为人类的健康做出贡献。

沈老希望大家关注到，反对中医的人，没有看到中医的精华，没有看到高水平的中医医师是怎么治病的，高水平的西医医师常常将西医无药可医，治不了的病，介绍给中医医师，而且被中医医师缓解或者治愈了。因而高水平，有科学头脑的西医医师，从不说坏中医，而且愿意与中医医师合作，以攻克世界难题。在沈老工作的上海市中医医院免疫科里面，就有许多免疫病和过敏性疾病的病人是上海著名三甲医院的西医专家介绍过来的。

某些缺乏文化自信的人说：单体研究是科学的，整体就是不科学。沈老就拿食物来举例，欧洲人创立营养学才一百年左右。可是欧洲人自古至今一日三餐吃的面包、牛奶、肉类、蔬菜、水果等食物，都是整体，而不是单体。人们吃食物的整体是进化而来的，是老祖宗世世代代传承下来的。难道全世界人们的进食都是不科学的？民间谁都知道算着营养进食，吃单体成分是不会健康的，是不科学的，包括营养学家本人和说三道四的人也都是吃食物的整体，从不去计算营养成分而吃的。因为计算营养成分是为了病人，对于健康人仅仅是参考的。对中医说三道四的人本身就缺乏科学头脑，对于什么是科学仅仅是一知半解。

我国古代神农种粮食，神农尝百草，已经传承了五千年。中草药煎汤，喝的是整体，是中国人的老祖宗传承下来的，经历了历朝历代大量中医的实践，世世代代的积累，在人体上证明有效果。现今有了投入，中草药的整体和单体，复方单方的研究都在进行。而且，中药药理实验正逐渐证明，中药有效的核心不是单体的成分，而是无数单体的组合，也就是临床配伍。所以，中医中药的未来是不是"废医存药"？中医中药的核心价值是有效成分还是四诊八纲？相信时间和事实会给出智慧的答案。

沈老善于向古代名医学习，传承历朝历代古人的理论观点，应用于风湿病免疫病的临床治疗，现代高发的代谢性疾病的临床治疗，以及养生食疗药膳的方方面面。沈老希望将一辈子对于中医中药文化科技理论上的一些体会，将个人的创新的见解观点和临床经验，创新的方剂，总结出来，传承下去。

沈教授多年来还为上海市中医医院院内外培养了一大批中医人才，其中许多人现已经成为教授和科主任，并形成了医院的多个梯队。本书的编者方震宇医生（五味子医生），在上海市中医医院工作的8年里，跟诊沈老3年，抄方、临证、看书、提问、总结、改正、提高。跟诊以前处方迷惑而仅仅幸中，无效时往往束手无策，但3年后处方如拨云见日，有了登堂入室的感觉。

所以，沈教授也是笔者当之无愧的恩师！

沈老今年已八十出头，但仍鹤发童颜，精神矍铄，这和老先生终身钻研业务，利益患者，积德行善，有着直接关系。《易》云：积善之家，必有余庆。愿沈老的聪颖好学、乐观豁达、学贯中西、桃李天下，能带给他一切吉祥如意，阖家幸福，长久安康！

邓梦觉传

邓铁涛父亲邓梦觉，生于清光绪十二年（公元 1886 年），远祖祖籍河南省。梦觉公幼年即于医学有兴趣，民国八年（1919 年）秋，番禺名医陈庆保在香港办中医夜学馆，著《伤寒类编》作讲义授徒，梦觉公闻讯立即前往，于民国壬戌年（公元 1922 年）五月，正式就业于陈庆保门下，执弟子礼师事之。

梦觉公首习《内》《难》等基本理论，以《疡医大全》之第一至第五卷"内经纂要"为读本，方剂则以其师所编之手抄本为读本，临床各科则以跟师及自学为主。三年苦读，始有所成。番禺陈庆保乃近代岭南伤寒名医，与新会陈伯坛、顺德黎庇留等人齐名，梦觉公就业于其门下，读《伤寒明理论》，似应为伤寒派医家，但广州地区的中医老前辈回忆邓梦觉时总是说他为温病名医，善用温病时方，邓铁涛对这一疑问作了以下的回答："应该说先父在学术上于伤寒温病无所偏，且先学伤寒，后学温病。广州地处华南，热病为多，故处理病人常需运用温病的理法方药。广州医家之门诊量，一般伤寒家日诊十人左右，而一般温病家日诊二三十左右。先父的确治愈无数染疫热病患者，如果说，清代主张清热养阴祛湿治疗发热性流行性感染性疾病的医家都可归入温病派的话，他对这方面十分重视，可能因此而得名。"

梦觉公后学温病，主要读淮阴吴鞠通《温病条辨》，同时对王孟英及唐容川的著作相当重视，同代人则比较崇敬张锡纯先生。清末民初之际，广州有惠济仓，乃赈灾机构，在惠福路盐运西街一带，刊印淮阴吴鞠通《温病条辨》一函四册。梦觉公取之细细披读，并云熟读此书在南方可以为医。友人遵嘱，果如其言。友人之一乃岭南妇儿科名医郭耀卿，郭氏其后又成为邓铁涛临证老师，可见中医之学术，总有其一脉相承联系。

民国十四年（1925 年），梦觉公从香港返回广州，后执业于广州市河南蒙圣上街。时遇"干霍乱"（又名肠绞痧）流行，症见腹痛如绞，欲吐不能吐，欲泻不能泻，甚为痛苦。梦觉公治此病证，予温病家王孟英蚕矢汤，每每一剂便愈。

梦觉公在广州执业期间，治愈无数疑难病症，其中不少是危急重病，又为邓铁涛亲眼所见，这对邓铁涛以后立志继承父业，学习岐黄之术产生很大影响。

梦觉公有友名冼栈，患"缠喉风"，喉痛甚，晨起发病即从香港返穗，九时到达，当时喉间肿大已不能语言，用笔自诉其苦状。梦觉公即处以《重楼玉钥》之"金钥匙"喉散方，到药铺配制，约十时许散成吹喉，半小时一次，吹后吐出痰涎甚多，下午一时服汤药，至三时已能发声，晚上喉痛大减，翌日返港继续吹喉，服药两剂而愈。

又曾救治教师黄某某之妻，产后腹痛，西医用吗啡治疗数天，药到痛止，过后又发，梦觉公处以《金匮》经方枳实芍药散（散剂），两日痛止而愈。

以上是喉科、妇科治验案，梦觉公究竟专长何科？邓铁涛说：过去执业行医，重视看"证"，虽有分科，但不同于今天内科不看外科病，经、带病转妇科，14 岁以下归儿科，而是要综合处理各科的疑难病症。

又曾深夜出诊一阴缩症，患者行房而阴器内缩。即命其家人从厨中取胡椒粉以酒调服，下焦温暖而愈。邓氏侄儿小便隆闭半日许，下腹胀甚，梦觉公即用安南（越南）肉桂心五（分 1.5 克）泡水服，服后不到 10 分钟小便通畅。此两例皆以温药温肾取胜。

梦觉公毕生以岐黄术济世，几十岁了，还把背诵《内经》作为一种乐趣。民国二十九年（1940 年），梦觉公卒于香港，前后行医数十年。邓铁涛自幼受家庭医学熏陶，目睹中医药能为人们解除疾苦，即有志于继承父业，走中医药学道路。

邓铁涛传

邓铁涛，名锡才，广东省开平县人。1916 年农历十月十一日出生于一个中医家庭，其父邓梦觉，乃岭南地区著名温病医家，他把毕生经验传授邓铁涛。

1932 年 9 月，邓铁涛为谋求深造考入广东中医药专门学（校简"称中医专"）。该校由省港药材行暨广州地区中医知名人士共同倡议兴办，系 5 年全日制中医药学校，从 1924 年创办至 1955 年停止，前后办学 30 年，为我国近代中医办学历史最长者。

邓铁涛在学校里系统接受中医教育，完成《医学通论》等 30 门课的学习任务并通过考核。给他上课的老师有陈任枚、刘赤选、梁翰芬、卢朋著等，都是近代岭南医林中之佼佼者。老前辈们精湛的中医专业知识，通过课堂教学传授给了邓铁涛。邓铁涛小学、中学成绩欠佳，学医后涉猎甚广，饥不择食地看书，文、史、哲及其他自然科学知识都看。

梦觉公对邓铁涛的要求是："早临症，重跟师"他先后跟随了几位不同派别、各有专长的老前辈实习，如陈月樵（番禺人，广东中医教员养成所所长）、郭耀卿（番禺人，广东妇儿科医家）、谢赓平（海南人，内科杂症专家，广州医学卫生社创始人）等。虽然那时所谓的实习，只是站在老师的后面的"侍诊"，还比不上今天的见习，但对邓铁涛来说收获却很大，见老师用过的方药，日后心里有数就敢用。他说中医带徒，是中医教育的一种传统方式，中医院校学生，如不注重跟师实习，其学问与临证水平难以提高，因为书本知识毕竟是死的，临床不少疑难问题，只有法传，难以书传，需要老师在身边心传口授，方能领悟。

1937 年 8 月，邓铁涛完成学业，为广东中医专校第 9 届毕业生。5 年中医院校生活，中医这个行业给邓老的体会是：浩如烟海的中医典籍；老中医脑海里的宝贵学识与丰富经验；民间中医防治疾病的一些秘方验方。

30 年代正是中医备受打击摧残之秋，国民政府教育部饬令中医学校改称"学社"，不得以学校名义招生暨发放证书，邓铁涛的毕业证书只能盖以"广东中医药学社"印鉴。邓老先生拒绝领取所"谓学社"毕业证书，以示反抗。在这种情况下，中医出路何在？当时谭次、恽铁樵、陆渊雷等先生提出"中医科学化"的口号，但如何化法？限于 30 年代的历史条件，老前辈们在学术研究上很难有新的突破，只能说是唐容川等人"中西汇通"思想的进一步发展。邓铁涛眼看中医走向"废医存药"歧途，医既将废，药亦难存，届时中医必亡！

抗日战争期间，邓铁涛避难于香港，与人合办"南国新中医学院"（夜校），并于九龙坐堂。1941 年太平洋战争爆发，香港沦陷，邓铁涛返回广州，参加广东人民抗日游击队，在东江纵队广州交通站任地下交通员，同时出诊。

1950 年 1 月，邓铁涛重返母校工作，并兼任广州志德中医（院慈善医院）副院长。6 月 18 日，中南卫生部某领导在《广东中医药专科学校教学大纲草案》上批语："勿需培养新中医。"电函回复广东省卫生厅并通知中医专，谓中医专草案经审核与中央医政工作精神相违背。1950 年 7 月，教务主任一职由邓铁涛接任，直接面对新中国成立之初中医教育的最困难历史时期。当时的环境是：中医考试却考核西医内容，使部分中医不能得到合法执业资格。

邓铁涛写论文：《新中国需要新中医》，发表于 1951 年 8 月《广东中医药》季刊第 2 期首页。内容是：中医要发展，教育是关键，新中国需要培养教育新一代的中医。邓铁涛回忆新中国成立初这段历史时说："50 年代初有人认为中医是封建医，应随封建社会之消灭而消灭，认为中医在病人面前只起到精神安慰作用。这样错误的讲话发至全国，广大中医即将被改造为西医医佐，其消灭中医之方法，比之余云岫更胜一筹，后为党中央所觉察，给予批判，在《人民日报》上公开发表社论，一再强调要正确贯彻党的中医政策。"

1954 年 7 月全国高等医学教育会议在北京召开，会上传达了党中央对中医问题的指示：

1. 中医对中华民族的繁衍功劳很大。

2. 卫生部门限制和排斥中医的政策是错误的。

3. 团结中西医，积极发挥中医力量和作用。

1956 年 9 月，广州中医学院作为全国第一批四所中医学院之一开办，邓铁涛参加教学医疗工作。他先后任教的科目有《中医内科学》《中医诊断学》《中医各家学说》《内经》《中国医学史》等。

邓老常用"你给学生一壶水,自己必须有一桶水"来鞭策自己。故不断在理法方药上学习和收获。他说:《内》《难》《伤寒》《金匮》经典,经过反复实践与教学,认识在不断加深。他特别强调《中国医学史》的学习,他说:不学中国医学史,不足以了解中医几千年来的成就与发展。

他特别赞赏"中医各家学说"的课程,他说:《四库全书总目提要》说得简单而又深刻,"儒之门户分于宋,医之门户分于金元",儒与医前后并论是有根据的。他特别希望读中医者,学习中国通史哲学思想。

50年代初期,为解决外感发热性疾病的临床难题,邓铁涛研究的重点是温病与伤寒学说之间相互继承发展的关系及临证之运用,并参加"乙脑"的救治工作。1955年5月,邓铁涛在《中医杂志》上发表论文《温病学说的发生与成长》,继而又在《江西中医杂志》上发表《试论温病的卫气营血和三焦》,体现伤寒学说孕育了温病学说,温病派是伤寒派的发展,融寒温学说为一炉,建立了外感发热病学的思想。当时邓铁涛年仅40,该文得到著名医家时逸人等温病学家的首肯。人民卫生出版社将后者收载于《中医理论研究资料选编》第1辑,直至1980年,日本神户中医学研究会还将前者翻译成日文,载于《汉方临床》第3期。

1959年,邓老开始研究脾胃学说。1960年,他和黄耀燊(国家级名老中医)等几位老师,带领1959届西学中高级研究班学员到解放军157医院协作"脾胃学说之研究"。邓老说:"那是一段值得怀念的日子。我们度过无数捏着汗守护在危重病人床边的日日夜夜。"当时157医院的谢旺政委,十分支持中医,支持中医对危重病人的抢救治疗:决定病人开刀不开刀,谢政委往往要征求中医的意见。这使邓铁涛有机会坚持中医为主的治疗方案,观察中医的疗效和取得经验。157医院后来成为全军中西医结合的一面旗帜。研究的结果验证了古人所说的"四季脾旺不受邪"及"内因脾胃为主论"很有道理。人体内在元气充足,则疾病无从发生;而元气的是否充足,关键在于脾胃是否健旺。中医所说的"脾胃",包含了多种疾病。如再生障碍性贫血、白细胞减少症、红斑狼疮、肌肉萎缩、慢性肝炎、子宫脱垂等,临床上都可以出现中医脾胃学说的"脾虚""内伤发热"的证候。临床上只要抓住脾胃这个关键,许多疑难病症都可以迎刃而解。

邓老1962年起任《广东中医》副主编,逐渐被国内中西医学界所熟悉。1962他被授予"广东省名老中医",并开始广东省名老中医首批带徒。1963年参与修订中医学第2版教材。他回忆说:2版教材前后参加总人数达100多人，如果加上会议之前各学院参加修改和讨论提意见的人数就更多，这样庞大的队伍来修审中医教材，可以说是新中国成立以来空前之举。

1964 全国中医学院 2 版教材出版，邓铁涛撰写《继承发扬祖国医学遗产的伟大成就》一文："作为一个中医，对于第 2 版中医学院教材的出版，感到无限的兴奋与激动。"并指出中医学科建设离不开好的教科书。

60 年代中期，邓老经常下乡，他依靠土方土法，解决了许多疑难危重病症。比如依靠自拟中药胆蛔汤及针刺四逢穴使患儿得到救治；遇一例因静滴肾上腺素渗液而致下肢慢性溃疡患者，溃疡面积约 2×2 厘米，形如漏斗，已看见大隐静脉，数月未愈。邓铁涛取砂糖盖溃疡，外用叠瓦式胶布贴紧。3 日后溃疡已变小变浅，再敷一次白砂糖遂愈，前后不过 10 天。

邓老曾以"十三醮灯火法"治愈一"脐风"（新生儿破伤风）婴儿。接诊时患儿正在撮口抽搐，面色紫黑，急取灯芯按十三醮法，一醮囟门，一声大哭，撮口即开，面色转好。接着眉心、人中、承浆、少（商双）、脐中各 1 醮，脐外周边 6 醮，共 13 醮火，抽搐缓解。另下处方：蝉蜕 49 只，全蝎、僵蚕各 9 克，每天 1 剂煎服，3 剂，数天后又有轻微抽搐，再用十三醮 1 次，经过后来追踪，病已痊愈。《幼科铁镜》有十三醮火治疗脐风之法。中医学院编之儿科教材第二版介绍了这一疗法，可惜第三版之后就删去此法。

70 年代初，邓铁涛从保存中医力量的角度出发，坚决反对把广州中医学院并入中山医学院成为所谓的"广东新医药学院"，反对撤销广东省中医药研究所。1970 年 10 月又根据当时形势发生的变化，建议把"文革"前《广东中医》杂志改名为《新中医》杂志，并于 1973 年 1 月公开发行。同时，他努力钻研中医学，参加《新编中医学概要》《中医学新编》《中医学基础》《简明中医词典》等工具书、教科书的编写工作。

1973 年 9 月他出任广州中医学院教务处副处长，后又任广州中医学院副院长。他说：当领导是暂时的，而搞业务学术才是长久的。所以他在任内期间，积极倡导开展医、教、研学术活动，总是抽出时间坚持在医疗教学科研第一线。

1976 年 10 月，"文化大革命"结束。1978 年 9 月 24 日，中共中央根据邓小平同志指示，批发了卫生部党组《关于认真贯彻党的中医政策，解决中医后继乏人的报告》（即 1978 年中央 56 号文）该报告针对当前中医事业后继乏人、素质下降的严峻情况，强调要为中医创造良好的发展与提高的物质条件。沐浴着中央 56 号文的春风，邓铁涛在学术事业上也大步迈上一个新台阶。

1978 年 12 月 2 日，广东省人民政府为表彰邓铁涛等人在中医医疗工作上的显著成绩，又再授予他"广东省名老中医"光荣称号；同年 12 月又被广东省人民政府评定为广州中医学院教授；为国务院国家教委学部委员会批准为首批有权授予中医硕士学位研究生导师之一；1986 年被国务院学位委员会批准为博士生导师；参加编写的《新编中医学概要》获 1978 年 11 月全国科学大会奖；参加编写的《中医学新编》获 1979 年 2 月广东省科学大会奖；参加编写的《简明中医辞典》获 1980 年广东省高教局科技成果二等奖。

这一时期邓铁涛正进行着冠心病辨证论治的临床研究。早在 1975 年初，邓铁涛就组织广州中医学院冠心病研究小组，通过两年多对 100 例冠心病住院及专科门诊患者的临床调查与治疗观察，发现中医气血痰瘀的理论，对指导冠心病及其他心脑血管疾病的防治有临床意义。邓铁涛在临床摸索中又发现，痰与瘀都是病理性产物同时又是诱发冠心病加重的因素，它们是互相关联的。痰是瘀的初期阶段，瘀是痰浊的进一步发展，因而提出"痰瘀相关"的学术论点。他以益气除痰佐以化瘀的方药治疗冠心病 100 例，总有效率达 95%。其后撰写《冠心病辨证论治》一文，公开发表于《中华内科杂志》1977 年第 1 期，足见其论点影响于我国中西医学两界。

中医治疗急症，是 80 年代初邓铁涛开展的另一个科研项目。长期以来，他一直致力于中医急症研究。他回忆说：过去中医抢救病人，多在"家庭病床"边进行。新中国成立后，西医院发展很快，危重病人都送入医院的急诊室，中医治疗急症的机会几乎没有了，因为几乎没有中医医院，中医治疗急症的许多散在的宝贵经验，未能加以系统总结使之成为有效常规。为此，他撰写《中医急诊术必须抢救》一文，指出：应该看到中医治疗急症的宝贵经验其未知数比已知数不知大多少倍，若从继承与发扬论中医，则目前最迫切者乃是继承问题。

邓铁涛的祖传验方"五灵止痛散"，就是在继承基础上进一步完善的。五灵止痛散乃宋代《和济局方》失笑散再加冰片而成，它是邓铁涛父亲邓梦觉过去开业时用以"守门口"的一种止痛药散，因其服食方便，起效迅速，成为邓氏医学传家宝之一，该方之分量配伍，则是经过半个世纪临床摸索方予确定。1981 年，卫生部计划对高热、中风、厥脱、血证、痛证等五大急症进行临床研究，设立了多个中医急症攻关协作项目，为配合这一全国性中医急症科研工作，邓铁涛献出祖传验方五灵止痛散。五灵止痛散原系手工制作，从 1983 年 1 月起，采用新工艺流程研制的药散，先后在广州中医学院附院、广东省中医院、广州市第一和第二人民医院及佛山、江门、台山、新会（县市）中医院等 8 个医疗单位进行临床验证，共观察 554 例患者，总有效率为 88%。

1979 年，他与成都中医学院侯占元提出中医基础学科及课程设置优化的问题，即中医基础学科不能只有一本《中医学基础》教材，它应有相应的课程设置，应该对中医的基础理论进行大整理。关于伤寒学说与温病学说，他则期望两学说合一炉灶而共冶，应该从历史发展的过程看统一，从病机看统一，从辨证看待统一，并有望后来者能写成包括发热性、传染性、感染性疾病的《发热病学》。

1985 年，他提出了一个值得思考的问题，为什么绝大多数国家的传统医学已被现代医学所吸收消化，而中医却正被世界医学所重视与研究？是因为有中药吗？是因为有临床经验吗？他认为都不全是，是因为中医有一套理论体系，而且这套理论体系包涵着辩证法因素。"以八纲"为例，它就是中医的辩证法。他对医学辩证法的精辟见解，在其著述中随处可见。

邓铁涛将个人命运与我国中医事业的命运紧密联系在一起，更是难能可贵，他把自己日夜思念的中医药问题，写成几封很有分量的信件，在我国中医药界引起强烈的反响。

1984 年 3 月 18 日，邓铁涛以一个普通"中共党员中医"的名义，写信给中央领导同志，信中说："发展传统医药已明文写入宪法，但我们失去的时间太多了，必须采取果断的措施使之早日复兴。"同年 3 月 24 日，胡耀邦同志做了"认真解决好中医问题"的批示。3 月 25 日，乔石同志批示："请即印政治局参阅文件，并将耀邦同志批示告田纪云同志和崔月犁同志研办。"中央领导同志的批示连同邓铁涛信件全文一起付印，作为中央政治局参阅文件（1984 年 5 号）印发。由此我们不难揣摩中央对中医工作的重视及这封信的分量。

邓铁涛的晚年，十分关心下一代的培养教育，他先后培养了硕士研究生 27 人，博士研究生 3 人，并已毕业获得学位。他不但关心同学们的专业，也注重他们的思想品德，经常谈及近代中医一些有民族气节的人物。如曹颖甫，日寇侵入江阴，胁迫曹氏，曹氏慷慨陈词，当场死于刺刀之下。邓铁涛感于此特撰文颂扬曹颖甫先生的民族气节及爱国主义精神。在给 82 级全体同学的信中说："历尽劫难的中医学，20 世纪已重新站在腾飞的起点上，正需要一大批真才实学的青年中医作为振兴中医的先锋。这些先锋，对中医有执着的爱，掌握中医的系统理论，能用中医药为人民解除痛苦，有科学头脑，有广博之知识，决心利用新技术以发展中医学，并在发展中医学中又反过来发展新技术。

这不是高不可攀的，就怕决心不大，骨头不硬，方向不明，对祖国、对社会主义、对几千年岐黄之术没有炽热的爱。"

1990 年 10 月 20 日，在北京人民大会堂，全国继承老中医药专家学术经验拜师大会上，邓铁涛代表全国 500 多名老中医药专家发言："我们一定毫无保留地尽我们之所有交给我们心爱的学生，并希望他们超过我们。我们的口号是，学我者必须超过我。"

2002 年末，SARS 突袭广东，当时 87 岁高龄的邓铁涛站出来勇敢而自信地说，SARS 是温病的一种，而中医治疗温病历史悠久，用中医药可以治好SARS。临危受命，"非典"期间邓铁涛被任命为中医专家组组长。在他的努力下，当时他所在的广州中医药大学第一附属医院共收治了 73 例 SARS 病人，取得"零转院""零死亡""零感染"的"三个零"的成绩。

邓铁涛从一名普通的中医生，一步一个脚印，跨越了近、现代两个社会长达半个多世纪的历程，终于成为我国著名的中医学临床家、中医学理论家、中医科研专家、中医学教育家。名医成长之路值得后人借鉴，他曾写有一篇题为《万里云天万里路》的自传体文章，让我们引用该传记的话以作结尾：中医学前途犹如万里云天，远大光明，彷徨了几十年的中医可说已走在大路上。我们任重而道远，就看现代中医、西学中和有志于研究中医的其他科学家的努力了。

熊继柏传

在当今国医大师中，说到最会看病的，笔者认为没有人能够超过熊继柏大师。那我们这里就介绍一下熊大师的成长经历。

熊大师出生于 1942 年湖南常德石门县。1999 年，在他老人家行医 43 年后，被湖南省人事厅、卫生厅评定为湖南省名中医。2017 年 6 月 29 日，在熊大师行医 61 年后，被授予"国医大师"荣誉称号。他应该是老一辈国医大师中最年轻的一位。

熊大师历任湖南中医药大学内经教研室主任，湖南中医药大学第一附属医院内科专家，特聘中医学术顾问，中医经典古籍教研室主任，学术委员会委员。广州中医药大学博士生导师，湖南省保健委员会医疗保健核心专家，香港浸会大学荣誉教授。兼任中国中医学会内经专业委员会委员，内经教学委员会委员。可以这样讲，熊大师在全国讲解《内经》的中医专业领域，没有超过他的。

熊大师独撰著作《内经理论精要》，已被美国国会图书馆，英国大英博物馆和牛津大学图书馆列为藏书。他作为副主编的《黄帝内经研究大成》，为我国历代以来研究《黄帝内经》最大型、最完备、最系统的工具书，1999 年获得国家新闻出版署科技图书一等奖，并获国家中医药管理局科技进步二等奖。

2006 年，熊大师受邀为阿尔及利亚总统诊病，并获良效。是国内至今为外国元首看病的为数不多的中医之一。

2020 年 4 月，因抗击新冠卓有成效，他被湖南省多部委联合给予记大功奖励。

熊继柏老先生是 1955 年，13 岁开始学习中医，当年是遵其祖父熊玉田之训习医，始读《王叔和脉诀》(《脉经》)。熊大师的祖父熊玉田为民间中医师，擅长中医外科，虽然经验丰富但学识不高，他希望熊老学医。但少年熊老善问，比如在背诵《脉经》中，何为："欲测疾兮生死，须详脉兮有灵，左辨心肝之理，右察脾肺之情。"熊玉田老先生发现此孙可教，故考虑送熊继柏老师拜师学医。

熊大师的第一个老师：胡岱峰，常德地区名老中医，晚清秀才，熊老师说：胡老师的古文功底好得不得了，他的古文真是学究式的。拜师的时候，胡岱峰先生看熊继柏年幼，觉得学医尚早，便令熊继柏当场作文一篇，算是考试。于是，在祖父和胡老先生聊天之际，熊继柏便完成了一篇大约五百字的文章，内容已然记不清楚，但胡老先生审阅后称赞："文辞流畅，尤其是字迹清秀工整。"当场收熊继柏为徒。

熊大师 14 岁（1956 年）参加农村联合诊所，拜师胡岱峰先生后，始读《雷公炮制药性赋》《药性歌恬四百味》《医学三字经》《汤头歌诀》《医宗金鉴》，过目能诵。15 岁时，重点攻读《伤寒论》和《金匮要略》，所读之书悉能背诵。

20 岁（1962 年），复拜师陈文和先生（陈师早年曾毕业于日本东京大学），在学习《黄帝内经》之外，重点研习《温病条辨》《温热经纬》和《中医内科学》《中医方剂学》。自此，临证水平长足进展……

从 13 岁到 20 岁，熊大师对他的学习历程和背诵的这些书籍印象深刻。据他回忆，13 岁背诵《雷公炮炙四大药性赋》只花了四个早上，一个早晨背一个药性，寒、热、温、平，就四个早上背完了；接着背诵《药性歌括四百味》《医学三字经》，但似懂非懂；然后背诵《脉诀》，包括《王叔和脉诀》和《濒湖脉诀》，这是诊断书。这一年还背诵了《汤头歌诀》，陈修园的《时方歌括》，这两本书的方剂歌括熊老至今全能背。

胡岱峰老先生接着让熊大师熟读《医宗金鉴·四诊心法要诀》，从此书完整学习中医诊断学。接着背诵陈修园的《时方妙用》，"中风……风者，主外来之邪风而言也。中者，如矢石之中于人也。"像这样的话都要背，这其实就是接触内科学。

胡老师因为看到熊老天资聪颖，就开始给他开小灶。"小灶"的内容就是背诵《伤寒论》！

熊老不服，他很不高兴："这么多同学都不读《伤寒论》，不读《金匮要略》，偏偏只要我一个人读，并且还要背，这不公平啊。"但不服归不服，还是老老实实全文背诵。

在背诵过程中，熊老还是善问：比老师讲猪肤汤，熊老问：猪肤是不是就是猪皮？老师回答说是，我说："那是不是随便哪里的皮都可以？""哎呀，你怎么问这样的问题呢？"老师说："你怎么问这样的话，你问得出奇呀。"他感到奇怪。

《伤寒论》背完，背诵《金匮要略》，一年完成，半年背一本。熊老的感受是：《金匮要略》好背，《伤寒论》不好背，尤其是太阳篇，把人背得晕头转向。

这里要特别说明的是，熊老早期读的书都是抄来的，不是原版的。第一，没有书买；第二，买不起。都是抄师傅的，抄了有错别字，师傅给你改正，改过来后再教一遍，让你去读。

熊老说：现在也始终怀念胡老师，在他那里背诵了《伤寒》《金匮》《药性赋》《脉经》等中医药经典，如果没有这位老师，他对经典不可能读得这么好。

1958 "大跃进"，熊老开始行医，他的第一个病人是一个"大头瘟"患者：脖子肿成跟头一般粗，又疼又痒。熊继柏自恃饱读医书，于是很有把握地开了普济消毒饮。没想到病人吃了不见效，又换成防风通圣散，仍是不奏效。熊老跑了30多里山路去找老师胡岱峰。胡老师送了他3个字：翻书去！

终于，熊继柏找到"消风败毒散"，加上大黄，3服药下去，病人头面肿明显消下来了。"我没有跟我的师傅上过临床。我的诊疗经验，完全是在实践中一点点摸索和积累的。所以当我治好这个病人时，那个兴奋劲啊，肚子都不饿了，一天不吃饭都可以。"

同时期的另一个医案也让熊老至今印象深刻：一个十八九岁的精神病患者，大雪天里一丝不挂地乱跑。家人多处求治无果，只好用链子把他锁在家里。"病人疯到什么程度呢，他不分昼夜，大喊大叫，满口吐涎。"熊继柏回忆道。

熊老痰火思路，先后3个处方：礞石滚痰丸、当归芦荟丸、生铁落饮，全部失败。方证相符为何无用？翻书后用：《金匮要略》的风引汤和控涎丹。几服药下去，病人能睡觉了，能穿衣了。10服药后，完全康复如常人，至今仍健在，孙子都有了。

但熊老对他当初的总体治疗效果是不满意的，他只能偶尔看好一两个，不满意！但旁边的老医生看得好病，门庭若市。熊老虚心请教那位老医生：怎么能看病？要读哪些书？并说他是背诵了《伤寒》《金匮》的。那位老医生的原话是："谁读那样的书啊，那书有什么用，那书没用。那书是讲理论的，不是看病的。"熊老说："你怎么知道啰？"他说："我们都不读，你看我们哪个读，一个都不读。"

这个回答深深地震撼了熊大师！原来背诵经典并不等于临床能够灵活运用，并且转化为疗效！

熊老同时还发现，当地的医生没一个读过《伤寒》《金匮》，但他们就能看得好病，那他们又读些什么书呢？他们只读《医宗金鉴》！读里面的《杂病心法要诀》。勤学好问的熊老还是发现了《杂病心法要诀》居然基本出自《金匮》，但它在《金匮》基础上加了一些时方，就成了一些常用方了。后来熊老又得到了其他老中医的指点，开始精读《医宗金鉴》里面的《伤寒心法要诀》《妇科心法要诀》和《幼科心法要诀》。

他发现《伤寒心法要诀》把庞大复杂的《伤寒论》原文精化精简了。熊老的学生都知道，他经常用《伤寒》《金匮》方，用得很熟，妇科、儿科基本上用《医宗金鉴》的方，这是自学的。

熊老对当年他读过的其他书的评价是：治妇科病我基本上就是用《医宗金鉴·妇科心法要诀》和《傅青主女科》的方，治儿科病我基本上就用《医宗金鉴·幼科心法要诀》的方。《幼科铁镜》觉得不怎么样，陈自明的《妇人大全良方》，这本书过于复杂，把妇科复杂化了。

根据熊老回忆，读完《医宗金鉴》他才开始真正的中医临证生涯。病人多了怪病自然多，没有老师问，没有老师带，一切自己解决。真传一句话，假传千万卷，我们这些后辈得到他的经验似乎很容易，很简单，但他是吃过大苦的，各种正面的、反面的经验和教训，几十年的磨砺，不断升华、总结，这些都不是书本上能学到的。

熊老行医 3 年后，1961 年第二次拜师陈文和老师，陈文和老师的经历特别有意思，他在国内学中医，后日本深造学习西医，毕业于东京大学医学院。陈文和老师因善治温病而远近闻名，陈老师 1961 年举办中医进修班，当时在公社卫生院药房当学徒的熊老，"死皮赖脸"要求参加，后以全县第一名考入。

陈老师发现了熊老师有两个缺点：1. 没学过温病。2. 没读过《内经》。所以熊大师的《内经》功底，是在陈文和老师的指导下开始的，主要学习《内经知要》，熊老的《内经》功底就是《内经知要》。

后来熊老见到胡岱峰老师，问他为什么不让读《内经》？他说："你那么小，读什么《内经》，那是你读的啊？到时候你自然就可以读。"熊老问："要到什么时候？"胡老师说："当几年医生以后，到 20 多岁 30 岁时再读吧"

熊大师说："陈老师非常喜欢我，他讲《内经》五运六气学说的时候，班上很少有人听得懂，他烦起来了，便说：'熊继柏你上来给我复讲。'我就站在座位上，把老师刚才讲的内容通俗地给大家解释一遍。"

同时熊老也在陈文和老师的指导下，学习《温病条辨》。《温病条辨》拿到手以后，熊老的感觉就不一样，这都是他原先不知道的。所以他就在《温病条辨》上下了功夫。熊老对《温病条辨》是读得很熟的。湖南中医药大学温病教研室主任谢凤英教授，她的温病学水平是很不错的，一次偶然的机会她发现了熊老对温病也很熟，她说："你怎么对《温病条辨》那么熟啊？"我开玩笑说："难道就只允许你一个人熟啊！"

其间陈文和老师还说了一句让熊老终身受用的话：要想当一个好医生，必须大量读方剂！所以，陈老师针对这个他偏爱的悟性非常高的学生，又单独给他开小灶——学习方剂。陈文和老师有个手抄本，有2000多首方，当时他要我抄下来，我那时因为记性好得很，全记得，就没抄。于是，白天熊继柏在进修班学习，晚上背汤方，用了2个月时间，背下了两千个验方、秘方及经典方。

熊老对这两位老师的评价是：胡老师是典型的温热派，他熟读《伤寒》《金匮》，熟悉《内经》，但他不懂温病；陈老师是清凉派，他恰恰注重温病。反思他们的临床功夫，陈老师治疗常见病擅长，胡老师治疗怪病功夫厉害。我很幸运恰好得到了这两位老师的指点，如果我只跟了第一位老师而没有跟第二位老师，那我的临床水平肯定没有现在高。

熊老在陈老师处学习温病后再做医生就大不一样了。1963年湖南流行乙脑、流脑，熊老治疗几个危重病例后开始名声远扬，那年他21岁。

一个叫周金木的男孩，高热昏迷5天，手足抽搐，角弓反张，浑身发斑。县人民医院会诊后，下达了病危通知书。在这个节骨眼上，家人抱着"死马当活马医"的心态，找到了熊继柏。

熊老诊断后下了一剂猛药——"清瘟败毒饮"大剂，生石膏的量用到半斤，用一大张报纸包着，嘱咐家属弃药罐而用大吊锅煎药。一日一夜，病人喝下了10碗药汤。奇迹出现了，病人高烧退了，也不抽搐了。随后病情好转，几天后痊愈。一夜之间熊老闻名十里八乡，乡亲们都叫他"熊神仙"。

从1957年到1979年，熊老在石门县中医临床22年。其间从1964后每日应诊量常达100人次左右，出诊足迹遍及石门县的每一个乡村。他总结："农村病种特别广泛，农民吃药'不吃多'，急性病吃3服药、慢性病最多10服药就得见效，药价还得便宜，贵的药农民吃不起。"这段经历让熊老对农民的感情特别深厚，如今只要有石门县的病人找他，熊继柏总是特别照顾，优先诊治。

1978 年中央 56 号文件：民间选拔一批有真才实学的中医充实到国家医疗单位，从事教学、医疗和科研工作。就是这样一个文件，改写了熊继柏的命运。他从此走上了高等中医学府的讲坛，一讲就是 38 个春秋。

当时石门县人民医院的老院长，为了让熊继柏能参加这个考试，在没有征得他同意的情况下，就给他报了名。考试临近，才派人去他家通知他。熊继柏就这样参加了选拔，两次考试均在湖南省名列榜首。1979 年，湖南省人事厅和湖南中医学院（现湖南中医药大学）联合下发调令，调熊继柏到湖南中医学院当老师。

1978 年，36 岁的熊继柏初次跨进大学校门，校长安排他讲《黄帝内经》。为了讲好这门课，熊继柏下了很多苦功夫。"讲台上的艺术我不了解，所以当时学校老师们讲课，不论老少，只要和中医有关，我基本上都去听了。"此外，熊继柏还跑到湖南师范大学偷师，学习师范类的高级教师怎么讲古文、怎么写板书……仅《内经》一门课，他就先后动手写了上百本详细的备课本。

学生都说：听熊老的课是一种享受，能够理论联系实际而又融贯经典。熊老讲课内容以《内经》为主，也讲过《难经》《金匮要略》《温病条辨》《中医内科学》等课程。他任教 20 余年，讲课时数达 8000 学时。熊氏毕生从事中医临床和教学，精勤不倦，德艺双馨。熊氏曾戏言："一辈子就是两个人喜欢我，一个是病人，一个是学生。"确实，在病人眼中，他是最好的医生；在学生眼中，他是最好的老师。

熊老讲课从不拿讲稿，条理清楚，深入浅出，旁征博引，融会贯通，每一条经文、汤方，他不但能倒背如流，更能将自己的临床经验和辨证体会与之融会贯通，富有代表性的医案不胜枚举。那些或疑难或复杂的病例，在他用中医理论讲解和剖析下，总能诠释得深入浅出、清晰透彻。凡是听过他讲课的学生，无不激发出学习中医的高昂热情，以至于校方不得不出台规定，旁听的外班生必须自带板凳。

熊继柏是一个"纯中医"，从不开西药、中成药，从不开"无汤头之方"，更不会做任何西医检查。他的诊室没有血压计，甚至没有体温表，他看病速度很快，从望闻问切到开出处方，通常用时 5 分钟。诊治中医内科、妇科、儿科等疾病，尤其是各种疑难病症及危急病症，总能做到"辨证如理乱丝，用药如解死结"，屡用中医药创造奇迹。

张某，男，64岁。初诊（2000年11月8日）病家代诉：患者因患黄疸、腹胀，从4月25日～9月28日在省级某大医院住院治疗156天，诊断为：①胆汁瘀积性肝硬化，②慢性胆囊炎并胆囊多发性结石，③糖尿病（Ⅱ型）。由于病情不断发展变化，肝功能损害严重（血清谷丙转氨酶253.8U/L），B超发现脾静脉增宽，黄疸逐渐加深，并出现严重黑疸。刻诊：患者面部黧黑，黑色甚黯而状如烟煤，目黄、身黄、尿黄，兼见齿衄、鼻衄，伴心烦善饥，两胁及少腹胀痛，大便溏泻，足胫微肿，精神十分疲乏，口苦，舌苔黄滑腻，舌质紫暗，脉细数。

辨证：湿热夹瘀阻黑疸。主方：栀子柏皮汤合茵陈四苓散加味。处方：茵陈30g，茯苓15g，猪苓10g，泽泻10g，炒白术10g，栀子炭10g，黄柏10g，丹皮15g，赤芍10g，茜草炭15g，白茅根15g，田七粉15g（另包冲服）。7剂，水煎服。

二诊（2000年11月15日）目黄、身黄略见减轻，腹胀、足肿明显减轻，鼻衄已止。但黑疸未减，齿衄仍作，两胁下仍胀痛，心烦、口苦，大便溏，舌紫苔黄腻，脉仍细数。药已取效，拟原方再进7剂。

三诊（2000年11月22日）目黄、身黄明显减轻。面色黯黑略见转淡，但眼圈四周及鼻两旁黑色仍显深暗，足肿全消，齿衄间作，小便仍黄，两胁下尚有隐痛。舌苔转薄，黄白相兼，舌质尚紫，脉仍细数。治法不变，再拟前方加减。处方：茵陈20g，茯苓15g，猪苓10g，泽泻10g，炒白术10g，黄柏10g，栀仁10g，丹皮10g，桃仁10g，赤芍10g，茜草炭15g，藕节10g，炒鳖甲20g，田七粉15g（另包冲服）。10剂，水煎服。

四诊：（2000年12月2日）：面部黑疸明显消退，两目眶部黧黑较显，目睛微黄，身黄已明显消退，齿衄已止，胁痛腹胀亦止。大便微溏，小便仍黄，食纳较差，舌苔转薄黄白腻，脉转缓象。诸症悉减，效不更方，拟原方再进10剂。

五诊（12月12日）：黑疸明显消退，目眶部黑色明显转淡，目黄身黄基本消退，但觉脘痞食少，精神疲乏，小便尚黄，口中转淡，舌苔薄白腻，脉细缓。此热虽去而湿未尽，改拟化湿祛瘀法，选三仁汤加减善后。处方：茵陈20g，苡仁20g，杏仁10g，白蔻仁6g，厚朴10g，通草6g，滑石15g，法夏10g，丹皮10g，赤芍10g，栀仁6g，田七片15克。10剂，水煎服。

按：《诸病源候论》云："夫黄疸、酒疸、女劳疸，久久多变为黑疸。"

《张氏医通》则云："黄疸证中，惟黑疸最剧。"此证因黄疸久治不愈而转为黑疸，且黑色甚重。然其脉、舌、症均呈湿热阻遏之候。朱丹溪曾云："疸不用分其五，同是湿热。"故治法始终以清湿热为主，兼以祛瘀凉血，可谓治黑疸之临证一得。

只要出门诊，熊继柏总是早上五点半起床，六点半到诊室，无论刮风下雨，一分钟都不会延误，几十年来都是如此。2006 年以前，熊继柏每天门诊量达到 100 多人，但遇到两种病人，他都会无条件加号：一是危重症病人；二是外地来的病人，特别是农村来的病人。"他们特别不容易，花费大量的路费和住宿费，如果来了不给看，良心会受到谴责。"熊继柏说。

熊老是一位注重实际的国医大师，不会迎合一些观点去撒谎、去误导。他对学习中医者的劝告是三条条："学好中医，要做到'三不'，一是不蠢（即聪明而有悟性），二是不懒（即勤奋读书，刻苦实践），三是老师不糊涂（即老师一定能传道、授业、解惑）关键是要发狠，要豁出命去干！"

20 多年的农村临床，30 多年的城市临床，尤其是长期的中医药高校工作，让熊老一直在关注，在思考中医的教育和传承。熊氏迄今已培养研究生、博士生和带徒 80 余人，其中大部都已成为中医的业务骨干。但显然熊老认为还不够。

2014 年，他首创"临床现场教学课"，即现场临证、实时教学。这种创新的教学模式，真实直观，既遵循了中医口传心授的教学规律，还打破了传统师带徒的人数局限。"临床现场教学课"每月举办一次，由最开始参加学习的骨干医生三四十人，发展到每次现场听讲的人数达 500 人，影响也由湖南省逐步辐射全国。2016 年初，这一现场教学通过手机直播，实现了近 2000 名用户同步观看。

如果说当前中医最前卫的口号是：守正创新，那么熊老就是守正创新的代表。他坚持用中医的方法来办中医的事，这就是守正。他提倡用现代科技手段更快、更好、更广泛的传播中医，这个就是创新。一个伟大的人物遇上了一个伟大的时代，我们期盼中医界像熊老这样的临床、教学双丰收的"熊继柏"现象，花开满园！

陈继明传

陈继明（1919－1988），字浩，江苏如东县人。其父精于岐黄，他高小毕业后即随父学医，兼攻文学，弱冠之年，医文并茂。

1936 年，为求深造，陈继明以同等学历应试中国医学院被破格录取插班二年级，毕业后以"仁术济世"之心，返故里悬壶应世。由于刻苦勤奋，悉心钻研，庭训之下，业务水平日有长进，不久誉满乡里。

1950 年，陈继明迁居南通市设诊，翌年参加南通市中医进修学校，系统学习西医理论。1952 年响应党的号召，放弃了个人开业的丰厚收入，与朱良春等人创办中西医联合诊所，继后扩充为联合中医院。1956 年转为公立，改名为南通市中医院，一直担任临床、教学、科研工作，曾任中医内科主任等职，1980 年被授予主任中医师职称。1987 年被聘为南通市中医研究所顾问。

陈继明先生是省名老中医之一，数十年来不遗余力地奋战在临床、教学、科研第一线，学识渊博，著作颇多。而实践经验尤为丰富，平日善理肝胃杂病，擅治温病诸疾，在理论上敢发前人之未发。发展了肝气（阳）虚、奇经八脉理论。辨证精邃，立方轻灵，治疑难痼疾，屡起沉疴。用药每因人、因病而异，治不执一，对慢性肝炎、肝硬化腹水、萎缩性胃炎、慢性腹泻及内分泌疾病，尤有独到之处。

陈老善于治温，长于治湿，对外感热病的治疗，强调"明乎时令节气，详析兼夹证候，慎防伤阴耗津"。他结合多年临床经验指出："温病初期贵在早治，药宜轻灵，使风从表解，热从汗泄；中期热盛灼阴，用药宜狠，清膈中无形之热，涤肠中有形之垢；后期宜用甘寒凉润之品，注重养阴存液，恢复胃气。"对温病神昏的辨治尤独具慧眼，认为温病神昏，病有深浅，邪热初蒸心经则心烦多言；邪陷心包则神昏谵语；热深厥深，深陷膻中，则昏愦不语，不省人事。善治者见微知著，制病于先；若必待其深度昏迷而后施治，则失之晚矣。同是神昏，有在气在营之分，若邪踞气分，尚未内陷入营，不宜早进凉开，须辨其温热、痰浊，及邪热气盛之异，审因论治；若邪陷入营，尤宜辨其兼夹诸症，对症用药，绝不可执一二开窍之方，以应病情之万变。邪在营血，有虚实之异，其在心营者，往往心气偏虚，外热一陷，里络就闭。治疗方药，如"三宝"方中麝香、牛黄、冰片之类，均有强心作用，实寓深意。瘀结下焦，如狂发狂，则为实症，治宗《内经》"血实者决之"之旨，攻瘀逐邪，则神志自安。

先生对中医肝病证治、疑难杂症的研究深入精深，常用奇经理论指导临床实践，恒能收到出奇制胜良效。20 世纪 80 年代曾先后在《中医杂志》发表，《冲任管窥》《督脉初探》《浅谈带脉》《阳维阴维刍议》《阳跷阴跷辨析》《奇经理论在临床上的运用》等论文，对许多现代疑难病从奇经八脉诊治，另辟蹊径，多有创见。

陈继明曾说："治病贵在辨证，辨证不离脏腑，脏腑之中，肝病最为复杂。"人体气血之运行，气机之升降，情志之喜怒，筋骨之强弱，体质之厚薄，均与肝脏有关，故有"肝为万病之贼"一说。陈老治肝独具心得，认为肝病证候虽多，不外气血为病，治法虽广不越疏补二端，并将前人治肝诸法归纳于疏肝、泻肝、平肝、补肝四法之中，根据肝脏的生理病理特性提出："疏肝宜避其辛燥；清肝应慎用苦寒；平肝当着眼养阴；补肝须分辨气血。"立法稳当，使后学者有所借鉴。

后学中的大成者众多，例如刘方柏先生在《重急奇顽证治实》（人民军医出版社 2010.6）第一篇（重症篇）的最醒目的开篇文章《"绝招"嫁接更能创造奇效——重证臌胀》一文中，提及"补下启中"法并说"此法是我从南通名老中医陈继明那里学来的"。处方：熟地黄 120 克，枸杞子 30 克，山茱萸 30 克，炮附子 20 克，肉桂 10 克，仙茅 12 克，龟甲 20 克，厚朴 30 克，海金沙 30 克，鸡内金 12 克，土鳖虫 10 克，蝼蛄 10 克，红参 10 克，猪苓 10 克，生白术 50 克，鳖甲 20 克。水煎，每日服 1 剂。主治：肝硬化腹水。功效：补肾益脾行气利水。当今医家王幸福老先生的医案中也记载，此方为江苏南通名老中医陈继明先生创制，四川名老中医刘方柏先生增补而成，临床运用效果很好，值得推广。

陈老晚年潜心研究肝炎、肝硬化的证治，在理论和治疗上均有创见，认为慢性肝炎病因病机虽较复杂，然约而言之，正虚邪恋可概其要，正气虚弱既可导致肝炎的发病，更与发展和转归有密切的关系，而在疾病演变过程中，其病理变化与感邪的轻重及邪气的作用，又起着决定性的因素。现代医学归咎于机体免疫反应，认为病毒性肝炎的组织损伤，并不是肝炎病毒在肝细胞内繁殖复制的直接后果，而是通过一系列的免疫反应所致。与中医所述邪正纷争的整体观颇相吻合。所以急性肝炎转为迁延慢性，可从正虚、邪恋两个方面探求其发病机理，以指导临床辨证。在治疗上主张"扶正去邪兼顾"，指出对以邪实为主，肝郁证候突出者，重在疏肝理气；湿困脾胃证候突出者，重在化湿和脾。而在疏肝化湿中，又应注意维护正气，以防疏泄、燥湿太甚，易致肝脾两虚。对于肝肾阴虚者，则应以养阴解郁为主；脾肾阴虚者则宜温补脾肾为主；虚实夹杂之证，又须权衡邪实正虚之轻重，治以标本兼顾。

陈继明根据多年的临床经验，结合慢性肝炎的病机特点，研制了"利肝合剂"和"复肝散"两个方剂。"利肝合剂"柔肝养血，解毒和络，扶正祛邪，相辅相成，陈老曾运用此方治疗200余例慢性迁延性肝炎，疗效满意。"复肝散"是在朱良春先生创制的"复肝丸"基础上加味而成，功能益气化瘀，软坚消结。适用于久病正虚而肝血瘀滞，瘀凝脉络所致的慢性肝炎早期肝硬化患者，经临床验证，疗效实佳。

陈继明对奇经理论的研究致力颇深，尝言"不明奇经八脉，难愈沉疴痼疾"，认为十二经脉虽循环灌注人体内外，其经脉运行首尾相接，但就其相互间纵横交错的整体联系，却有赖于奇经八脉贯穿维系其间。从而使脏腑具有行气血，营阴阳，沟通表里上下的作用。可见人体气血的营运，精血的存亡，均与八脉戚戚相关。临证时，陈老治内伤杂病，用一般正经药无效者，多从奇经着手，恒能收到出奇制胜之良效。并根据八脉各自的生理特点，提出了"肝肾精血损伤，通补任阴督阳；心营痹阻日久，宣痹兼益阴维；脾虚气陷血亏，着眼调中固带；虚损乍寒乍热，调复阳维纲常；疝痛瘕聚诸疾，宜疏八脉气血"等治疗法则。此乃陈老历四十载探索之结晶，堪为后人所效法。

据载，先生笔名陈皓，20世纪五六十年代发表大批论文，一般不用草稿，多一挥而就，一气呵成，医论文笔在师辈中均交口赞誉。先生在"文革"中被抄家，据述动乱中散失文稿诸多，甚为可惜。陈老晚年亲撰《肝炎与肝硬化的中医辨治》，于1988年由中国医药科技出版社出版。惜乎天不假年，在此书问世前先生已归道山，令人不胜怆然！陈继明老先生留下的遗产，不仅是他的各种著述，也留下了他宝贵的求实和治学精神。

先生临床诊务繁忙，著述夜以继日，遂积劳成疾，又承"断肠之苦"（肠癌手术），过早地离开我们，一代宗师，令人惋叹！皓月当空，大师风范，谨以此小传，纪念著名中医学家陈继明先生。

陈苏生传

陈苏生，生于 1909 年，1999 年 1 月去世，江苏省武进人。上海市中医文献馆馆员，上海中医药大学专家委员会委员，中国中医研究院研究员。

先生 16 岁时，经介绍至上海名幼科沈仲芳之门，从师 3 年，后又拜钟符卿先生为师。1943 年拜识了祝味菊先生，经几度长谈，心悦诚服地列于祝氏门下。先生经常向祝师质疑问难，探求医学之真谛，后将所录笔记仿《内经》问难的体裁，辑成《伤寒质难》一书，首创"五段八纲"学说。1955 年被调往中国中医研究院进行筹建工作。1961 年下放新疆维吾尔自治区中医院。先生返沪后，被聘为卢湾区中心医院、市第一结核病医院中医顾问。1991 年经人事部、卫生部、国家中医药管理局，确认为老中医药专家学术经验继承工作指导老师，1995 年被评为"上海市名中医"。

先生毕生的学术研究可谓集古今大家中医之所成，略可归纳如下。

一、论理法方药的整体性

理法方药的整体性是保持中医药体系之完整性的需要。中医在漫长的发展过程中，逐步形成了自己的学术体系，这个体系主要由理、法、方、药 4 个方面有机组合而成。理是基本理论；法是治疗法则；方是方剂组成；药是药物应用。四者是不可分割的整体。理中有法，法中有理，理法的本身，又原本就是运用方药治疗疾病之临床实践的反映，然而它又倒过来指导方与药的实践。因此，要研究中医，使中医事业进一步发展，就必须统观全局。如果只重方药，不问理法，硬把理法与方药割裂开来，是不全面的，也势必使整个中医学体系濒临解体。

当然，不能否认中医也有一方一药的研究，有时"单方一味，气死名医"，但这毕竟是经验的反应，不能显示中医治病的规律和对疾病认识的全貌，先生与其师祝味菊先生在《伤寒质难》中，把它称之为"效在于药"。

实际上，中医治病除了方药，还有理论依据和治疗法则。如黄连止泻，这是一千年以前的经验方，但泻有寒热虚实之分及兼症之不同，如果都用黄连，效果就不好。早在宋代，寇宗就指出："今人多用黄连治痢，盖执以苦燥之义，亦有但见肠虚渗泄，微似有血便即用之，又不顾寒热多少，惟欲尽剂，由是多致危困。若气实初病，热多血痢，服之便止，不必尽剂，若虚而冷者，慎勿轻用。"因此，必须在理论指导下，制定恰当治疗法则，结合有特殊疗效的方药，才能取得更好的疗效，这就是"效在于法"。

如果把中医研究单纯地局限于方药，就好比说"宰牛者是刀，而不是屠夫"了。诚然，从杀死牛的角度说，只要有刀，有力气，任何人只要肯干，肯定办得到，然而不掌握部位、深浅，必将事倍而功半。而若以方药治病，不在理法的指导下根据症情的轻重、病位的浅深、体质的强弱、病邪的性质以及时令的变化去灵活运用，而只是凭着黄连止痢、大黄通便的功能而去用药，那就不仅仅是能否保持中医药体系的完整性问题或是事倍功半和事半功倍的问题了。

理法方药的整体性是发展中医理论、提高临床疗效和扩展药物效能的需要。中医理论，不仅是指几部经典著作，还包括历代医家的论述，并且今天仍在不断地发展和完善。中医理论不是一成不变的，而是在长期的医疗实践中逐步形成和不断发展的。例如中风，唐代以前医家多以"虚中外风"立论，所以其治则和方药，都有驱风和扶正相兼的特点。宋元开始提出"内因说"。刘河间认为是"心火暴甚"，李东垣认为是"本气自虚"，朱丹溪则提出"湿土生痰"，增加了滋阴清热、益气化痰等方法。清代王清任从气血理论着手，认为是气虚造成血瘀，故用益气活血法，发明了"补阳还五汤"，重用黄芪，益气行血。清后期张伯龙、张寿颐等人，则根据《内经》血之与气并走于上，则为大厥的论述，结合西医知识，提出"气血交并于上，冲激脑气筋"之说，其治则强调"平肝潜阳，豁痰开窍"。随着后世理论发展，其治则和方药也渐渐与唐代以前大相径庭，疗效得到明显的提高。由此可见，徒有经验而不能提高理论水平者虽美而不彰。

药物研究也是如此。仍以黄连为例，黄连在《神农本草经》中云其"味苦寒，主热气、目痛、眦伤泣出、明目、肠澼、腹痛下利、妇人阴中肿痛"。后世，张元素根据其"性寒味苦，气味俱厚，可升可降，阴中阳也，入手少阴经"的特点，分析它有 6 种功效：泻心脏火，一也；去中焦湿热，二也；诸疮必用，三也；去风湿，四也；赤眼暴发，五也；止中部见血，六也。王好古根据蛔得甘则动,得苦则安,指出黄连有安蛔之功。(《本草纲目·黄连·发明》)说明随着中医理论体系的发展,黄连的功能也在发展变化,由于黄连有这么多功能,因此临床出现许多由黄连配伍,治疗各种不同疾病的方剂,就不难理解。从中可以看出,中药的研究也不能脱离中医理、法、方、药体系的整体发展。

理法方药的整体性体现了中医临床思维方法。中医临床一般均以"证因法治"为序。先列症状,包括舌苔、脉象,然后审证求因,分析病因病机,确定治疗法则,最后组方遣药,有的还附上医嘱。

要审证求因,分析病因病机,确定治疗法则,势必要涉及邪正虚实、阴阳气血、脏腑经络等有关理论,在这些理论的指导下,进行辨证论治,组方遣药。所以,整个过程就体现了理法方药的思维过程。

历代著名医家,尽管他们研究范围各有侧重,但无一不是贯穿着理法方药思维的整体性,尤其是有创见发明、贡献较大的医家,大都是理论上有所突破,随之深化和扩大了某些治疗法则的应用,或创制了一些新的治则,并根据临床各种表现,研制和阐述体现自己学术思想的方剂和药物,使之形成一个完整的体系。金元四大家就是典型的例子。

刘河间在《素问》病机十九条的启示下,提出"六气皆能化火"之说,改变了当时喜用温燥药的习惯,根据祛风泻火、清热燥湿等治则,创用天水散、凉膈散等以寒凉为主的方剂,形成寒凉学派。

张从正根据"先论攻邪,邪去而元气自复"提出"汗、吐、下"祛邪三法,开拓了临床思路,丰富了有关方药的临床应用。

李东垣以升降为枢纽,进一步发展了脾胃学说,并研制了补中益气汤、升阳散火汤等与其理论相一体的方剂,丰富了黄芪、升麻、柴胡、葛根等药物的临床应用。

朱丹溪以"阳常有余,阴常不足"立论,以滋阴降火为原则,加深了后世对黄柏、知母、山栀、黄芩、黄连等药的认识,被称为"滋阴派"。

上述四位医家从各个不同方面充实和发展了中医学术思想以及方剂药物的应用,就以药物研究为主的李时珍来说,《本草纲目》中也收集了大量方剂,并有许多组方用药的法则和理论。因此,可以这样认为:越是高明的医家,其理法方药的整体思维就越强,其临床疗效也就越显著。

理法方药的整体性表明了中医区别于其他医学的特点。先生认为,中医的优势与特点有许多方面,但十分重要的一条,就是理法方药的整体性。因为,中医理法方药的整体性使临床的原则性与灵活性高度结合，能够充分发挥医生的主观能动作用。同样一个感冒病人，地处干燥的北方对比多湿的南方、年轻体壮与年迈体弱、有其他兼病和没有兼病，所处方药必须有所不同。但是，都符合中医理法方药的要求，都能把病治好，这就是灵活性。但是不管哪一种情况，有一个原则是必须共同遵守的，这就是都要"解表"，"解表"就体现了规律性。这种原则性与灵活性的高度结合，就体现了中医理法方药整体性的特点和优越性。

二、调气解郁论

中医辨证特别注意疾病共性与个性的结合。个性的表现可以因人、因时、因地而异。共性正好相反，往往是某一个病种，或某一类疾病，甚至大多数疾病都具有的共同表现。抓住共性，对认识疾病本质和确定治疗原则有极大的意义。共性包括的范围越广，其临床意义也就越大。近年来，对血瘀症和活血化瘀的研究，就属此类。

先生在 60 余年的临床实践中苦苦探索，认为"郁"也属多种疾病的共性，提出"凡病多参郁，治郁当以调气为要"的学术观点，并经常以此来指导临床实践，治疗各种疾病，取得良好疗效。

病多参郁的理论依据：先生认为，人体的脏腑气血津液，无一不在升降出入运动之中，故内在环境，当以气血和谐为根本，若气血和畅则百病不生，如有拂郁，则诸病蜂起。如元·王安道在《医经溯洄集·五郁论》中就说："凡病之起也，多由乎郁，郁者，滞而不通之义。"朱丹溪亦曾说："人身诸病，多生于郁"（《丹溪心法·六郁》）。

气血津液是使人体脏腑经络保持相互联系的物质基础，流通于人体脏腑经络之中，如环无端。如果发生瘀滞，即可出现气滞、湿阻、痰凝、血瘀等病理现象。

"六腑以通为用"，前贤早有定论，不难理解。唯有对五脏之"藏而不泻"，人们常易误解，认为既然是要藏，就不存在通。实质上这个"藏"是相对"泻"而言的。"泻"是治疗不当引起的损伤，与"通"是两个概念。《内经·五脏别论》言五脏"藏精气而不泻"是指五脏藏精气宜充盈，有宜损伤。因此，不能把"泻"与"通"等同起来。况且医经对此也有明确论述，《素问·调经论》说："五脏之道，皆出于经隧，以行于血气。血气不和，百病乃变化而生"。《素问·热论》说"荣卫不行、五脏不通则死矣。"这里的"死"字表示了疾病的严重性。说明五脏之要，也在于通，五脏的精气不仅需要充盈，还要通畅无滞。《金匮要略·脏腑经络先后病》篇亦说"五脏元真通畅，人即安和。"更为明确地指出了五脏精气通畅的重要性。

人体五脏六腑气血津液的和畅，是怎样表现的呢？先生认为主要体现在气机升降出入的正常运行。《素问·六微旨大论》说："出入废则神机化灭，升降息则气立孤危。故非出入则无以生长壮老忆，非升降则无以生长化收藏。是以升降出入，无器不有。"把万物的生长壮老忆，都归结为升降出入运动的结果。居于气交中的人，也毫无例外地与天地相应，机体生命的一切活动，亦均以升降出入的运动形式出现。因此，人体的脏腑气血津液就是以这种运动形式反应各自生理功能的。如肺的宣发和肃降、脾胃的升清与降浊、心肾的阴阳既济、肝胆的疏泄与升降等，影响着全身气机的活动。精气由下焦向上，通过肝脾的升运，由心肺宣发全身，体现了向上、向外的特征；肺气的肃降、胆胃的和降、心气的下交、肾气的摄纳，又反映了向下、向内的趋向。为此古人把气机通畅看成是人体保持健康的必要保证。

如朱丹溪提出"气血冲和，万病不生"，相反"一有拂郁，诸病生焉"（《丹溪心法·六郁》）。在外感病可表现为出入受阻，内伤病可表现为升降失常等等。戴原礼在《金匮钩玄》中说："郁者，结聚而不得发越也，当升者不得升，当降者不得降，当变化者不得变化，故传化失常而郁病作矣"。因此，气机障碍可以说是所有疾病的基本病理过程之一，而障碍的主要表现就是瘀滞。

治郁当以调气为要。由于气血瘀滞常见于各种疾病之中，因此《素问·至真要大论》强调治病要"疏其血气，令其条达，而致和平。"并根据五脏功能的特点，提出"达、发、夺、泄、折"五郁之治。《素问·六元正纪大论》所说"木郁达之，火郁发之，土郁夺之，金郁泄之，水郁折之。"意思是说：肝胆气血郁结者，应疏泄条达；心经有热者，该透发于外；脾胃壅滞者，宜消导下夺；肺气闭郁者，当开泄肺气；肾水停蓄者，须利水渗湿。故明代刘纯说："木郁达之谓吐越，火郁发之乃汗泄，夺土下利令无壅，金泄渗利解表同，水郁折之充逆尔，治之大体须明此。"（《医经小学·卷五·治法》）实际上《内经》治郁不止此五者，"坚者削之，客者除之，结者散之，留者攻之，郁者抒之，上之下之，摩之浴之"之类，均属于此，关键是使气血通利。正是在这一思想指导下，前阶段兴起了血瘀症研究高潮，活血化瘀正作为通治之宝，在多种疾病的治疗中被广泛应用，推动了中医理论和临床的发展。

但是，另一方面也应当看到：气为血帅，气行则血行，气滞则血滞，气畅则津布，气郁则津聚，气在人体升降出入运动中居主导地位。因此，临床虽有先血瘀而后引起气郁者，但大都是先气郁而后引起血瘀，血瘀症多见于疾病的中后期，尤其是一些沉疴没疗顽疾。而气郁症多见于疾病早中期，其发病范围比血瘀症相对要早要广，并更具共性。故朱丹溪创气、血、痰、湿、热、食六郁说，而丹波元坚氏认为"郁之为病，气郁为最"（《杂病广要郁证》）。现在临床将黄芪、郁金、降香作为活血化瘀药来研究，也说明活血化瘀与调畅气机有不可分割的关系。因此可以说治郁实应首重治气，以治气为要。而此治气实质上是调气。

人体气机的活动都有一定规律，稍有抑郁也有其康复自愈的能力，先生称此为"自然疗能"。医者当应顺人体气机的活动规律，调整全力的盛衰，诱导上下，开合升降，解除各种郁候，使之恢复健康。尤其要注意发挥脏腑气机的功能。如治肺部疾患应注意气机的宣发与肃降，宣降正常，则津气通畅，呼吸调匀。如失宣肃则可出现呼吸不利，胸心咳喘。脾胃为四运之轴，升降之根，升降正常，则水谷精微得以上输，浊气糟粕得以下降，如果脾胃升降失常，不仅水谷的运纳受障，五脏气机也受影响。肝胆有疏泄和降功能，如疏泄不足，生发之机被郁，即造成肝气郁结，女子尤为多见；如和降不足，升腾太过，又会造成肝气上亢，甚至血郁于上，使人薄厥，引起中风。心主血脉，全身的血都在脉中，依赖心气推动，濡养全身。如心气不足，势必出现气血瘀滞、气机不畅，与郁症更有直接关系。肾主摄纳气化，水液能在体内运行不息，除了心肺推动布散之外，还有赖肾的蒸腾气化，才能正常升降出入，使"水精四布，五经并行"。若肾气不足，气化失常，升降失司，就会造成水液停滞，气机失畅。若脏腑各自的生理功能得以正常发挥，则各种瘀滞乃至各种疾病也就无从发生了。有鉴于此，先生从发挥脏腑气机的功能，亦即人体的自然疗能出发，针对"郁"在疾病中的共性，凭借多年的丰富实践经验，提出了"宣畅气血"法，拟就了"舒肝和络饮"，用诸临床以调气解郁而屡试不爽。

调气解郁的思路与方药：治郁须首重治气，治气在此实质上是指调气。然而治郁之调气究竟当从何着手呢？

先生认为，虽然郁有因病致郁（五气之郁）和因郁致病（情志之郁）之不同，亦即无论其为因为果，最终必然落实到具体的患者，亦即"人"的身上。盖疾病不能离开人体而独立。因此调气治郁归根到底是辨"人"而论治。经数十年之临床观察，先生认识到无论是因病致郁还是因郁致病，都往往影响到患者的食欲、睡眠和大小便。而这三大生活常规，正是人体健康的基本保证。调整这三大常规，也正是先生在临床实践中辨"人"论治、调气解郁的一大特色。

盖食欲不但反映营养摄入的水平，同时也是病人对药物治疗能否接受的标志。因为脾胃是消化的主要枢纽，不论饮食或药物都必须经过脾胃的吸收、转输，才能发挥作用，机体才有生化之源。故而食欲的旺盛与呆滞，反映了体内气机之通阻情况。二便是人体湿浊糟粕之排泄出路，直接反映了脏腑运行的情况。二便通调则糟粕得以及时排泄，不利则可测知人体新陈代谢障碍。寐安则神佳，寐不安则神疲，中枢不能自我调节，元气尚且不能恢复，病何能愈？因此，郁虽有气、血、痰、火、湿、食、情志之不同，而先生治郁独倡"宣畅气血"法。在用药上，气分药多，血分药少；在方法上，升降通利者多而补益者少。其自拟之宣畅气血的经验方——舒肝和络饮，即意在通过斡旋人体大气，来保障人体的食、寐、便这三大基本生理功能。人体的基本生理功能不失常度，自然气血和畅，运行无碍。气血运行无碍，则诚如《医方论·越鞠丸》中所说："气得流通，郁于何有？"

当然，在宣畅气血的基础上，针对具体的病种及致病因素，选取对症之药亦是当予顾及的，亦即不可治人而忘病。至于郁之为病，因于情志者甚多，此类郁症除了药物之治疗外，精神治疗亦极为重要。正如《临证指南医案·郁证》所说"郁证全在病者能够移情易性。"故在临证时应关心患者之疾苦，做好思想工作，使之解除顾虑，树立信心。苟能及此，对提高疗效必定大有裨益。

舒肝和络饮：舒肝和络饮由柴胡、牡蛎、香附、乌药、郁金、菖蒲、苍术、厚朴、夜交藤、合欢皮十味药组成。此方贯穿了先生"病多参郁，调气为要"的指导思想，临床适应面广，用于治疗消化系统、神经精神系统、心血管系统、妇科月经不调等病症，均有较好疗效。

柴胡与牡蛎为本方主药。柴胡轻清，升达胆气，胆气条达，则肝能散精，而饮食积聚自下。牡蛎味咸性降，《汤液本草》认为"以柴胡引之，能去胁下之硬"。故二者合用，一升一降，能宣阳气之不达，阴气之不行，不但能宣畅气机，还有软坚散结、推陈致新之功。

香附行血中之气，《本草纲目》赞其为"气病之总司，女科之主帅。"此因气顺则血亦从之而和畅，因此妇科崩漏、月经不调均用之。乌药气中和血，《本草求真》认为"香附辛苦，入肝、胆二经，开郁散结，每于郁则妙；此则逆邪横胸，无处不达，故用以为胸腹逆邪要药耳。"二者合用，行气解郁的功效更为完善。

苍术开提中焦之气以升之，具斡旋大气之功。厚朴温中燥湿以下气，二药同用，健脾燥湿，使中焦大气升降之枢得旋，痰湿之郁得解。

郁金行气解郁，化痰散瘀。《本草汇言》谓"其性轻扬，能散瘀滞，顺逆气，上达高巅，善行下焦，心肺肝胃气血火痰郁遏不行者最验。"石菖蒲开窍豁痰，理气活血，散风去湿，《本经》谓能"开心孔，补五脏，通九窍"，可舒心气而益心智。

夜交藤、合欢皮均有宁心、安神功效，但夜交藤有通络祛风之功，合欢皮有解郁和血之效，同用有通络解郁之功。

全方以气药为主，重在解郁除烦，调畅气机，使体内气血津液流通正常，纳欲改善，睡眠安稳，二便通调，为疾病治愈创造良好的内环境。

以上，陈苏生老先生的观点愈久弥香，笔者读之醍醐灌顶，大呼相见恨晚！

附：陈苏生医案三则

常某，男，45 岁。

初诊：1962 年 5 月 3 日。

主诉及病史：因燥热汗出，乏力，失眠头痛，经某医院诊断为神经衰弱，治疗无效。1961 年 9 月转医学院，住院 2 个月进行全面检查，诊断为肾上腺皮质功能不全，予激素治疗，但效果不理想，每天用量至 100mg，不能中断。于 1962 年 5 月 3 日来本院求治。

诊查：诊见燥热汗出，疲困无力，腹胀，失眠头痛，腹部有悸动处，悸时全身难受无法形容，面颜晦暗薰黑，唇口龈肉均有色素沉着，脉沉而缓。

辨证：证属阴阳气血俱虚。

治法：宜调补阴阳。嘱激素减服一半。

处方：甘草 30 克，白术 15 克，杜仲 15 克，川断 12 克，夜交藤 15 克，酸枣仁 15 克，益智仁 9 克，菟丝子 15 克，陈皮 9 克，桂枝 9 克，白芍 9 克。

每晨服淡盐水 1 杯，每晚服甘草膏 1 匙。附：甘草膏方：

甘草 150 克，百合 90 克，白术 90 克，茯苓 90 克，枣仁 90 克，知母 60 克，白芍 60 克，制附子 30 克，陈皮 60 克，合欢皮 60 克。

二诊：服上方药 5 剂后，腹部润动大减，失眠由每晚仅睡 2 小时，延长至

4 小时。原方加制附子 6 克，珍珠母 30 克。

三诊：再服药 30 剂后，唇红、色素沉着转淡，头痛躁汗均减。因患者将去北京，停用激素，携甘草膏代之。

四诊：自停服激素后，燥热汗出头痛等旧症蜂起，坚持不吃西药，大剂再进磁獭龙煎（头 4 味先煎），并配用甘草附子膏。

附：磁獭龙煎方

制附子 6 克，磁石 30 克，獭肝 12 克，龙骨 12 克，白人参 9 克，甘草 30 克，小麦 30 克，百合 15 克，知母 9 克，桂枝 9 克，白 9 克，元志 6 克，益智 4 一 9 克，白薇 9 克，鸡内金 6 克，制半夏 12 克，大腹皮 9 克，陈皮 6 克。

附：甘草附子膏方

甘草 500 克（煎汤代水煎药）、附子 30 克，小麦 150 克，党参 120 克，沙参 120 克，元参 90 克，龟板 120 克，鳖甲 120 克，白术 120 克，泽泻 90 克，知母 60 克，磁石 180 克，牡蛎 180 克，枣仁 90 克，远志 60 克，獭肝末 120 克（加冰糖收膏）、大枣 30 个。

1963 年 1 月开始全日工作，因怕吃煎药，仍用甘草附子膏代替，诸恙皆安。

按语：本病属中医学"虚劳"范畴，为难治之证，虽大量服用激素，但效果不显，而采用中医阴阳双调之法，则症除体安。可见不论疾病之轻重，如能辨证准确，治疗得当，也，颇有佳效。

本例所用甘草为新疆制品，质松而脆，药力柔和，故用量较大；而新疆的炮附子不如内地的质纯，故用量宜小，此均为因地制宜之理也。

任某，男，44 岁。

1962 年某月初诊，胃病 20 年左右，开始时发现食下作胀，午后更甚。1948 年在延安经中医针灸治疗，收效，但稍吃生硬食物时仍发胀。迄今背脊有一块（如手掌大）处冰冷，口干不能饮水，入水即胀。头昏、目花、气短、心悸、耳鸣、脑涨、舌苔白腻而干糙无津，脉来弦缓。西医诊为慢性胃炎，中医视为脾肾虚亏，经治均鲜效，应是阳虚夹饮，气不化津，附苓牡泽汤主之。

处方：制川附子 9 克（先煎）、带皮茯苓 18 克，牡蛎 30 克，泽泻 9 克，苍术 9 克，川厚朴 6 克，陈皮 6 克，大腹皮 9 克，白芥子 4.5 克，磁石 30 克，枣仁 12 克，知母 9 克。

此方加减断续服用 40 余贴，背凉渐除，精神焕发，食欲开而胀满大减，观察 2 年，背凉一症从此根除。

　　按：本病前医认为是脾肾虚亏故纯用补法，然而无效。先生根据口干不能饮水，入水即胀，气短而渴，断为阳虚夹饮，气不化津。所以用泽泻、带皮苓、大腹皮，淡渗利水；苍术、川朴、陈皮，燥湿健脾；配以牡蛎、白芥子，消饮散结。遂使阳气得复，脾运得健，留饮自除，多年积症霍然而愈。

　　姚某，男，48 岁。

　　向有风湿性心脏病、二尖瓣关闭不全史，经常出现房颤。上月突然出现左侧偏瘫，神志昏迷，呼吸急促，痰涎壅盛，声如曳锯。经手术切开气管，吸出顽痰，并大量应用抗生素及强心药，仍然昏迷不醒，木僵无所知觉，口噤，二便秘结。又经透析疗法，小溲已稍有，但汗出如洗，上身尤甚，身热不因汗衰。舌胖苔白滑，脉沉微。先生认为此乃"心脑俱病，肺肾交困"，关键在于脑功能之失调，应先予醒脑开窍、消瘀涤痰、解毒存阴、标本兼顾之法。

　　治以柴牡三角汤加味：柴胡 9 克，生牡蛎 30 克，山羊角 24 克，水牛角 24 克，生鹿角 9 克（上四味先煎），土茯苓 30 克，忍冬藤 24 克，连翘 9 克，白薇 9 克，郁金 9 克，石菖蒲 9 克，泽兰 9 克，茺蔚子 9 克，胆南星 9 克，天竺黄 9 克，夜交藤 15 克，合欢皮 24 克，浓煎鼻饲。另用西洋参、麦冬煎汤代茶。

　　经中西医协作，四剂热退，汗仍多，神志略有清醒时，偏瘫依然，复增呃逆。方中加刀豆子、玉蝴蝶、竹茹，四剂而呃逆止。大便五日不解，加枳实、瓜蒌而大便行，神志稍清，但气管插管处痰涎仍多。原方去枳实，加桃杏仁各 9 克。半月后，气管插管抽去，病情大安。前后复诊 15 次，服柴牡三角汤 62 剂，神志完全清朗，语言亦恢复正常，食欲睡眠均正常。治疗二个半月后，偏瘫亦恢复十之五六，可以扶持下地行动。遂嘱针灸调理而愈。

干祖望传

干祖望，生于 1912 年 9 月，江苏省金山区张堰镇（现属上海市）人。我国著名中医耳鼻喉科学家，中医现代耳鼻喉学科奠基人之一，南京中医药大学教授，享受政府特殊津贴。

干老学验俱丰，擅治耳鼻喉科、口腔科等疑难杂病，他首先创立中医耳鼻喉科"中介"学说，脱"三因"窠臼；倡"四诊"为"五诊"，调整"八纲"为"十纲"，发现了"喉源性咳嗽"和"多涕症"两个新病种。在中医耳鼻喉科理论与临床的方面做出了巨大的贡献。

干祖望先生出生在上海市金山区一个书香门第，5 岁就被送往著名的姚石子家塾。1929 年 2 月，拜师马培之高徒钟道生门下，平时除了跟师待诊，还要做扫地、挑水、擦灯罩、配方磨药等杂事。为了学习治疗急性喉梗死病人施救时常用的擒拿术，苦练"三指抓坛功"。22 岁时学成出师，在上海市金山区张堰镇挂牌行医，他听祖父不与名医撞车的告诫，诊病以外科为主，治疗外伤所敷药膏全是自己用麻油熬制，因疗效显著而备受欢迎。在 20 世纪三四十年代，卫生防疫工作差，每年都有"疫喉"流行，干祖望凭借娴熟的擒拿技术，配合中药内服、外敷，挽救了许多危重病人。

1935 年，干祖望先生进入上海张崇熙主办的东亚医学函授学校学习 4 年，获得毕业文凭。1946 年，34 岁的干祖望将诊所迁至松江区城蒋金桥。1947 年任松江中医公会理事、江苏省中医师公会监事。1951 年，个体诊所兼并，干祖望与同道们在松江城建立了第四联合诊所，并设立耳鼻喉科，成为中国第一个挂上"中医耳鼻喉科"牌子的诊所。1952 年，来到北京"中央机关直属第二医院"耳鼻喉科进修学习半年。从带额镜、执音叉，到写西医病历，做手术操作，干祖望在短时间内逐步了解了西医耳鼻喉科的解剖、生理、病理知识；掌握了对耳鼻喉科疾病的检查手段和诊断方法；对一些简单疾病的手术操作也有所了解。

1972 年，以干祖望为首，江苏省中医院正式挂上了"中医耳鼻喉科"的牌子。1980 年卫生部委托南京中医学院主办全国中医耳鼻喉科进修班、师资班，此任务就落在干祖望肩上。年近七旬的他接受任务后马上开始赶编教材，编写了《耳鼻咽喉科中医古代文献选读》《中医耳鼻咽喉科总论》《中医鼻科学》《中医咽喉科学》《中医耳科学》等近 100 万字的书稿，备课、讲课也都是他一人。1980 年成功举办了第一期学习班，反响良好。之后的 1981 年、1982 年、1985 年又连续以"独角戏"的形式举办了 5 期学习班，为全国各地培养了近 100 名专科人才。

1983 年，江苏省中医学会成立了"中医耳鼻喉科专业委员会"，干祖望当选为主任委员；1987 年中华中医药学会成立了"中华中医药学会耳鼻喉科分会"，干祖望先生又担任主任委员。专业学会成立之后，干祖望毫无保留地将自己的毕生经验和学术思想与之交流、讨论，推动了整个中医耳鼻喉科领域的发展。

1988 年，干祖望率先将中医耳鼻喉科专业推向世界舞台，在国家中医药管理局厦门国济中医培训中心，成功举办了第一期国际中医耳鼻喉科培训班，学员来自美国、新加坡、马来西亚和中国香港、台湾等地区。

1990 年"全国 500 名名老中医师带徒"、1991 年 7 月江苏省举办"拜师大会"时，干祖望收徒两名：陈国丰与徐轩。2001 年至 2004 年，广东省中医院开展"院内师带徒"活动，干祖望作为老师之一，带教了李云英、廖月红两名徒弟。

干祖望先生一生笔耕不辍，著作多达四百多万字，经典著作包括《中医耳鼻喉科学》《南京现存中医书目》《护士学校教材·外科教材》《中医食养疗法》《尤氏喉科》《中医鼻咽喉口齿·方剂选编》《耳鼻咽喉古代文献·选、注、译、评》《中医耳鼻喉科期刊资料摘要》《干祖望诗集》《中医喉科学》《孙思邈评传》《干祖望医话》《干氏耳鼻喉口腔科学》《干祖望耳鼻喉科医案选粹》《干祖望经验集》《干祖望养生之道》《中国百年百名中医临床家丛书·干祖望》《干祖望医书三种》《干祖望外科》等，发表论文（包括医话）326 篇，他的弟子及同行们阐述其学术思想和经验的文章百余篇。

干祖望先生的毕生学术可大致归纳如下：

一、创"中介"学说，脱"三因"窠臼

自南宋陈无择根据张仲景"千般疢难，不越三条"的观点，提出"三因"

学说以来，外因、内因、不内外因的病因分类法为历代医家所沿用。干祖望大胆质疑这种学说的不足之处，提出"中介证"学说，重新解释"三因"。所谓"中介"，是指从病因到证候表现之间的中间媒介。"中介证"主要根据病邪对于人体脏腑的影响程度进行分类。这种分类，强调动态分析和从病因病机到治法遣方用药的统一性。

二、倡"四诊"为"五诊"

在中医传统的"望闻问切"四诊法的基础上，干祖望提出增加"查诊法"，借用现代医学的一切手段和方法（包括实验检查、物理检查），为辨证提供更多的依据。如外耳道检查、听力检查、鼓膜检查、前庭功能检查以及鼻腔、咽部、喉部及口腔的各项专门检查，还包括一些实验室的理化检查等等。通过"查诊"，不仅提供了辨证依据和治疗措施，更重要的是减少了误诊、漏诊和医患矛盾。

三、调整"八纲"为"十纲"

干祖望将传统的"八纲"（即阴阳表里寒热虚实）学说调整为"十纲"，他认为，八纲作为辨证纲领，是以表里分病变部位；以寒热别病理性质；以虚实说明正邪盛衰情况；再把表、热、实归入阳证；里、寒、虚归入阴证。这样阴阳二纲既是八纲中的总纲，则不应与其他六纲并列，否则形同虚设，也不符合逻辑。干祖望提出"十纲辨证"的学说，即表、里、寒、热、虚、实、标、本、体、用十纲，阴阳单列为总纲。

四、发现两个新病种："喉源性咳嗽"和"多涕症"

临床应用上，干祖望先生摸索出专科用方数十首，内十首左右疗效最为显著，如五味子合剂现在上海眼耳鼻喉科医院制成成药作为常用有效药；参梅含片在江苏省中医院作为王牌药使用，30年来经常供不应求。其他的也通过《名医名方录》《现代名医经验方》等媒体的扩散而全国都在运用。

干祖望老先生讲课语言生动，条理清晰，简明扼要，擅长总结某些理论研究成果，方便学生吸收记忆并运用。如"耳为肾窍肝胆附，鼻属肺窍阳明过，咽胃喉肺少阴循，舌心齿肾口唇土"，简单的四句话，把复杂的耳鼻咽喉口腔与脏腑经络关系联系起来了。他还写了"三字经"：如疼痛：风上腾，见表证；红而肿，热毒痛；肝阳升，痛必甚；虚象疼，轻而钝。瘙痒：皮肤痒，风和湿；多嚏痒，过敏质；喉久痒，相火炙。肿胀：红肿热，白肿痰，漫肿气，久肿衰。流脓：虚或寒，清且白；黄和稠，热毒迫。充血：深红热，淡红寒；久病晦，似猪肝；新病艳，如染丹。"三字经"朗朗上口，便于记忆，非常方便学生学习。老先生还非常幽默，例如：仙灵脾、仙矛、仙鹤草三味药组成的一个小方子，干老戏称此方为"中药小激素"。临床主要用于扶正补虚，益气提神，此三味药物美价廉，效果很好。后学者有时还常用其代替人参，效果也不差。

干老一生节俭，却将大部分节省下来的钱都花在买书上了。他的藏书非常丰富，除了浩如烟海的中医专业书籍之外，字典辞书、四书五经、佛学道教、天文地理、古史今说、格律诗词等各种书籍无所不包，其中更有不少珍本、善本的线装书。更难得的是，干祖望非但爱书，更善于保管书籍。他将书一一分类，编号四十余门，排列有序，要使用时可以轻而易举，信手拈来。他将自己的书房名为"茧斋"，一者极言其小，二来，他以书房为蚕茧，在茧斋中不断充实自我，吐丝作茧，以期有一日可以破茧成蝶。尽管全家都依靠他微薄的收入维持生计，尽管工作非常繁忙，他还是将自己所有的业务时间和金钱都投给了他挚爱的书籍，正因如此，他曾写下"人瘦因工作，家贫为买书"的对联以自况，人们送了他一个"书痴"的雅号。1990 年元旦，南京文化界评选"藏书状元"，干祖望曾在数百人的角逐之中荣登榜首，获封"金陵藏书状元"。

干祖望老先生对后世影响极大，首届国医大师荣誉实至名归。最后用干老的一句话以作纪念："医人首先医己，一个无病的人，才能做个称职的医"。

附：干祖望医案

患者：女，38 岁。12 月 16 日。

左耳鸣响 3 年，伴以听力下降，白天以噪音而较轻，耳内有阻塞感，鸣盛时可泛恶呕吐，吐出物味苦而酸，对外来噪声无明显反应，一般在经期及阴雨天倍形严重。检查：舌薄苔，脉细弦。

医案分析：开窍于耳之肾脏亏，寄窍于耳之心火旺，证属虚实夹杂，治疗取泻离填坎之手法。

处方：生地 10 克，熟地 10 克，白茅根 10 克，竹叶 10 克，川连 3 克，当归 10 克，白芍 6 克，山萸肉 10 克，菟丝子 10 克，覆盆子 10 克，桑葚子 10 克。7 剂煎服。

二诊：12 月 30 日。药进 14 剂，鸣声仍然难以低沉宁静，唯耳内堵塞感稍有通畅一些，鸣时泛恶消失。对噪声反应仍然无明显改变。检查：舌少苔，质正常而润，脉细。

医案分析：泻离之效已见，填坎之功未来，刻下裁方，恪守原旨，唯稍稍向填坎倾斜。

处方：熟地 10 克，山药 10 克，山萸肉 10 克，茯苓 10 克，泽泻 6 克，丹皮 6 克，五味子 10 克，当归 10 克，泽兰 6 克，白茅根 10 克。7 剂煎服。

按：患者病程时历三载，伴听力下降，无拒噪音，经期加重，多为肾阴不足、气血亏虚所致；而耳内阻塞感，泛恶呕吐，吐出物味苦而酸，则因心火上炎、清空受扰所发。该证虚实相间，治宜补泻共济，首诊选导赤散合六味地黄汤加味。方中生地、熟地共用，起到滋补肾阴兼凉血之意，茅根、竹叶、川连清泻心火、导热下行，当归、白芍补血柔肝、和胃止呕，山萸肉、菟丝子、覆盆子、桑葚子补肝肾、益精血，共同起到泻心火、补肾阴之意。

二诊患者耳内阻塞感减轻，泛恶呕吐消失，心火已泻大半，肾阴仍需填补，故选六味地黄汤为基础方，补益肾阴、清热泄浊，加用五味子滋肾生津，当归、泽兰补血活血、利水通窍，白茅根清心凉血。虚实并治，补肾泻心，阴平阳秘，耳鸣可缓。

综上所述，干老认为耳司听觉，为心肾之外窍，心主火、肾主水，水火相济是维持听觉正常的基础，故耳鸣的产生与心肾功能失衡密切相关。临床上运用"泻离填坎"法论治耳鸣，以清心泻火为先，后期以调补肾阴为要，治疗中重视心肾交通；泻心火时兼顾养心血，补肾阴时注意泄湿浊，调阴阳水火平衡，可获满意疗效。

罗某，男，64 岁。

1987 年 10 月 12 日初诊。患者自诉右耳常鸣，左侧偶作哄鸣音 1 年半，鸣声有蝉鸣、风扇、车床等多种，听力下降，舌黄腻苔，脉弦劲有力。既往无高血压史。检查：左鼓膜疤痕性下陷，右侧（-）。处方：龙胆草 3 克，天竺黄 6 克，栀子 10 克，柴胡 3 克，白芍 6 克，夏枯草 10 克，陈皮 6 克，苦丁茶 10 克，当归 10 克，丹参 10 克。7 剂煎服。1987 年 10 月 16 日二诊。药进 4 剂，左耳略感轻快，因欲归而急于复诊，舌薄苔，脉弦。处方：10 克，苦丁茶 10 克，当归 10 克，白芍 6 克，天竺黄 6 克，石菖蒲 3 克，葛根 6 克，丹参 10 克，竹叶 10 克，灯芯草 3 扎。10 剂煎服。1987 年 10 月 27 日三诊。药进 10

剂后耳鸣明显好转，舌薄苔，脉弦。遂依上方加减续予调理。

按：肝脏与耳病密切相关，厥阴肝经及少阳胆经循耳外。如《医学心悟》云："足厥阴肝经，足少阳胆经皆络于耳。"耳窍司听觉亦依赖肝脏疏泄气血功能，"肝病者，气逆，则头痛，耳聋不聪，颊肿""木郁之发，甚则耳鸣眩转"。干祖望先生辨病入微，将耳鸣耳聋的病因病机分为痰浊蒙窍、气滞血瘀、肝阳上亢、脾气下陷、气血双亏等。《明医杂著》中云："耳鸣证或其如蝉，或左或右，时时闭塞，世人皆称肾虚。殊不知痰火上升，郁于耳中而鸣，郁甚则闭塞矣。若遇此证，但审其平昔饮酒厚味，上焦素有痰火，只作清痰降火治之"。患者耳鸣声调高亢，脉弦来有力，应辨为实证；苔黄腻，为痰火上蒙清窍。方用龙胆泻肝汤加减以疏肝泻热，化痰通窍，配合当归以化瘀通窍，加丹参既可活血又可安神。干祖望先生曾说：王隐君治耳以消痰，王清任治耳以祛瘀，余结合二者以消痰化瘀。二诊方中加入竹叶和灯芯草以清心解郁，心为五脏之首，心气平和，气血正常运行，耳窍得到濡养，则可主司听。方中加石菖蒲、葛根以益气升阳，化痰开窍。耳为空清之窍，以通为用，干祖望先生治耳病善用石菖蒲，因其辛温芳香，通窍作用强，不仅可以内服又可外用，实为耳科良药。

张某，男，72岁。1993年3月30日初诊。患者自诉以耳聋住院治疗，出院时方为六味地黄加味。刻下出院已25天，听力稍稍提高，口干得润，所苦者鸣声高亢，如刮大风（音量）或尖锐声（音调高），对外来噪音能接受。舌红而干无苔，裂纹如网，脉平。检查：外耳道未见异常。方药：川黄柏3克，龟甲10克，熟地黄10克，山药10克，茯苓10克，牡丹皮6克，泽泻6克，白茅根10克，山萸肉10克。7剂煎服。1993年4月13日二诊。患者自诉听力略有提高，耳鸣依旧。在此期间，两次眩晕，有摇摇欲倒之势。口干得水更干而拒饮。舌质干而红，裂纹纵横，无苔，脉平。方药：熟地黄10克，知母10克，龟甲10克，川黄柏3克，丹皮6克，天麻3克，菊花10克，生石膏20克，山药10克，芦根30克。7剂煎服。1993年7月6日三诊。头晕已止，头脑清醒，左耳听力有所提高；右耳哄鸣声有时仍然较大。晨醒未食之际自觉口干。舌质红，龟裂而咸酸无刺激，少苔，脉平偏细。方药：知母10克，熟地黄10克，五味子10克，山药10克，牡丹皮6克，茯苓10克，酸枣仁10克，泽泻6克。7剂煎服。

按自古对耳肾关系的论述最多，《灵枢·脉度》篇："肾开窍于耳，肾和则耳能闻五音"。《景岳全书》云："若精气调和，肾气充足，则耳目聪明；若劳伤血气，精脱肾惫，必致聋聩。故人于中年之后，每多耳鸣，如风雨、如蝉鸣、如潮声者，是皆阴亏而然。"干祖望先生认为：耳为肾之外窍，有赖于肾阴濡养，肾为听觉之本，肾气平和是维持正常听觉功能所必需的首要因素。所谓"肾和则耳能闻五音矣"。故肾阴不足，耳窍失养，则耳病生。患者初诊一应诸症及舌脉象均符合肾阴亏虚之证，而耳鸣声音高亢之实证应考虑阴虚致水不涵木，火郁发之。虚则六味，实则滋阴潜阳之法，本就为当下治疗耳鸣耳聋的金科玉律，故方选大补阴丸加六味以滋肾补水，降火保阴。方中加白茅根以清心泻火，交通心肾，取"泻离填坎"之意。二诊患者听力有所提高，出现头晕，口仍干，舌脉仍为一派阴虚之象，守上方，加芦根、生石膏以清热生津，患者头晕，有摇摇欲坠之势，考虑肝肾本同源，肾阴亏虚，致水不涵木，则耳鸣眩转，加菊花、天麻以疏肝止眩。三诊患者耳鸣耳聋及眩晕较前明显改善，舌脉而论，仍需补肾滋阴。患者虽较前耳鸣减轻，听力提高，但考虑其年老虚劳，肾本亏虚使耳鸣耳聋缠绵难愈，故宜滋补肾阴、益精填髓且应循序渐进，长期平补。故上方减龟板、熟地、天麻、菊花、生石膏、芦根等竣药，改五味子继续补肾宁心、益气生津，酸枣仁以疏肝敛阴、养心安神。

龚志贤传

　　龚志贤（1907－1982），四川巴县人，对《伤寒论》《金匮要略》体会较深，临证擅长灵活运用仲景方剂，早年随师学中医，曾在重庆开办三友医社、针灸传习所。后又创办国学医院，并任院长，新中国成立后，历任卫生部中医司科长，北京医院中医科主任，重庆市中医研究所研究员、所长，中华全国中医学会理事，四川分会副会长，九三学社社员。医理精湛，临证经验丰富，善治外感、内伤诸疾，注重实用。

　　1980年，他参加和指导的《中医药诊疗肾盂肾炎的专题研究》，曾获国家重大科技奖。他所总结的《几种慢性炎症的证治要点》，1981年在国内发表不久，即为日本三家中医研究学术组织所转译，在日本广为交流，影响甚大。著有《四诊概要》《龚志贤临床经验集》《肝炎肝硬化的初步治疗经验》等。龚志贤诊治的患者，上至党中央、国务院领导，下至平民百姓，皆能悉心诊治，一视同仁。

　　龚志贤重视熟读白文（即原文），认为白文是仲景《伤寒论》的本来面貌，言简意赅。熟读白文可以体会到仲景先师往往在紧要处自作解释，能使人豁然领悟，学有所得。研读白文，既可全面地探索原书的精神实质，又便于背诵记忆，有利于临床应用。读《伤寒论》要求读原文，不要求同时参看各家注解。《伤寒论》的注释者，多达二百余家，众说纷纭，反而糊涂。仲景原文自加解释之处甚多，不如熟读原文，细心求解，自有心得。例如原文二五条："服桂枝汤，大汗出，脉洪大者，与桂枝汤，如前法。"前条原文是："太阳病，初服桂枝汤，反烦不解者，先刺风池、风府，却与桂枝汤则愈。"明明"如前法"是指如前条"先刺风池、风府之法"，因大汗出，脉洪大，与反烦不解，皆同属太阳病有传阳明之势，先刺风池、风府，从太阳、少阳以解其热，然后服桂枝汤则愈。而注家则注解是啜热稀粥之法。又如十五条原文："太阳病下之后，其气上冲者，可与桂枝汤，方用前法。"太阳病，下之后，往往因下而为坏病。今下后其气上冲，知太阳病存在，仍须解肌，方用前法，是指啜粥复取微似汗，使病从表解。二十五条是"如"前法，而十五条是"用"前法，一字之差，意义则大有区别。在其编著的《龚志贤临床经验集》自序中写道："余在临床实践中，经方时方并重，尤其用《伤寒杂病论》的方剂化裁为多，疗效堪称满意。"陈源生评价龚老："尊经方而不泥古，尚时方而有创新，注重在实用，指归在伤寒。"

龚志贤精于辨证，能活用古方治今病。如以乌梅丸加减治疗直肠、声带、宫颈等各处息肉，以桂枝芍药知母汤治急、慢性坐骨神经痛，以四逆散加减治紫癜等。乌梅丸是宋代严用和为治疗肠风便血而设，由僵蚕、乌梅组成。龚老加入酒、醋、人指甲、象牙屑，用治各种息肉，疗效可靠。因人指甲不易得到，象牙屑禁用，故用穿山甲代替，效果不减。龚老认为，乌梅丸为《伤寒论》厥阴篇主方，主治"蛔厥""久利"。厥阴内寄相火，阴中有阳，其为病，每厥热相兼，寒热错杂；同时肝为风木之脏，开窍于目，风木之为病易出现眩晕、目疾等，影响中土则出现蛔厥、腹痛、下痢之证。故在临床中每引申乌梅丸之旨，扩大用于厥阴肝经之杂病，如治疗花翳白陷（慢性角膜炎、角膜溃疡）、眩晕（梅尼埃综合征）、胃脘痛（十二指肠球部溃疡合并憩室）、厥阴中风（持续低热）等证，取得满意疗效。

他治疗妇儿科、老年病科均有心得，比如治疗小儿病主张以通为主，治疗老年病主张"以补为用"，不论外感、内伤，皆应以固正除邪为主，不宜过汗、过吐、过下。治慢支主张见痰先辨痰，治痰之所由生；治慢性肾盂肾炎主张益气养阴滋肾为主，清湿热为辅；治慢性肝炎主张肝病实脾，并且"实脾"不在"补脾"，而在调理脾胃运化功能，使之复常；治疗慢性菌痢主张寒热并用，均有独特之处。

名医之路哪有一马平川，龚志贤年轻的时候所处的环境并不友好。在旧社会往往"文人相轻"，当时中医又是被国民党反动政府歧视的对象，多数医生业务清淡，生活困难，只有少数名医诊务好，收入多。医界中有传男不传女的严重保守思想，为了争饭碗，打击别人，提高自己的现象屡见不鲜。拜名医为师，名医诊务忙，对病家应接不暇，门诊出诊之后，已感到精疲力竭，欲求请其传道授业解惑，即使他思想不保守，也已心有余而力不足了。

1932 年，重庆设立了针灸讲习所，龚志贤认为中医不熟悉经络，不懂针灸，是不够全面的，所谓"学医不知经络，开口动手便错"。于是他离开"三友医社"，辞别老师和长兄到重庆考入针灸讲习所，学习针灸六个月。结业后与针灸同学唐世丞、曾义宇在重庆正阳街成立针灸科学研究所，因业务清淡，后来垮台了。龚志贤又到中医张乐天办的国粹医馆行医，也没有什么业务，干两年就离开了。

直到 1935 年，重庆名医吴棹仙开办国医药馆，荟萃名中医多人，龚志贤亦参加在国医药馆执行中医业务，这是他向许多老师学医的好机会。吴棹仙对《内经》和《伤寒论》有较深的研究，能全部背诵原文，龚志贤在诊余时请他解惑析疑。龚志贤向名医吴棹仙学习时，吴老的诊务忙，龚志贤的诊务清淡，他就给吴老抄方，便中请教，因此，受益不浅。记得当时有一位草医，善于用外洗药治疗皮肤湿疹，但很保守，凡对求治的皮肤湿疹病人，他只给药不给处方，把药切成细末混杂在一起交与病家。龚志贤请教他多次，他都推诿。当时草医不为医界所重视，但二十多岁的龚志贤很尊敬他，亲近他，虚心向他请教，必要时还在经济上给他一些帮助，他终于向龚志贤公开了秘方。处方是：苦参 60 克，蛇床子 30 克，百部 30 克，益母草 30 克。用法：煎水洗涤湿疹，如患全身湿疹，可用药水洗澡。每剂药可煎洗二、三次。龚志贤配合内服清热解毒的中草药，更提高了疗效。

同时还向唐阳春、周湘船、文仲宣等几位临床经验丰富的中医师请教。龚老用番木鳖 30 克、枳壳 90 克、白术 180 克为蜜丸，每丸重 3 克，早晚饭后各服一丸，温开水吞下，治疗脏器下垂和骨质增生有较好的疗效，特别对胃下垂疗效更为满意，这是向唐阳春中医师学来的。周湘船中医师对"阴阳五行""五运六气"有较深的研究，临床上善于应用仲景的方剂。龚老用乌梅丸治疗上热下寒、肝风掉眩的眩晕证（多属现代医学的美尼尔氏综合征），有较好的疗效，这是他向周湘船中医师学来的。他用四逆散（伤寒论方）加味治疗肠痈（阑尾炎）取得较好的疗效，是向文仲宣中医师学来的。

让我们引用唐代文学家韩愈说的话以作结尾："古之学者必有师。师者，所以传道授业解惑也……是故无贵无贱，无长无少，道之所存，师之所存也。"龚志贤行医时，凡能对他传医学之道、授岐黄之业、解疾病疑难之惑的人，无不尊敬为师。不仅向同道学习，他还向病人学习，"实践是检验真理的唯一标准"。治好了病，他要问一个为什么，治不好病，也要问一个为什么，不能囫囵吞枣。龚老说尤其要接受病人的意见，特别治坏了病，要在错误中提高认识，吸取教训。可见拜人为师也不是轻而易举的事。

龚子夫传

龚子夫，生于 1930 年 6 月，江西安义县人。出身于中医世家，家学渊源，幼承家训，锐志攻读医学经典。原系南昌大学二附院中医科主任医师、教授。1990 年经中央人事部、卫生部、国家中医药管理局确定为全国首届 500 名国家级名老中医学术继承人导师，首批省名中医。

1948 年于家乡执业，1955 年于江西中医进修学校进修一年，1956 年结业后分配于江西中医实验院工作，1958 年调到江西医学院第二附属医院中医科，1990 年经中央人事部、卫生部、国家中医药管理局确定为全国首届 500 名国家级名中医学术继承人导师、江西省首批名中医之一。退休后被聘于江西省中医院国医堂坐诊。曾历任江西医学院中医教研组及二附院中医科副主任。

龚老擅长治疗中医内、妇、儿、男等各科常见病及疑难杂症。内科：心血管病、各种肿瘤、支气管炎、哮喘、肺系病、肝硬化、各种急慢性肝炎、胆结石、胆囊炎、肾病、脾胃病、失眠及各种急、慢性、发热病；妇科：不孕症、先兆流产、痛经、乳腺炎、乳腺增生、附件炎等。儿科：小儿发热、感冒、咳嗽、夏季热、腮腺炎、扁桃体炎、小儿厌食及腹泻等。男科：男性不育、遗精、阳痿、前列腺炎、前列腺增生等。

现摘取几则龚老活用天雄散治疗男科疾病的验案以飨诸位：

一、遗精

李某，男，32 岁，已婚，干部。1989 年 12 月 7 日初诊。患者因房劳，反复遗精已 2 年余。近因出差过劳，病情加重。睡后无梦而遗，每周 3 ~ 4 次，严重时临厕努便也会滑出清稀的精液。伴有头昏乏力，腰酸膝软，形寒肢冷，腰及小腹、前阴不温，尿频尿清，舌质淡胖嫩，有齿痕，苔白滑，脉沉细弱，尺脉尤甚。此为肾阳虚损，精关不固。治宜温肾益气，涩精止遗。以天雄散加味：附片 10 克（先煎），白术 15 克，肉桂 6 克（后下），煅龙骨 15 克，补骨脂 10 克，覆盆子 10 克，淫羊藿 10 克，芡实 20 克。日 1 剂，水煎服。

服药 10 剂后，遗精基本控制，每周仍有 1~2 次，头昏乏力，形寒消失，但仍觉小腹冷，前阴不温。服药见效，继服 7 剂，病已痊愈，舌质淡胖嫩已转正常，脉沉细见起，尺仍弱。原方进 7 剂，以资巩固，后随访未见复发。（江西中医药 1993；＜3＞11）

原按：龚老认为，遗精以肾为根，首责肾阳，阳乃生命所系，阳气虚衰，命门火微，精关不固，而致遗泄。治遵《医宗必读》："独因肾病而遗者，治其肾。"方中以附片、肉桂、淫羊藿温肾益气为主，以龙骨、补骨脂、覆盆子、芡实补肾固涩，白术除湿益气，配肉桂和中健脾，补下焦阳虚，吴萸温肝资肾，诸药合用，力专温肾益气，涩精止遗。

二、阳痿

熊某，男，42 岁，已婚，工人。1989 年 11 月 26 日初诊。患者结婚 10 余年，性生活较频。从 1978 年起每年有 2~4 次滑精。近 2 年因工作紧张、劳累，渐感体力不支，常有头身疲倦，腰膝酸软，怯寒腰冷，小腹不温，阴头寒。半年来性功能差，最近阴茎举而不坚，致使不能交合。食纳尚可，大便溏，小便频，舌质淡嫩，苔白，脉沉细弱，右尺尤甚。此为肾精亏耗，命门火衰，治宜温补下元，振阳起痿，以天雄散加味：附片 10 克（先煎），白术 15 克，肉桂 6 克（后下），生龙骨 15 克，补骨脂 15 克，肉苁蓉 10 克，巴戟天 10 克，枸杞子 15 克。日 1 剂，水煎服。

服药 7 剂后，阴茎坚，能交合，但时间短，怯寒腰冷，小腹不温，前阴寒有好转，继前方，再进 10 剂。药后诸症平复，为巩固疗效，继服 5 剂。后随访未见复发。（江西中医药 1993；＜3＞11）

原按：龚老认为，因肾亏而痿者，只须温肾补火，并注重肾为水火之脏，体阴用阳之特点，用药配伍当遵景岳"善补阳者必阴中求阳，阳得阴助则生化无穷"的治则。方中天雄散加淫羊藿、巴戟天、肉苁蓉以补肾助阳，补骨脂、白术补先后天之阳，枸杞子补肾益精，旨在阴中求阳，诸药合用，力专补肾、壮阳、起痿。

三、劳淋（前列腺炎）

周某，男，45 岁，已婚，工人。1989 年 10 月 21 日初诊。患者腰酸膝软，尿频，尿后白浊，已 2 年余。经泌尿外科前列腺检查：卵磷脂小体（卅），白细胞 O～3/r_ IP。直肠指诊，前列腺较饱满，稍有压痛。诊断为慢性非细菌性前列腺炎。中医诊见：腰膝酸软，神疲乏力，形寒肢冷，性欲差，小腹、会阴部胀痛，尿频尿急，尿后余沥，时在尿道口滴出黏液，大便溏，舌质淡嫩，苔白润，脉沉细弱。此为肾阳虚损，气化不利。治宜温肾、壮阳、固精。以天雄散加味：附片 10 克（先煎），白术 15 克，肉桂 6 克（后下），生龙骨 15 克，山萸肉 15 克，五倍子 10 克，补骨脂 10 克，菟丝子 15 克。日 1 剂，水煎服。

服药 7 剂后，尿后余沥，尿道口黏液已除，腰膝酸软与小腹、会阴部胀痛好转。服药已效，继原方加吴萸 3 克，温冲任以助阳，进 7 剂，以资巩固。后以中成药肾气丸调理。1 年后随访未见复发。［江西中医药 1993；（3）：11～12］

原按：龚老认为，本病始于正虚受邪，日久不愈，正气难复。遵治病求本的原则，注意虚实夹杂。天雄散治肾阳亏虚，以五倍子、茯苓，合龙骨为古方玉锁丹治白浊，极有神效。益加山萸肉、补骨脂、菟丝子壮阳秘精，诸药合用温肾、壮阳、固精。

先生历年来在全国各地中医期刊发表中医论文 70 余篇，其中 9 篇获得优秀论文二等奖，有的论文被国内外医学家编入医学专著。龚老编写的有江西医学院中医教材《常见病中医辨证论治》及《中药知识手册》，参与编写的有《著名中医学家的学术经验》《长江医话》《中医精华浅说》《中医护理学》《杏林医选》，主审《中草药彩色图谱与验方》及《望病自疗 500 法》等。

龚老除了精通医学之外，对于古典诗词也颇有心得，他爱好古典诗词，系江西诗词学会会员。编著有《岐黄余韵》。在全国性诗词专著及《江西诗词》发表诗词百余首，如《中华当代山水诗词选》《类编中华诗词大系》《首届神州杯诗词联大赛作品集》《中华当代绝句选粹》《抗击非典诗词选》《当代江西山水诗词选》《当代诗词绝句辑选》等专著。

龚老还喜欢收集记载有趣的医案医话，同为江西名医，龚老当然也记录了姚荷生老先生的行医故事，不仅有趣，更是以启后学。

龚老在其《长江医话》中记载：姚荷生教授于抗日战争期间曾遇一位 40 岁男性患者，常近酒色，炎暑双足灼热难忍，于清溪中欣然洗濯，顷刻间脚痿不能任地，遂抬回家中，延姚诊治。

见其榻前堆置毛巾甚多，频频拭汗，尤以下肢为甚，但双足不冷，亦不恶风，口微渴，食、纳、二便以及神色、舌苔均无特殊表现，尺沉稍欠流利。

姚老根据季节、病史判断其属于《黄帝内经》所谓"湿热不攘"则生痿躄者无疑。但据大汗、脉尺沉以及患者的生活史，当夹有肾虚。以苓桂术甘汤合二妙散化气行湿兼清热而不碍正虚之法，自以为考虑周全，私心窃慰。谁知患者连服6剂，仅汗出稍减，足痿毫无起色。

患者焦急欲请"草药郎中"，但此医常以猛药治疗顽疾，又未敢轻易领教，故而拜托姚老主持判定。姚自忖无能速效，半出虚心，半出好奇，不得不于另室窥之。

草医一见未及问病，即指患者脚曰："你这是冒暑赶路，骤投冷水得的呵！"姚已叹其诊断之神，及闻其不但确有把握治愈，并刻期3天下床行走，更欲观其方。见其药用廿余味，反复玩味，似不出麻黄、杏仁、薏苡仁、甘草大法，另草药外敷未见写处方。患者对麻黄用至2两深有顾虑，草医有所察觉而申言："照本意要用4两，你们害怕，今用2两决不可少"。

患者坚称如姚老不做主，决不进服。姚老认为其用药无原则性错误，况大汗用麻黄《千金》早有先例，但仍嘱其预备人参末，以防大汗不测。

患者服药后大汗顿减，下床行走，一如预言。姚老叹服之余，只有暂时归功于无法探寻之外敷草药。谁知不久，气候更加炎热，居室主人之姨妹，素业冒暑营生，突遇暴雨，两脚痿废，其子背负登门求诊于姚老，亦见其汗出淋漓。仓促之间，乃授前例而用之麻杏苡甘汤合三妙散（麻黄连根节用量仅24克）1剂，翌晨患者即能步行复诊，取效之速，超出前例。细思本例与前例比较，起病为短，但并未使用外敷草药，可见原以为归功于外敷草药，其实未必尽然。现在虽时隔40余年，姚老对此仍念念不忘。

龚老先生说，《伤寒论》中有汗用麻黄条文：麻杏石甘汤："汗出而喘"；越婢汤："续自汗出"等，但用麻黄皆配大剂量石膏。但上案草医所开处方并无石膏，而是用杏仁、薏仁利水止汗。

上述两个病例，凡遇暴热暴冷使人体经络、腠理骤然闭阻，以致邪正相搏过甚，内闭已极致汗出淋漓，这种汗势出之较猛，通过大剂麻黄使经络腠理之闭阻得以疏通，从而汗出自止。或许有人问，闭证多无汗，何以反汗出？他认为，闭证有轻重缓急之分，如属骤用剧烈刺激者多为重闭证，内闭过甚，正邪相搏，故反汗出。因此，辨证必须明病机，才能达到审证求因，审因论治的目的。

可见，名医读名医的故事，其后还按语几句，也是有趣得很。

郭永来传

　　郭永来，生于 1949 年阴历九月十八日，祖籍山东省沂南县，行医 40 余年，主要著作为《杏林集叶》。

　　1959 年，郭永来随父母迁到吉林省安图县亮兵台乡。14 岁，小学毕业，考上安图一中，半年后，因家庭原因和其厌学而辍学。15 岁参加农业劳动，之后开始学习中医。先后阅读了《中医学概论》、《中国针灸学》（承淡安编）、《医学心悟》、《黄氏医书八种》、《濒湖脉学》、《医学衷中参西录》、《济阴纲目》（线装本，共 8 册）。57 岁时出任岐黄中医论坛版主，现为华夏中医论坛的讲师。并撰写《杏林集叶》，介绍其四十余年临床经验。《杏林集叶》已于 2010 年 1 月由中国中医药出版社出版。

　　郭永来老先生说，方不在奇，平淡是真。学医如练武，别想速效但求"内功"。对于刚刚踏上医学之路的学生来说，汗牛充栋的医籍和各成体系的门派，常令人不知如何取舍，甚至舍本逐末，几乎每个年轻医生都会经历这样一个迷茫的阶段。在这段迷途中该求什么，舍什么，要在临床中练就真功夫，而非花拳绣腿耍耍花枪。

　　学医之人大都有一个通病，那就是希望能得到别人的几个秘方。所谓的秘方，就是指别人不知道，而且效果特别好的处方。能够得到，自然是再好不过了，但这种秘方实在是太少了；而且掌握了此种秘方的人，又大多十分保守，轻易不肯让人知道的。所以郭永来老先生说学医的人，不要把精力用在这方面（实际说起来也不能怨他们保守，有人曾说过，保守是中医的生命——大意是这样吧）。试想，现在各行各业竞争如此厉害，又有几个不保守、不保密的？您看电视剧中，连做买卖的都有商业机密，还动不动就弄出几条人命来，也就可以理解了。中医的生存本来就已经很难了，好不容易弄到几个真正有效的方子，谁又肯轻易告诉别人呢？难道老婆孩子都不要吃饭了吗？看到这里，也就应该明白为什么论坛上谈理论的多而谈实际的少了。

换一个角度说，所谓的秘方，如果别人都知道了，自然也就算不上秘方了。其实，在上古的时候，我们中医现在常用的这些处方，都是秘方，靠家传或师徒相传。直到汉代，张仲景才在他编著的《伤寒论》中公布出来。现在我们常读的入门书《汤头歌诀》中，就有不少处方出于此书。《汤头歌诀》一书，经过几代人的编选，书中的处方也都是经过几百年甚至是上千年的临床验证，只要我们辨证准确，疗效是十分肯定的，是真正的好处方。郭老说这些也是在他自己学医十几年后才意识到的，所以近些年来，他很喜欢钻研应用《汤头歌诀》里的处方，临床上也取得了好的成效。

此外，初学医的人为人治病，往往希望"速效"，这是每一个医生都有的心理，可有些慢性病，往往又非朝夕间能治好的，这就要求医生做到"有方有守"，不能急躁。治慢性病的处方，越平淡越好。在余听鸿的《诊余集》中，有一例脾泻，似乎很能说明这个问题：昭文广文杨镜翁云：其兄脾泻，便溏日久，服药无效，后有医传一方云：以山芋一个，约半斤，用黄土调烂包好，置灶内煨熟，去泥去皮食之，每日一个，依法行之。约食三四月，而脾气已健，大便亦坚。余思山芋一物，色黄而味甘淡，气香，黄属土，甘入脾，淡去湿，以土包之，以土助土也，以火煨之，以火生土也。此等平淡之方而去疾者，妙在空灵，直在有意无意之间耳。为医立方，能到如此平淡，亦不易耳。

所以郭老说："平平淡淡才是真。"要真功夫，不要"花架子"。

我们在看武侠小说时，经常见到形容那些武艺低劣的人学了点"花拳绣腿"，也即是"花架子"，意即只能用来演练，或只是好看而无实际用途。在中医学中，也有不少类似的情况。之所以会出现这种情况，原因是多方面的。

首先，与个人的素质有关。我们可以见到，不管学习什么，在同样的环境中、同一个老师（比如在同一个班级中）的教导下，每个学生的成绩是不同的。老百姓通常的说法是"天分"不同。由于自己的资质不同，在医学上自然也就会分出一、二、三、四、五等（见《岳美中医话》中的医分五等）。其次，是现在中医教育方法有问题。中医是一个特殊的学科，不同于一般的"科学"。古代中医一直沿用家传师授的教育模式，这种教育方法虽然"产量"很小，但质量好。上面我们谈过，中医的保守思想十分的严重，不是自己重要的亲人，是不会轻易把"一招制敌"的"真本领"相传的。我们中国所特有的"敬师如父"（一日为师，终身为父）的传统，不能说与此无关。因为师父传给你的是一生赖以生存的"本领"，所以一旦忘了师父的恩惠，就是欺师灭祖，大逆不道。可现在呢，只要出了学校门，还有几个人能记得老师是谁？老师呢，也只是照本宣科，讲一通大道理就算"完事"，更何况有的老师本身也只是一个"花架子"呢！

好像每一个学习中医的人，都有一个感觉理论难与实践相结合的阶段（这个时间的长短因人而不同）。学习的时候感到什么都明白了，可一到临床又什么都是糊涂的，或者在临床中明明感觉从理论到处方，自己应该都是对的，但病人服药后却没有预期的效果或根本就无效。有人说，中医的理论似乎是飘忽不定的，同一个病，怎么解释都行，很难把握，所以也就有"医者，意也"的说法。

关于这个问题，真的是一时很难说清。不但初学者有此感觉，即使一些资深的老中医，同样会有这样的体会。我想这多半是中医理论的不统一性所造成的。中医的理论代有发展，又都在这里并列着，好像既有重叠，又不能互相取代。这就给人造成中医的理论哪一套都能用，哪一套又都不太适用的感觉，有时真的要凭医者自己的悟性了。

常言道："师父领进门，修行在个人。"这的确是古今过来人的行话。门确实是需要师父（这里指的不是学校的老师）领进的，没有领进门，你始终是在门外兜圈子，这一点非常重要。有的人为什么努力一辈子还是摸不到"门"？就是因为没有人把你领进门。前人常说，"纸上得来终觉浅"，何况还有好多书本上没有讲过的东西呢。此尤可见前辈经验之可贵。正如郭老之闻幼儿之长叹息，即知其为伤食，是他从临床经验得来，可他若告诉别人，一般人也不能理解，因为他们自己没有经历过，便不能"化"为自己的东西。古人常说"食古不化"，学医也要有一个"化"的过程。能把前人和别人的东西融化为自己的，才能学到真本领，否则就只是"花架子"。郭老的"化能力"在其著作《杏林集叶》即可窥见。

如果说止嗽散是程钟龄的经验结晶，那么前胡止嗽汤可算是郭永来几十年来治疗外感咳嗽方中的精品。特效前胡止嗽方：荆芥 5～10 克，前胡 10～15 克，桔梗 5～10 克，甜杏仁 5～10 克（感冒初起，此味也可不用），甘草 5～10 克，枇杷叶 5～10 克，白前 5～10 克，紫菀 10～15 克，陈皮 5～10 克，天竺黄 10～20 克，贝母 5～15 克，芦根 10～20 克，全瓜蒌 10～20 克（用于痰涎黏稠垢腻，否则不用）。此方不但能治疗感冒初起的咳嗽，而且适用于迁延性咳嗽。此方乃郭永来老中医一生得意之方，大有刘草窗一生由痛泻要方而名之比。后有年轻中医师说，自从得到郭医此方，验之临床，确无虚言，真有相见恨晚之憾！屡用屡验，稍微作一加减即可，现已成其手中王牌专方，治愈病例无数。郭老特意指出运用此方的要点为：外感，有痰，不喘。如咳嗽兼喘者（喘不甚重者宜，重则非本方所治），以麻黄易荆芥。因此方药味不苦，故尤宜于小儿患者。

本方中各药均为临床治疗咳嗽常用药，表面看来似有重叠之嫌，实则非也。此即集中优势兵力，孙子所谓"十则围之"之法也。此方总结郭老数十年治疗外感咳嗽的经验，只要辨证正确，可以称得上百治百验。因为药味不苦，故尤适用于小儿患者，往往连糖浆都不能喝的小孩，照样能喝下去。一般2~6剂左右即愈。故郭老说，真可谓奇妙无比，故敢言之于此，以告同道。

武侠小说中常说：即使同一招，内功深厚的武术大师和初学者，它的威力是绝对不相同的。武术要练到化境，达到"人剑合一"，才算最高境界。医学也是这样，不但要把别人的东西学会，还要"化"为自己的，才能于临证时"得心应手，左右逢源"。

附：郭永来医案：

患者张某，女，55岁，孀居，先是因胃病（痛胀）来诊，言及患有多发性子宫肌瘤，于一年前作妇科检查时确诊。大者2.7cm×2.3cm，还有三四个小的，患者甚以为忧。2006年2月20日，我开始为其治疗，用桂枝茯苓丸加味：桂枝15克，茯苓15克，牡丹皮15克，白芍15克，桃仁10克，三棱10克，莪术10克，鳖甲15克，鸡内金10克，鸡血藤20克，海藻10克，甘草10克，夏枯草15克。另用水蛭研面，装胶囊，每服2克，每日3次。患者间断服上方70余剂（每次10剂药），其中有一次加用过香附，一次加用过龙血竭胶囊，每次1粒。2006年5月21日，经3个月治疗，B超发现小的肌瘤都已消失，最大的也缩小为2.2cm×1.5cm。患者对治疗很有信心，但服药日久，天气渐热，不愿继服汤剂，遂改用张锡纯《医学衷中参西录》之理冲丸加减：黄芪250克，鸡内金100克，三棱150克，莪术150克，当归150克，知母100克，桃仁100克，牛膝100克，水蛭100克。粉为细末，装胶囊，每服6~10粒。2006年8月13日，患者来告知，上月曾复查，瘤体均已消失。以前有低血糖，今化验也已正常，自觉体健逾于前夕，欢喜而归。【按】方中的鸡内金应注意不能用肉鸡的，因生长日期太短。我所用的都是个体杀鸡者卖的，他们的鸡都是喂养一年以上的。

患者陈静，女，26岁，1999年3月12日看诊，是本院（皮防站）杨某某的妻妹（小姨子）。据说病已八九个月，久治不愈，病情日重，杨约我为之诊治。据云各医院均怀疑是系统性红斑狼疮，其他化验都符合，就是没有找到狼疮细胞。现在发热已有3月余，没有间断过治疗，但热退复起。近一个月来高烧不退，每天下午热度可达39.6℃。全身满布紫红暗斑，也有痤疮样的斑疹，尤以面部最多，给人的感觉就像蟾蜍皮，满面皆是，连手指与指甲里也都是这种红斑。指梢部有点类似雷诺氏综合征的冻疮斑。这些斑也都是在发病以后逐渐增多的，自己记忆中已有3个多月。

西医检查后认为，属多系统受累（心、肝、肾、肺功能都不好）。现在有腹水，腹部膨隆，如怀孕八九个月，小便黄少，腿脚俱肿，尤以足踝和脚背明显，指压有很深的凹痕，时有咳嗽，咳铁锈色痰，有轻度的鼻衄，鼻孔部常见血痕，饮食不思，强食则欲吐。自述两膝关节疼痛已数年，以前一直认为是普通的关节炎而没有好好治疗过。右脉滑数有力（因正在发热），但左手脉沉数，细而无力，脉律时有停歇（听诊有心律不齐），舌尖红，中部和舌根部有厚腻白苔，面目虚浮，面如满月（因服大剂量激素所致）。自述青岛与济南都去治疗过，医生认为属系统性红斑狼疮，其他症状与血沉化验都极符合，只是没有找到狼疮细胞，所以没能确诊。

我询及以前治疗经过，除用过各种抗生素外，一直以大剂量激素（主要是强的松）和各种维生素、利尿剂、强心剂（地高辛）治疗。

据此脉症，我认为属于湿热蕴结，痹阻于经络，治仿《温病条辨》宣痹汤加减，处方：生石膏30克，知母10克，甘草10克，防风10克，杏仁10克，薏苡仁30克，栀子（炒）10克，滑石15克，连翘10克，半夏15克，羌活10克，防己10克，桂枝10克，鳖甲20克，白薇15克。

方中本想加麻黄6克，但因患者近日来每到夜晚出汗颇多，故而没用。3剂，水煎，一日3次，温服。

3月15日复诊：高热已退，体温37℃，脉已不数，力量中等，厚腻之苔也稍减，精神较佳，饮食较前略香，自觉腹围略减（但外观不明显），其他症状都没有变化。现高热已退，治疗应以消腹水、恢复肾功能为当务之急。中医辨证属湿热蕴结，痹阻经络，治水当从高原，从肺论治，改用宣痹汤合枇杷叶煎加减：防己10克，枇杷叶20克，杏仁10克，蒸苡仁30克，滑石15克，茯苓皮15克，大腹皮10克，炒栀子15克，白花蛇舌草30克，半枝莲15克，白薇10克，鳖甲20克，车前子10克，黄豆芽30～50克。4剂。

本次方中加用了白花蛇舌草和半枝莲，主要是想加大清热解毒的作用。本想用大豆黄卷，因药房没有，故而让患者以新鲜的黄豆芽代替之。

3月22日三诊：药已服完数日，近因天气突变（太冷），没有及时前来复诊。脉左细弱，右脉有力，舌苔仍厚而略显干燥。自觉口渴，腹水已消大半，用手扪之仍有腹水感，但外观已不太明显。饮食不香，不吃也不觉饥，腹中仍有饱胀感，脚面肿仍剧，如馒头状，指压有深痕不起。根据现症状，各方面都已大见好转，证情已缓和下来，参考赵炳南治系统性红斑狼疮的秦艽丸，与宣痹汤合方加减：党参15克，黄芪30克，秦艽10克，漏芦10克，丹参15克，鸡血藤30克，乌梢蛇15克，防己10克，杏仁10克，苡仁30克，连翘15克，滑石15克，山栀子15克，鳖甲20克，白薇10克，枇杷叶10克。

另外，在此之前，杨瑞录一直为其用西药地高辛、强的松、多种维生素等治疗。我劝其停用其他药，激素逐渐减量以达最后停用。

1999年3月27日，腹水基本已消，脐部以下留下几条很宽的胀裂纹（类似妊娠纹），脚面的水肿也消二分之一。舌苔中部已退，根部仍有厚腻苔，舌苔有剥脱现象，口仍觉渴，但并不重（考虑系利水药伤阴所致），因怕水肿而不敢多喝水。右脉有力，左手脉仍细弱。现咳嗽与咳痰均愈，鼻衄再未发生。症情大见好转，前方略有加减：去白薇、枇杷叶，栀子改为10克，加茯苓皮15克。因路远，病情已趋稳定，患者自己要求开8剂，准备到下星期一再来，并作一下化验，好与以前的化验做个对比。

患者于下星期二又来复诊，水肿全消，自己已没有什么不舒服的感觉，唯面部的痤疮样斑疹和肢体的冻疮样暗斑依然存在。患者没有再去复查，我劝其好好治疗，但患者说已无钱再治。我又为她开了4剂药（前方略有加减），从此再没复诊。

该患者刚结婚年余，苏村一医与其丈夫相识，说你妻之病，没有十万八万的治不好，言外之意，此病必死无疑，故其夫有离婚之意。为治此病已花七八千元，病日益重，已失去治疗信心。我为之治疗时，已是多系统受累，病情十分复杂。所幸病人身体状况尚好，经治以来，效果十分显著，但终因没钱再治而不得竟全功，可惜！

李凤翔传

李凤翔，字仞仟，笔名武农，生于 1916 年，山东省成武人。历任内蒙古医学院附属医院中医科副主任、中医系《金匮》、内科教研室主任等职，行医70 余载，医精德高，享誉山东、内蒙古两地，桃李满园，系当地著名老中医。

李凤翔先生 12 岁入中和堂药铺学徒，后拜中医外科名家刘汉昭门下，苦学 12 载，系统学习、继承了中医外科辨证论治的精髓。悬壶数载后，他又拜当地著名中医世家传人赵点斋为师。赵师亲授四部经典，释难答疑，结合自己多年临床经验详尽讲解，为李凤翔先生今后的中医生涯打下了坚实的基础。李凤翔精于辨证，每每能攻克疑难顽缠之证，颇得赵师赞许。

1959 年，李凤翔先生积极响应组织的号召，奉山东省卫生厅命，支援边疆建设，到内蒙古医学院任教。先后担任附属医院中医科副主任，中药房副主任，中医系《金匮》，内科教研室主任。1961 年被自治区授予"内蒙古医学院社会主义建设积极分子"称号，1983 年被评为"内蒙古自治区高等学校先进工作者"。在职期间培养了本科生、研究生等一大批优秀人才，为支援边疆的医疗卫生事业做出了贡献。

李老是个"拿来主义"，一旦临证，管它时方经方验方，甚至他很善用民间偏方。如《李凤翔临证经验》记载的灵验保胎方：雄猪肾 1 对。洗净，清水煮熟吃，并喝汤。连用 2 日（每日 1 对），即可安然无恙。用法：在确定怀孕，刚刚出现早孕反应时即可依法服用，过晚则疗效不可靠。

后学中，王幸福老先生就从中得益：2007 年，一对夫妇经人介绍来诊。男说：我老婆连续怀了 3 次胎，都在 3 个月左右流产了，请你给想个法子治一治。王老一听是这个病，心里一惊，说实在的，对这个病他确实把握不大，但是人家是慕名而来，怎么好意思推脱？只好硬着头皮接下。刻诊：中年妇女31 岁，已有 1 女，月经已过 30 余天，试纸测阳性。舌净，脉浮滑有力，神门穴有动，确实为怀孕。怎么治疗呢？王老此时想起两个方子，一为张锡纯的寿胎丸，一为李凤翔的偏方。王老过去在临床上用过寿胎丸，疗效参半，把握性不大，他想不如用李凤翔老中医的偏方，有时偏方还是很灵验的。随即开出了两个方子：一是寿胎丸（菟丝子、桑寄生、川续断、真阿胶）加黄芩和白术套方。加黄芩是因其有热象，加白术为了健脾。二是猪肾汤，醉翁之意不在酒，真正的用意还是李老中医的偏方，以观疗效。半年后得知：保胎成功。王老说，自从该方得效后，他又用过多例，确实效果非凡。只是该方的猪肾不放盐有点难吃，也算是美中不足吧，但它毕竟有效，还劝说同道不妨在用方不效时用一用李老之偏方。

李凤翔先生几十年如一日，守得清贫，志存高远，淡泊名利，两袖清风。他每以"为医者，当有仁慈之心；行医时，勿为名利所累；用药时，应存剑胆琴心"训诫学生，要善待病者，犹胜亲人。其著作《李凤翔临证经验集》除收录李老医案、医话外，尚附有《三字药性解》，对于广大中医初学者，颇有帮助。目前该书已由学苑出版社编辑出版。

附：李凤翔医案：

衄斑验例（再生障碍性贫血），患者翟某某，男，7岁，1974年7月10日初诊。

主诉：间断性鼻衄5个月。现病史：患者5个月前，偶然鼻子出血不止，势如泉涌，住院抢救。血止后，行骨髓穿刺，有幼稚及不成熟的细胞，确诊为再障。住院两月多，因无特效疗法，转到省院。患者下肢有青斑，鼻子出血或三、五天一次，或六、七天一次，出血量大。对症治疗，定时输血，增加营养，住院两月余，被劝出院。

治疗经过：初用西药安络血、仙鹤草素、维生素类，隔时输血200－300毫升，并配合中药滋补如当归补血汤加味等几十剂。鼻衄断断续续已经四个多月，日益增重。身上有大小不等的青斑。食欲正常，小便可，大便有时色黑，如同吃过猪、羊肝脏或动物血后的粪便，质不干，面白唇淡，精神尚好，身无发热，脉沉细而数，舌质淡而有斑，苔薄白。久患失血过多，现有阳络伤损的鼻衄，阴络伤损的内衄及阴斑〈青斑〉。此乃少阴阴虚，阳明火盛而导致的血不归经。治宜滋阳退热，引血归经。投以玉女煎加元参、阿胶、竹茹等治疗。处方：生地24克、寸冬15克、石膏15克、知母12克、川牛膝10克。加元参12克、阿胶15克、竹茹15克，水煎两次服，每日一剂，连服十五剂。

7月26日复诊，知其服药中间曾出血一次，量少，用冷水浴，又用去肾素注射液浸入脱脂棉塞鼻，即止，其脉较前和缓，嘱咐家长，效不更方。继续服用后，血量越来越少，间隔时间越来越长，以后青斑亦不继续出现。为根治起见，除继续服用上方外，配以鲜鳖血热饮。三月后斑衄皆愈。嘱其赴某医院血检，血色素、血象全部上升。继服用三月，血象均恢复到正常值。唯恐疗效不巩固，又间隔七日一剂服用两月，因活鳖难买，逐渐停药。因小孩食欲尚好，嘱其家长，增加营养而调理善后。

鲜鳖血的用法：活鳖一只，不论大小，用绳系后腿或尾吊起，使头下垂约三四小时，用刀将鳖头剁掉，则其鲜血直流，滴入温开水内，趁热饮之。鳖肉烹调食之。

分析：再生障碍性贫血是比较棘手之病，在治疗上并无特效，只好对症下药，但并不理想。祖国医学认为此证属于鼻衄与青斑。原因是多方面的。鼻为肺窍，鼻孔下夹阳明经脉，内通于肺，以司呼吸，乃清虚之道，是与天地相通的门户，宜出气而不宜出血。今血从鼻出是血热沸腾，热伤阳络所致。青斑为皮下出血，未曾流出体外，形如被杖，是谓瘀血，即阴络伤损之征。瘀血不去，则新血断无生理，必须及时去除，才能使新血迅速生成。其所以出血，是血热妄行。急于止血，需先清其热，兼用行血化瘀，及引血归经之品。以玉女煎为主方以滋阴退热，专治水亏火盛，少阴不足，阳明有余，烦热干渴，血热妄行的出血证，是喻补阴于清火之中。如生地凉血、止血，兼补脾肾。脾为后天生血之源，肾藏精，精血同源。寸冬之心相连株连数十枚，以通行十二经络，清肺滋阴，血热妄行用此则能即止。知母泻肺火，清胃热，其质阴寒滑润兼能滋肾。石膏入肺胃以清热，使阳明亢盛之火得以清息。川牛膝活血，兼引热下行，并能滋补肝肾以生血。元参色黑滋水以去浮游之火。阿胶秉阿井之水潜行地中之性，能潜伏血脉，输归于血海。此外竹茹其形似络，能引脉络妄行之血以归其经。故能共奏止衄化斑之功。又配以新鲜鳖血刺激骨髓以造血。鳖系介类，广于淡水内生活，通常橄榄色，喉部色淡，以小鱼及甲壳为食，背褐色，以目听音，口尖腹白，背圆边缘柔软成肉裙，肉味鲜美食适口，血肉相连，均系有情之品，故用之以补血之不足。鳖甲在治疗心腹症积、疟母等方面，用途很广，医界尽知。其脂、头、头血、卵、爪、胆皆可疗疾，《证治准绳》里有"鳖血煎"治小儿疳劳，亦即消化不良所导致的营养缺乏性虚羸。

李培生传

　　李培生，字佐辅，1914 年 1 月生于湖北汉阳县一个中医世家。李老家学渊源，谦逊好学，自幼精勤博览、师事百家。历任湖北中医药大学院教授、主任医师，全国第一批名老中医学术经验继承人指导老师；被誉为当代伤寒学界泰斗。

　　1934 年，李培生先生于上海中医学校毕业，并曾遥从上海近代名医恽铁樵先生函授学习，深得其传。湖北中医药大学成立后，来该校执教，兼事临床。从医 70 余年，善用经方，处方平和，屡获良效。

　　"文革"以后，全国几乎没有伤寒学医生，为此卫生部两次主办"全国伤寒论师资班"，李培生两次担任主讲。因此，全国伤寒学名家，基本都是他的弟子。由此，一代宗师，桃李满天下。1986 年，李老被省工会、省教育厅授予湖北省教育系统劳动模范；1986 年被省科教部授予湖北省科教部优秀党员。1991 年被国家人事部、教委、工会授予全国优秀教师。1992 年后享受国务院特殊津贴。

　　李培生先生治学严谨，在中医各科基础理论方面功底深厚，卓有建树，对伤寒学说的理论和临床应用有系统研究，是我国著名的伤寒家。临床擅长诊治外感热病与内科疑难杂病。李老主张从临床实际出发，把六经证候和脏腑、经络、气化、部位等有机地结合起来研究，正确理解《伤寒论》六经辨证的意义。李老认为《伤寒论》采用的文法有：设问，引用，错综，反复，转换，反衬，排比，摹状，倒装，警句，省略，避讳等。《伤寒论》六经有扶阳气、存阴液两大重要法门，救阳救阴，均需及早图之，不可稍缓。李老主张伤寒温病是两种不同的理论体系，是中医学术不断发展成熟的标志，有别于伤寒学派的温病学说，应当保持独自存在的地位，并按照其自身所具有的特色而不断发展，在理论上似无强行糅合伤寒温病的必要。

　　李老先生从事中医临床工作迄今 70 余年，一生奉行精诚二字，积累了宝贵的临床经验，擅长六经辨证与脏腑辨证，对心系病、脾胃病、肠病、肝胆病等病证的诊治。疗效确切，每起沉疴。现流传的先生创制的清化解郁汤、清上定痛汤、疏肝利胆汤、温涩固宫汤、寒凝止崩汤等许多验方，是治疗内科头部疾病、肝胆病症及妇科出血性病症的常用效方。先生用药一向轻灵平稳。如先生临床用于治疗失眠健忘症的验方：五味子 50 克，茯神 50 克，合欢花 15 克，法半夏 15 克，水煎服。方子疗效显著，其主药为五味子，滋阴和阳，敛阳入阴，协调脏腑，以达安神定志之妙，不可轻之。全方五味子酸收入肾、滋阴填精，配半夏苦温化痰降，酸收苦降、协调脏腑，佐茯神健脾宁神，纳合欢交合阴阳。诸药相伍，以期达到"阴平阳秘，精神乃治"之目的。其组方严谨，配伍巧妙，临床验证不虚言也。

李老认为本虚标实是心病发病的总病机，可用通阳宣痹、活血化瘀、益气养阴、行气活血、温通心痹、回阳救逆等法，方中常使用山楂、砂仁、陈皮络等药物，顾护患者脾胃之气，调畅患者全身气机。慢性萎缩性胃炎日久脾胃气虚，导致胃络血瘀，形成气虚血瘀，本虚标实的病机，治疗以益气健脾，活血化瘀为主，方用黄芪建中汤合活络效灵丹加减。认为泄泻多由感受寒湿之邪，肝郁脾弱，脾肾阳虚，湿热阻滞等病因引起。治疗便秘多从肝郁气滞、湿热蕴结辨证。主张"肝病不专从肝治"，此说体现了中医辨证论治的特色。肝病的治疗，总以护肝为前提，调整气血阴阳的平衡，以平为期。

认为肝癌的发生是由于机体防御功能不足，各种致癌因素与人体长期相互作用的结果，尤其与情志因素密切相关。故正气虚衰，病邪乘虚而入是导致癌瘤发生的病理中心环节。先生非常推崇《医宗必读·积聚篇》指出的"积之成也，正气不足，而后邪气踞之"之说，认为肝癌的病性总属为虚实夹杂，虚以脾气虚、肝肾阳虚为主，实以气滞血瘀，痰湿热毒为患。治疗以扶正祛邪为大法。

李老的学术专著多为伤寒大部头，有：1965 年人民卫生出版社出版的 10 万字《柯氏伤寒论翼笺正》；1986 年人民卫生出版社出版的 20 万字《柯氏伤寒附翼笺正》；1996 年人民卫生出版社出版的 40 万字《柯氏伤寒论注疏正》。此外，李老也曾多次主编全国高等中医药院校《伤寒论》教材。

2009 年 8 月 4 日，我国当代著名中医学家、伤寒学家、伤寒学一代宗师李培生教授与世长辞，享年 96 岁。

附：李培生医案

姓名：金某某。女，36 岁，3 年来频发咳嗽，胸部闷痛。患者 3 年来频发咳嗽，胸部闷痛，发作时间长短不一，与气候无明显关系，始用麦迪霉素、螺旋霉素、氨苄青霉素等稍能缓解，继用无效。近半年来，咳嗽频繁加剧，辗转数地，经中西医多方诊治，病情如故。

后在某省医学院某附属医院住院，以胸部照片，支气管纤维镜等检查，诊断为"右支气管化脓性炎症伴右上肺感染性化脓性肺不张"。用抗炎、祛痰、抗过敏及对症处理，症状无明显改善。一月后患者要求出院，出院结论："右肺支气管壁大量白色坏死物附着，无法清除，仍频繁咳嗽。"

随后慕名求诊于李培生教授。初诊：刻诊所见，咳嗽频作，无一息之停，咳嗽其时小便失禁，彻夜难眠，唯靠镇咳、镇静药方能入睡 2～3 小时，痰少咽痒，咯痰不畅，胸部疼痛，口干且苦，不欲饮食，精神疲惫，舌质红苔薄黄，脉细弦数，断为痰湿热结，肺气失宣，内外合邪，拟用化痰排脓宣肺止咳之法。

处方：川贝母，炙把叶，炙紫菀，杏仁，桔梗，蒸百部，白前，橘红，冬瓜子，车前子，苏梗，通草。5 剂。

二诊：药后咳嗽减轻，夜间能睡 4～5 小时，原所依赖之镇静西药完全停用。唯觉胸部闷痛，舌质红苔薄黄干，脉细弦数。仍宗上法，适当参入宽胸散结、清肺生津之品。处方：苏梗，前胡，蒸百部，炙紫菀，炒瓜蒌皮，炒枳壳，冬瓜子，芦根，通草。5 剂。

三诊：咳嗽已止，胸痛消失，精神转佳，惟感纳食稍差，舌质红苔薄黄有津，脉弦细。守上方加炒二芽，续服 20 余剂。

复查：一月后做支气管纤维镜复查，揭示"右侧化脓性支气管壳，与前支纤镜检比较，明显好转"。继以清肺化痰、理气健脾之法调治而愈。随访 3 个月，未见复发。

按：本案西医诊断为："化脓性支气管炎"，长期迭用抗生素及镇咳祛痰药等不效。外邪入肺，寒热内合，肺失清肃，故频发咳嗽。肺主气，心主血，两脏同居上焦，而肺朝百脉（《素问·经脉别论》）。肺气失宣，血脉失和，则胸闷疼痛；咳嗽剧烈，心神不宁，则彻夜不寐。又肺司呼吸，肾主纳气，肺气不利，吸入之气，不能下纳于肾，肾失封藏，则咳甚时小便失禁。

治从化痰排脓，宣肺止咳入手，清肺达邪，佐以滋益肾阴，药用川贝母、百部、紫菀润肺止咳；杏仁、白前宣肺降气，祛痰止咳；桔梗、橘红宣肺理气，利咽化痰；瓜蒌皮、枇杷叶宽胸散结，清肺化痰；冬瓜子、芦根清热排脓，兼能生津，用通草者，妙在泻肺热而助气下降，使邪从下去也。车前子一味，据李老经验，此药开合同功，双向调节，既可养阴滋肾，治遗尿遗精；又能通利小便而消湿利水，如此则肺气清，咳自平，邪自出，而病可愈矣。

肝硬化腹水案：

时某，男，58岁，有血吸虫肝硬化病史。初诊主诉"腹部膨大伴下肢水肿1年"。患者1年来腹胀纳差，随之出现腹部逐渐膨大，双下肢水肿，曾于多家医院诊断为"血吸虫肝硬化失代偿期性腹水"，治疗后症状无明显缓解，现患者腹部膨大，脘腹胀气，纳差，大便可，小便短黄，双下肢水肿，膝关节以下寒冷，每日尿量500mL。

PE：神清，全身皮肤，巩膜轻度黄染，颈部可见散在蜘蛛痣，腹部膨隆，肝脏肋下未及，脾脏肋下1cm，质中，无压痛反跳痛，移动性浊音（＋），双下肢凹陷性水肿，爪甲微见青紫。舌质暗红，苔黄腻。治以清热利湿，疏肝理脾，行气活血。

处方：白茅根30克，大腹皮10克，冬瓜皮20克，陈皮10克，薏苡仁30克，茯苓皮15克，赤小豆12克，桑白皮10克，车前草15克，白花蛇舌草15克，炒莱菔子10克，丹皮30克，赤芍30克，茵陈30克。二诊：服药5剂后，患者腹胀减轻，腹围减小，双下肢水肿稍减轻，全身黄染较前消退，饮食增加，小便较前通利，每天尿量1000mL有余，精神好转。舌暗红，苔微黄腻，脉弦细。药用有效，治法不变，循证略为增减：白茅根30克，大腹皮10克，冬瓜皮20克，五加皮10克，赤茯苓18克，陈皮10克，炒莱菔子10克，炒枳壳10克，车前子10克，薏苡仁24克，通草6克，丹参30克，茵陈30克，白花蛇舌草18克。

三诊：服药5剂后，患者腹胀基本缓解，双下肢已无明显水肿，全身黄染已消退，饮食可，每日尿量1500mL左右，舌红苔薄黄，脉弦细，继以清热利湿，疏肝理气，和血养血为治。处方：白茅根30克，薏苡仁30克，炒莱菔子10克，大腹皮10克，丹参15克，陈皮络各10克，桑白皮10克，白花蛇舌草18克，车前草12克，茵陈30克。

四诊：服药5剂后，患者腹胀消失，饮食可，下肢无水肿，小便清长，复查腹部B超示腹水阴性。守上方加麦芽15克，炒枳壳10克，以和胃消食。

　　按：患者腹部膨大，腹胀纳差，精神不振，小便短黄，下肢浮肿，舌质暗红，苔黄腻，脉弦细，乃湿热内蕴，肝失疏泄，脾失健运，气血瘀滞，水邪泛滥之证，现药用白茅根，大腹皮，陈皮，白花蛇舌草等清热利湿，通利小便；薏苡仁，茯苓皮等健脾渗湿，以扶正气；炒莱菔子，炒枳壳等理脾和胃，促进饮食，又能利气；丹参，赤芍，郁金等养血和血，如此则清热利湿，疏肝健脾，行气活血之功昭然，而病见缓解！

孟景春传

孟景春，生于 1922 年，江苏省张家港市人。南京中医药大学教授，首批研究生导师，江苏省名中医，国务院政府特殊津贴专家，曾任江苏新医学院、南京中医学院中医系主任，基础部主任，江苏省及南京市中医学会副会长。

孟景春教授年幼时父母因病双亡，生活条件非常艰苦。为学医活人，18 岁时师从民国中医学家丁甘仁弟子汤礼门先生学习中医，四年后即独立行医。新中国成立后，曾参加联合诊所，1955 年被江苏中医进修学校（南京中医药大学前身）选中入校学习，成为其第一批学生。1956 年结业后因成绩优秀被留校担任《内经》教学工作。任教期间，除认真备课、授课外，仍勤奋刻苦，孜孜不倦研习医理。

80 年代起，从事养生康复学的研究。孟景春教授从事中医教学、临床工作近 70 年，退休之前每周坚持 1~2 个半天的门诊，从不间断。退休之后，依旧工作于临床一线为病患解决痛苦。90 高龄时，孟教授每周还坚持 3 个半天的门诊。

孟老著作主编或参编的教材有《内经辑要》《内经教学参考资料》《医经讲义》《中医学概论》《中医养生康复学概论》，并担任第五版全国统编教材《中医基础理论》副主编。退休后，专注于中医药科普方面的写作，迄今已编著（主编）出版的有《中医养生丛书》（计 10 部）和《祝您健康长寿》，共计 230 余万字；另著有《四季进补》《中医养生》《教师健康手册》《中老年常见病家庭防治》《百病中医防治》等。

孟景春教授在理论研究上，十分重视经络学说，坚持以经络学说指导临床实践。他崇信《灵枢·经脉》篇所提出"经脉者，所以决生死，处百病，调虚实，不可不知"的训示，更加重视后世喻嘉言所说的"不明经络脏腑，开口动手便错"的论点。孟教授以经络学说指导临床实践时，有以经脉循行线路为依据的，有以十二脉气血多少理论为依据的，亦有以经脉病候为根据的，运用灵活自如。

先生还以脏腑理论指导临床实践。关于脏腑学说，过去有人撰文称它为中医理论的核心，足证脏腑理论在中医基本理论中的重要地位。其用于辨证则称为脏腑辨证。但用以辨证系常用五脏六腑的辨证法。而孟景春教授除常用脏腑辨证法外，更用脏腑相合的理论指导实践。

在中医药界同仁的眼中，先生是传说中的"大家"；在病患者的眼中，先生是妙手仁心的"医者"；在杏林后学者的眼中，先生是诲人不倦的"恩师"；在莘莘学子眼中，先生是和蔼可亲的"爷爷"。

二十岁时，孟景春教授顺利出师悬壶济世，成为名闻乡里的"孟先生"。青年孟景春，亲历了中医从传统师承教育向现代院校教育模式转换的艰辛历程，成为新中国成立后内经学方面的奠基人之一。退休后，他拿出省吃俭用的全部积蓄，设立奖学金、奖教金，资助、奖励热爱中医、品德高尚的师生，唯一的要求是，"不要宣传这个事情"。

耄耋之年的他，坚持亲自执笔编写中医科普书籍，坚持每周三次门诊，每次七小时不间断。他常说："医为仁术，用以济世活人，不能以术求利。"他还说："我常常想，什么叫安度晚年？有的人吃吃喝喝逍遥自在就是安度晚年。我觉得这样不太充实，我常想，一个人如果精力许可的话、人民需要的话，我们就要继续干。周总理说'活到老、学到老、做到老'，俗话也说'小车不倒只管推'，只要我还有一分力量，我就要尽一分努力，这样就比较有意义。"

学生们说，孟景春的一生，就是在"用生命证明中医的科学性"。以后学记载孟老治疗小儿遗尿窍诀为例：缩泉丸（益智仁、山药、乌药）加入桑螵蛸、五味子、山茱萸、补骨脂等同用，则效果更好。配补骨脂、肉豆蔻等。

2005年5月间，该医生治疗一位十一二岁的男孩。尿床已十多年了，看了很多地方，吃了不少药，也没治好，开了个套方，先吃2剂，他想着回去研究研究，下次正式出方。处方：益智15克，山药30克，山茱萸15克，桑螵蛸15克，金樱子15克，芡实12克，补骨脂10克，炙甘草10克。3剂。

晚上回去后，该医生翻阅了大量的医案医话资料，方子、用药都大同小异，只有南京中医药大学教授孟景春老中医的一段医话与众不同："治小儿遗尿（益智30克，覆盆子15克，金樱子15克，五味子6克，莲须9克，杜仲9克，山药15克，党参、桑螵蛸各15克，鱼鳔9克），方中益智必须用至30克，一般3~7剂即愈。若益智减至15克，则效果较差。"

3 日后，该患儿如约而至。其母说效果不大。该医说不要着急，我只是先试几剂药，看其适应不适应，绝招还没用呢。因为心中对孟老的话有底，故而再出方。

处方：益智仁 30 克，山药 30 克，桑螵蛸 15 克，金樱子 30 克，芡实 15 克，补骨脂 15 克，杜仲 15 克，莲须 15 克，麻黄 10 克。5 剂。水煎服。此方加麻黄是因该医平时看书经常见到有人用麻黄素治小儿遗尿，也曾听过其叔父（西医）讲有效，故而加上此药。

1 周后，患儿母子再来，告知，患儿尿床已大见好转，5 天晚上只尿了 1 次。因为那天玩得太累，晚上睡得太沉所致。基本上已治愈。其母怕再犯，要求再服药一段时间。又续 10 剂，彻底治愈。

该医按语："人云亦云大多不行。我经常和我的学生讲，看书要会看，外行看热闹，内行看门道。书中，尤其是老中医，且长期不脱离临床的老中医，讲出与众不同，见解独特，超凡脱俗，并反复强调的地方，一定要注意吸取并及时在日后的临床中验证，长期积累，必有所得，必有长进。通过此案的高效，孟老中医不欺我也。后来，该患儿之母又连续介绍了几个遗尿患者，均重用益智 30 克，屡用屡效，一时好多患者找我治尿床，我俨然成了治遗尿的专家。其实不然，应归功于孟景春老中医重用的益智仁。"

尽管先生自己勤俭克己，但资助起学生来，孟老总是不遗余力。20 万元和 17 本存折的故事，为南京中医药大学很多同学熟知。时间回到 2009 年，孟景春主动联系了学校基础医学院，拿出 20 万捐给学院里家庭贫困但品学兼优的学子。现任教务处处长的唐德才回忆起当年的细节历历在目：沉甸甸的 17 本存折都是孟老省吃俭用存下来的，其中金额最少的一本只有一千元。在给奖学金命名时又遇上了难题——孟景春坚决不同意用自己名字。在他的再三坚持下，奖学金最终被命名为"树人奖"。对于此，孟老只有一个要求，希望学生课余时间能跟他抄抄方，早点接触临床。

更令人动容的是，2013 年，孟老再度拿出 50 万元，在学校设立了"临床带教奖"，用于奖励优秀的临床带教老师。先生对当代青年中医教师和中医学生的期望，不言而喻，大医精诚，实在可歌可泣！至今读来也是泪眼盈眶，如此粗略计算下来，2009 年至 2013 年五年间，当时这样一位八十多岁的老人，用坐诊和节省下来的钱，先后捐助了 70 万元作为奖学金。

国医大师朱良春先生曾评价说："孟老谦谦君子，温诚谆笃，博极医源，精勤不倦，对中医经典之研索，有精深造诣，执掌《内经》及基础理论教学工作，近半个世纪，培育人才，桃李芬芳，蜚声讲坛，饮誉海内。"

先生于 2017 年 10 月 28 日凌晨 1 时 31 分在张家港市逝世，享年 96 岁。谨以短片《医者仁心》，纪念孟景春教授。

附：孟景春治疗失眠医案

许某某，女，38 岁，教师。初诊：2008 年 9 月 12 日。

产时失血较多，产后未能很好调养，以致常常神疲乏力，纳谷一般，大便时溏，面黄少华，夜寐不宁，寐则梦境纷纭，舌质偏淡，苔薄白，脉细。脾胃两虚，气血不足，致心神失养。治拟和胃健脾，佐以安神。处方：焦白术 10克，鸡内金 6 克，陈皮 3 克，怀山药 10 克，白扁豆 10 克，朱茯神 12 克，焦神曲 12 克，炒酸枣仁（打）15 克，法半夏 6 克，炒谷芽 20 克，莲子肉（去心）30 枚（7 剂）。嘱平时饮食宜清淡、易消化食物，少食荤菜，晚上宜定时睡眠，少烦心，睡前用温水泡脚，20 分钟左右。

二诊：2008 年 9 月 20 日。纳谷已增，大便溏泄已止，精神略振，夜寐依然欠佳，脾胃运化已复，气血依然未充，再以补气养血，和胃安神。炙黄芪20 克，太子参 12 克，焦白术 10 克，怀山药 10 克，炙甘草 5 克，当归 10 克，炒白芍 10 克，丹参 15 克，炒酸枣仁（打）20 克，朱茯神 12 克，炒谷芽 20克，川黄连 2 克（7 剂）。

三诊：2008 年 9 月 27 日。服药 3 剂后，睡眠改善，能睡 7~8 小时，梦境亦少，7 剂服完后，夜寐已恢复如常。继用归脾丸两瓶，每次 12 克，每天 3次，用龙眼肉 10 枚、莲子肉 30 枚煎汤送服，晚上将龙眼肉、莲子肉一并服下。

按：本例因产时失血多，未能及时调补，气血不足而致不能养心而失眠，但就诊时脾胃两虚，滋补不宜，盖虚不受补，且脾胃为气血生化之源，故先调其脾胃，脾胃之气复，再进补气血，佐以安神，心神得养则寐得安也。

王三虎传

王三虎，生于 1957 年 7 月，陕西省合阳县人。14 岁步入医林，苦练童子功，倒背《伤寒论》。先后毕业于陕西省渭南地区中医学校、南京中医学院和第四军医大学，获伤寒专业硕士学位和中西医结合临床专业医学博士学位。

王三虎先生从事中医临床工作 40 余年，曾任第四军医大学教授，现为深圳宝安中医院特聘专家、西安市中医院首席中医肿瘤专家、淄博市特聘中医肿瘤专家、渭南市中心医院中医专家。兼任世界中医联合会肿瘤经方治疗专业委员会副会长、欧洲经方学会顾问、瑞士华人中医学会顾问、美国加州中医药大学博士生导师等学术职务。2017 年获"最具影响力中医人"奖。2018 年获"陕西杰出名中医奖"。先后招收、培养研究生、师带徒 200 多人。

近年多次在国内外成功举办经方抗癌学习班。《中医抗癌系列课程》2019 年被北京中医学会评为第五批中医药传承精品课程。已在北京、西安、渭南、深圳、淄博、台州、佳木斯等地设立经方抗癌工作站（室）。年诊国内外患者 2 万人次。

先生多年来坚持理论与实践结合，继承与创新并重的治学观，提出了"燥湿相混致癌论""寒热胶结致癌论""人参抗癌论""把根留住抗癌论""肺癌可从肺痿论治""风邪入里成瘤说"等新论点。共发表论文 230 余篇，主编、参编书籍 30 余部，著有《经方各科临床新用与探索》《古今专科专病医案·肿瘤》等专著 5 部。

在其丰富的抗癌经验基础上，已形成了独特的新观点和系统理论，擅长治疗肺癌、肝癌、胃癌、食道癌、结肠癌、直肠癌、胰腺癌、乳腺癌、宫颈癌、子宫癌、淋巴瘤、白血病、多发性骨髓瘤等各类肿瘤疾病，并且在术后预防肿瘤复发和转移，对中晚期肿瘤患者缓解症状、减轻痛苦、改善生活质量、促进机体恢复、延长寿命等方面有独到之处。

王三虎先生的医案也是相当精彩。随取一例：

　　患者素有支气管哮喘宿疾，20 天前因劳累、感冒又发。当地用抗生素及平喘药，症状日渐加重，于 1997 年 9 月 3 日到某县中医院住院治疗。经中西医治疗 15 天，症状更加严重。已下病危通知 3 次。10 月 18 日准备到西安治疗。几乎用过各种消炎平喘西药，中医应用越婢加半夏汤。刻诊：张口抬肩，喘息短气，喉中痰鸣，不能平卧，大汗淋漓，时感烦躁欲死，面色晦暗，口中干咳欲饮，痰黏而色黄，小便黄而少，大便偏干，舌质红，舌苔花剥，脉弱尺甚。

　　先生言：热哮辨病辨证无误，肾亏虚早已存在，如今大汗淋漓，阴亏太脱，又兼肝火犯肺，乃以参蛤散、射干麻黄汤、黛蛤散加味，大剂给药。

　　处方：人参 12 克，蛤蚧 1 对，熟地黄 40 克，山茱萸 15 克，射干 12 克，炙麻黄 8 克，细辛 3 克，五味子 20 克，半夏 10 克，生姜 5 克，炙紫菀 12 克，炙款冬花 12 克，大枣 6 枚，小麦 50 克，青黛 5 克（包煎），蛤粉 20 克，白果 12 克，生龙骨、生牡蛎各 30 克。水煎服，每日 1 剂，早、晚分服。

　　上方 1 剂后即感状减轻。连服 7 剂后，哮喘持续状态完全缓解出院，后于西安诊 3 次，减蛤蚧为 3 剂 1 对，去黛蛤散，或加胆南星、瓜蒌、枇杷叶等，宿疾也大为减轻，可做轻微的体力劳动。2001 年 5 月访，除天气寒冷、感冒偶有咳嗽气喘外，基本正常。

　　王三虎先生的精妙绝伦，由此可见。据先生回忆他初学医时，就得经方"精髓"。比较著名的故事就是：低血压 3 味药，咽喉痛 3 味药。

　　先生的伤寒启蒙老师党老师得了低血压病，眩晕数日，闭目尚可，睁眼则剧。第二天他就要到西安找副教授——他的老师。以前在陕西合阳插队，下放的医务人员办的班，党老师听过人家的课。

　　党老师说："这是低血压，治不好，我明天到西安找我老师治。"

　　先生说："党老师，你能不能听我一句话。"

　　党说："什么话？"

　　先生说："有人在杂志上发表过文章，用桂枝甘草汤治疗低血压。"

　　听了这句话党老师来劲了，先生接着说："他认为低血压是心肾阳虚，所以用桂枝甘草汤补心阳，加肉桂补肾阳，3 味药，每天各 10 克冲服。"

　　结果他们那个卫生院缺一样药，先生还亲自从外村的医疗站买回来。3 味药，炙甘草、桂枝、肉桂各 10 克，泡水喝。每天晚上先生给党老师拿血压计量，每天升高 1.33kPa（10mmHg），一直恢复到正常。

　　党老师激动地说："舍此三味，别无良方。"结果他们师徒两人用这个方子在陕西合阳、韩城一带治好的低血压病人不下三四十个，这也是先生当初学伤寒后用伤寒的例子。

还有一个例子，先生的一个同学咽喉痛，一看他的咽喉不红肿，就给他开的半夏散及汤，张仲景《伤寒论》上不是说了吗？"少阴病，咽中痛，半夏散及汤主之"。那就是半夏、桂枝、甘草呗。

这三味药非常便宜，当时一毛来钱，结果效果非常好，以后他同学还说了，不但当时有效，以后再犯了，用这个药还有效。于是先生说，这类方子，经方大家可能用得多，但是真正在中医队伍中用的人可能就少了。其实现在这种病很多，西医通常是使用大量的抗生素，半夏散及汤，用半夏化痰、用桂枝温阳、用甘草利咽，这个配伍非常巧妙，反倒无人问津。

先生的学生撰写的《中医抗癌进行时——随王三虎教授临证日记》曾在《中国中医药报》连载1年，2006年成书。2013年《中医抗癌进行时——随王三虎教授临证日记Ⅱ》出版，并荣获中国出版行业协会2012~2013年度优秀畅销书称号。2009年人民卫生出版社出版专著《中医抗癌临证新识》，多次印刷，数位专家发表好评文章，在国内外产生较大影响。更新内容近三分之一的《中医抗癌临证新识》第二版也将面世。《王三虎抗癌经验》影响已显。国家十一五规划教材《伤寒论》选用其麻子仁丸治疗遗尿验案，最新出版的《恶性肿瘤中医诊疗指南》将其"燥湿相混致癌论"作为近现代病机创新予以介绍。近期的讲演稿的《我的经方我的梦》正在网络及微信上热传。

王幸福传

王幸福（网名古道瘦马），现任中华中医药学会中医馆联盟副主席，特聘专家。大学文化，中医世家，祖籍河南，飘零豫陕，落叶西安。

王幸福16岁起随祖父习医，诵读岐黄，18岁从西安知青下乡，悬壶农村，独自行医，中途泛览诸子百家，研治各种病症，亦医亦官，晚年摒弃其他爱好，专心治学于中医。具有40多年临床经验，注重临床疗效，崇尚大道至简，效法仲景，鄙视装神弄鬼，故弄玄虚。一生无可炫耀之光环，但怀一颗治病救人之心，治过数十万例病者，深受患者信任和赞扬，曾借古文卖油翁一言自我评价："无他，但手熟尔"。

作为中医行业的权威性老专家，王幸福老师多次去到韩国、日本、中东等地，参与中医的论坛与峰会，普及中医文化，推广临床实践，为世界各国了解中医做出了突出贡献。出版临床心悟文集五部《杏林薪传》《医灯续传》《杏林求真》《用药传奇》《临证传奇》，多次印刷，销售一空，为广大中医同道喜爱，粉丝数十万，是一名临床中医，擅长治疗各种疑难重症。目前，主要从事读书研究、中医传承、讲学工作。

古道瘦马老先生其实一点都不瘦，特别是思想上尤为丰腴。有人总结王幸福老先生有以下的特点：

一是王老师把疗效放在第一。王老师不唯书，不唯上，不唯名，只唯实。不论是谁的方子，他都要实验有效后才采用。

二是王老师思想境界高尚。王老师热爱中医，为了中医的发展，他把自己多年积累的秘方、验方和盘托出，这一点，能做到的医者不多。从他的书中可看出，他把看家的本事都说出来了！2013年，家住西安长安区的赵某（52岁）曾经人介绍找王老看病：5月10日初诊，三个月前，查出肝癌，已经发展到肝腹水。由于经济困难，无力在西医院治疗，遂求助中医。刻诊：人偏高，面黧黑，眼白偏浑黄，腹大如瓮，饮食发胀，小便不利，大便偏溏，化验血小板和蛋白偏低。典型的肝癌腹水证，中医的水臌证。王老想到了江苏南通名老中医陈继明先生创制"治疗肝腹水有效方"，后经四川名老中医刘方柏先生增补而成，王老临床运用效果很好，内心觉得值得推广。于是在古道瘦马医案中记载下来，处方：熟地黄120克，枸杞子30克，山茱萸30克，炮附子20克，肉桂10克，仙茅12克，龟甲20克，厚朴30克，海金沙30克，鸡内金12克，土鳖虫10克，蝼蛄10克，红参10克，猪苓10克，生白术50克，鳖甲20克。水煎，每日服1剂。主治：肝硬化腹水。功效：补肾益脾行气利水。王老以上法上方处之，补肾益脾行气利水，又时加黑白二丑，时加丹参活血和消导之药，经过三个多月，腹水消退。又以其他方调理，一直生存下来，其腹水未再发生。王老按：临床证明补下启中汤是治疗肝腹水的有效方子。

三是王老师追求卓越。一个病，可能不少医生都能治好，但花钱很多，也不方便。但王老师追求卓越，寻找效果最好，价格最少中药。多年来他一直在寻找着，从其著述中可看到不少这样的例子。其书也十分接地气，随处可见到生活烟火气。一个四川内江患者说，看到王老书中举例内江中医院前任院长、国家津贴获得者胡国栋先生用红参＋阿司匹林治体虚感冒时，顿时感觉好亲切。还有他看到自己的妹妹用草果做凉菜调料水而获得灵感时，场景之生动，笔者看着书都笑了起来，古人诚不我欺，生活处处皆学问。

四是王老师重视现代科学。在他的书中，可看到他采用了不少中西医结合的方法，比如用硝苯地平治痛经，让人拍案叫绝！这也说明，王老师热爱现代科学，知识广博全面，这也是他治病效果好的重要原因。中医在现代科学环境化下，除了传承，还有吸纳，正如鲁迅先生的"拿来主义"，管它传统医学还是现代医学，都是大自然赋予的生命科学，拿来用就是了。王老师对这一点认识得很透，对中药的现代药理也非常了解，可见平时热爱学习，很多新知识、传统知识在他的头脑中和谐共处。

有患者赞扬，王幸福老师已是当今中国一流的中医，其水平可与近代张锡纯，岳美中，蒲辅周，施今墨，秦伯未等名医相比肩。所言是也。华夏中医有王幸福，中医幸甚，中国老百姓幸甚。

姚荷生传

姚荷生，生于 1911 年，江西南昌人。姚家世代业医，姚老少时师从清江名孝廉沈叔樵研修古文，18 岁拜清江名医谢双湖为师学医。20 岁回昌从其叔、江西名医姚国美侍诊 3 年，1933 年遵叔命考入江西中医专门学校，于 1938 年以优等生毕业。后悬壶南昌，医名鹊起。

新中国成立前，曾任吉安启轩中医学校教务主任兼《伤寒论》教员。新中国成立后，历任江西省康复医院管理局中医医疗组长、江西中医实验院副院长、江西中医学院院长、名誉院长、教授、主任医师、硕士研究生导师，兼任中华全国中医学会理事、江西分会副会长、中华医学会江西分会副会长、江西省人民代表大会常务委员、江西省政协常委、江西省科协常委等职。1990 年被国务院授予"国家有突出贡献专家"称号，并获政府特殊津贴。

姚老学识渊博，治学严谨，其精通伤寒之学。以辨证为本，上溯《内经》《难经》，旁及诸家，更参以亲身临证之所得。发仲景未尽之意，对《伤寒论》理论与实践均有颇多阐发与创新，极好地发挥了《伤寒论》为临床诊断治疗学纲要的指导作用。

其于中医教学，注重理论紧密联系实际，也善于通过实践印证提升理论水平。其论中医生理病理力倡气化学说、论伤寒温病深究脏腑经络统一基础、论诊断主张疾病分类与证候鉴别，论治疗善于活用经方、合方化裁，并能以六经理论指导温病方药的运用。

1983 年，姚老辞去江西中医学院院长，专心致力于《伤寒论》的诊断治疗学研究。先后发表了《伤寒论》名义、《伤寒论》难解条文、概论伤寒论厥阴篇、《伤寒论有关疾病分类学纲目》等论文论著。为汇通中医辨证论治纲领，树立了重要的范例，产生了深远的学术影响，也显示其深厚的学术功底，受到诸多学者与专家的好评，并被誉为真正的"伤寒专家"。

姚老临证不仅经验丰富，医技高超，屡起沉疴，而且诊疗操作严格规范，早年就对中医的辨证论治过程进行了深入思考，给出了精确的定义，提出：祖国医学限于历史条件，临床时全靠直觉感官收集患者病因干扰机体的异常现象（信息），即所谓："有诸内，必形诸外"的症状，综合分析其是否符合病因（包括六淫、七情、痰、水、瘀、虫、中毒、外伤、饥饱、劳逸等）特性，干扰机体某部（包括脏腑、经脉、器官等）生理功能（包括营卫、气血、津液、精神），以致影响整体，产生阴、阳、寒、热、表、里（包括上、中、下）、虚、实各有偏差的病理变态，其间规律厘然不容少混，如果发现不符之处，必有待于门诊的"问所当问"地反复追求；一定要达到对病机全部解释得通，才能初步得出比较合理与近似的结论（诊断），而后针对病情发展的轻重缓急，采取补偏救弊、因势利导的对策（治法、战略），选方择药（战术、阵容、兵种），以求取得"知所自来，明所自去"的预期效果（全程预后与阶段预后）。这才是祖国医学"辨证论治"的正规要求。

姚老根据上述项目，早自抗战时期始，就自订了一套合乎中医需要的病历记录表格，严格要求自己，病历对四诊突出审问所得，对诊断把病名列于附属地位，而于效果一项，则有意分为"预测"与"事实"两栏，分别于每次治疗前后记载其症状的应有变化是否相符，以便从铁的事实当中考察自己运用祖国医学理论指导实践的符合程度如何，以此检验自己真实的学术水平。

姚老在 1953~1965 年期间，作为江西中医科研领域的领军人物，先后主持开展了中医治疗伤寒、乙型脑炎、传染性肝炎、血吸虫病、慢性肾炎等病的临床研究，在全国开中医临床科学研究之先河，并编著成《三年来的中医实验研究》一书，产生了较大影响。主持华东区卫生局下达的中医藏象研究科研课题，完成了《藏象学说在诊断应用上的文献探讨》中肝、脾、肾三个分题的编撰任务。该课题为中医文献研究指明了方向，实为中医文献研究的典范，受到了学术界高度评价。还担任"湖口病"临床研究组副组长，开展中医治疗"湖口病"的研究，取得满意疗效，圆满完成任务，受到上级表扬和嘉奖。

1970 年，姚老被调到江西药科学校编写《新医药学》一书。发表了"病因辨证""脏腑辨证"等精要之作，尤其是对中医古今争论存疑的三焦学说，首次从理论与实践紧密结合、证理法方一贯到底的要求，独具发挥。提出了"三焦腑病辨证"的系统框架，认为三焦应该是一个有形的脏器，它的实质应该是在体内遍布胸腹。胸腹腔的一大网膜，包括胸膜、肋膜、肠膜、腹膜等等，所有脏腑部分居在它上、中、下三个地带，受着它的包裹与保卫。同时心包络与它相为表里，肌腠（腠理）为它的外应。它的功能主要是行水。不过，水在它的上、中、下的不同历程当中，可以产生"上焦如雾（如水之蒸）、中焦如沤（如水之泡沫）、下焦如渎（如水之沟渠）"的不同生理现象。同时它又为肾之火腑，游行相火，主宣通气血津液。所以它的病理变化，绝大多数为水饮泛滥，形成肿胀，其中也夹杂火热为病，少数为"气郁（气分）""血瘀（血分）"。但气郁则水不行，"血不利则为水"，仍与"水分"密切相关。其发病虽有上、中、下的侧重不同，但每互相牵涉，甚则弥漫三焦。

姚老作为当代江西中医之泰斗，不仅学验俱丰，而且品德高尚，毕生以振兴中医为己任，矢志不渝，为弘扬中医药学，竭尽了毕生精力，堪称江西现代中医界之楷模。早在新中国成立之初，为求中医学术实现科学化、规范化、系统化，他亲笔撰写"中医之自我检讨与自身改进"一文上书毛主席，坦诚建言献策，提出中医研究"一方面要全面搜集、系统整理、如实总结已有文献，以求达到较完整地继承前人经验；另一方面要尽量利用一切科学成就，严密求证，以求达到发挥祖国医学特色，充实崭新科学内容"的主张，受到中央人民政府的重视，当即得到卫生部复函肯定。

1950 年，先生携此文参加中南区卫生工作会议，争取到中央拨款在江西成立全国第一家中医实验院。现虽时过境迁，但先生在 50 多年前对改进中医的真知灼见仍给我们留下了深刻的启示。姚老在世之际，总为中医队伍中存在的信仰危机而忧心忡忡，曾不顾八旬高龄，时常伏案灯下，研读批写，为振兴中医求索道路。当读到世界著名科学家李约瑟的《中国科学技术史》后，不禁为这位国际友人的科学精神与独到见解而慨叹万分，一再赞誉李氏乃是真正精通东西方两种科学思想的世界学者，极力倡导有志于中医者应视其著作为必读之书，认为这将对树立中医应有的自信心提供有力的启示。

为此，1997 年，姚老在身患恶疾、自知将不久于人世之际，不顾病势日重以致水米难进、举笔艰难的情况，持续七天之久，撰写了"读李约瑟论'阴阳五行'有感"，此为其最后的遗作。姚老一生文笔严谨，著述务必精益求精，故问世之作不甚多见，但文稿见解深邃、独具匠心，大量遗作正有待其弟子学人发掘整理、编撰出版，以传承后学、造福后代。

张步桃传

张步桃，生于1941年，台湾花莲县人。家族世代行医，自幼随其父荣星公习医，深研典籍，融会贯通；从医数十年来，以悬壶济世精神，视病犹亲，治愈患者不计其数。并以振兴中国传统医学为己任，著述立论讲学不辍数十载。

SARS期间，张步桃首先提出针对性中医疗法轰动一时，而其首倡的"生吞黑豆补肾法"更是风靡台湾，被誉为"中医界之大师级国医""近代难得一见的神医"，中国台湾地区最具影响力之中医学大师及养生大家。2009年，张步桃结合家族三代家传经验以及四十余年精诚行医之所得，推出了《小病不求人》中医养生经典之作。

在临床上，张步桃先生主张利用"简便廉效"的方法，进行日常养生保健及疾病治疗。关于"简便廉效"，张步桃说，中医是"简单的科学"，只要了解日常中医辨证、保健原则，每个人都可以成为自己的家庭医生；加之中医所需的绝大部分治疗药物和养生食材，日常随手可得，省时省力；而且中医让病患花小钱就能够搞定大问题；同时中医注重整体，目的是从病根入手治疗，以达到恢复人体平衡的最终目的，往往能够避免西医头痛医头的弊病。

在其《小中药，大功效》一书就记载了一个"眼皮眨跳专治方"：葛根30克，麻黄10克，桂枝10克，白芍15克，甘草15克，生姜6克，大枣6个，钩藤15克，秦艽10克，蜈蚣2条，全虫10克，蝉蜕10克。水煎服，一日三次。

葛根是蔓藤类豆科植物，含有一种具有松弛作用的成分。葛根汤一共7味药（葛根、麻黄、桂枝、白芍、甘草、生姜、大枣），本方加钩藤、秦艽。秦艽是龙胆草科植物，钩藤是茜草科植物，两味都是松弛剂。眼皮跳、眨眼，眼睛闭不起来，是眼皮产生的一种痉挛反应，西医没有特效药，一般注射肉毒杆菌，但疗效不佳。然而服葛根汤，快者 3～5 日，慢者 7～10 日，即可治愈。

有一年轻医生言，临床上经常遇到面部痉挛和眨眼症，过去一直也没有什么好办法，自从看到张步桃一书之后，颇受启发。于是也有了自己的验案：2007 年 3 月，一日，药店会计冯某小姑娘问他，她老眨眼的毛病能否治愈，有七八年了，一紧张就更厉害。恰巧这两天该医生刚看完张步桃写的《小中药，大功效》一书，其中专门谈到这个病。于是顺手开了方子：葛根、麻黄、桂枝、白芍、生姜、大枣、炙甘草、钩藤、秦艽，又加上了蝉蜕、蜈蚣、全蝎以增强解痉镇静作用。5 剂药即大见成效，10 剂药就治愈了。于是大呼，真是灵验！同年，其在某医院用此方还治疗过 1 位 50 多岁的妇女：患者一见强光就眨眼不停，也是 10 余剂药就治愈。可见张步桃先生这部书语言通俗，医理清透，方子实用，值得一读。

再看张步桃先生治口臭效验方，甘露饮：生地黄 15 克，熟地黄 15 克，天冬 15 克，麦冬 15 克，石斛 15 克，黄芩 12 克，茵陈 30 克，枳实 12 克，枇杷叶 15 克，甘草 10 克。水煎服，日三次。

关于口臭一症的治疗，临床上分为两类。一是龋齿造成的，二是肠胃积热造成的。这里指的是后者，胃肠积热一般而言都用清胃散或玉女煎，可临床上都达不到 100% 有效。但有一方可以做到，这就是甘露饮。张步桃在其《小中药，大功效》书中说："我看过有五十年口臭的，服一次甘露饮就好了一半；很多口腔溃疡为几十年的顽疾，服一次后症状就减缓一半。"

是否虚言，且看后世医家验案。2008 年 7 月，少妇朱某，主诉口臭，请开中药治疗。刻诊：32 岁，面色红润，能吃能喝，舌淡白胖大，苔厚腻，双关脉滑大，大便不干，小便不赤热，略有饭后微胀，余无他症。看到舌淡胖大厚腻加脘腹微胀，先辨证为脾虚湿盛郁积化火，开出了平胃散加二陈汤加四君子汤，5 剂。（辨证）1 周后，朱某再诊，说前 5 剂药无效，仍然是晨起口臭，请尽快解决此症，天天嚼着口香糖也不是个办法，想参加个社交活动都不便。看到朱女士焦急的样子，该医生觉得先前辨证有误，应该舍舌取症，直接用张步桃口臭专方甘露饮。

又是 5 剂，一周后，朱女士喜形于色奔来告诉医生，嘴不臭了，要求巩固。以后又吃了 20 多剂甘露饮，口臭彻底治愈。（辨病）

该医生言此案，临床上用此方治疗口臭甚多，大多三五剂即效，有时也将上二方合用，效果亦可。但后方不如甘露饮效佳。此方乃从张步桃《小中药，大功效》书中学来，而且他还看到别的老中医用此方治疗口臭和口腔溃疡得心应手，因此医者不可不重视此方。

这大概就是"偏方一剂，气死名医"的代表方剂了，专病专方一般效果都很好。可以看出名医看病也是辨病与辨证结合，甚至有时候辨病重于辨证。

夏桂成传

夏桂成，生于 1931 年 7 月，江苏江阴人。中国共产党党员，教授，主任中医师，博士生导师，全国老中医专家学术经验继承首批指导老师，江苏省名中医，享受国务院特殊津贴专家。历任江苏省中医院妇科主任、南京中医药大学妇科教研室主任、中华中医药学会妇科分会常务委员，江苏省中医药学会妇科专业委员会名誉主任委员。

夏桂成出生在江苏一户农家，幼年乡居，虽聪颖好学，但因家境困顿，无力继续求学，终至中途辍学。父母怜其体弱多病，担心吃不消体力劳动，因此送往江阴名医夏奕钧门下学习祖国传统中医。新中国成立后，夏桂成怀着对新中国美好生活的向往以及对中医的求索，1958 年考入江苏省中医进修学校，即南京中医药大学的前身，毕业后分配至江苏省中医院妇科工作。

江苏省中医院建院伊始，荟萃了大江南北的名医大家，良好的学术氛围使谦逊好学的夏桂成如鱼得水，拜黄鹤秋老主任为师，黄老从医五十余载，擅长调理月经和不孕不育病症的治疗，曾用消食化积治疗症瘕，得效享誉金陵，求治者众。自此，学问日进，学术益丰，求治者摩肩接踵。

如今，夏桂成教授已是全国乃至全世界的中医大家，谈起自己的成长经历，他满含深情地说："我本农家子弟，是中医改变了我的人生轨迹，是党教育培养了我，是医院给了我发挥祖国医学特长的舞台。"他始终不忘医务工作者的神圣使命，始终坚持在临床一线服务广大患者，耄耋之年仍坚持每周四次门诊服务，一次病房查房，不顾年事已高，经常拖班加班，满足广大患者对中医药治疗的强烈需求。他的医术常使病人感激不尽，为了表达谢意，有很多病人给他送红包，他总是委婉地退给病人，对贫困患者更是给予特殊照顾，充分体现了一个老中医的崇高医德。

六十年代夏桂成夫妇分居两地，他一心扑在工作上，无暇顾及家庭，不畏艰苦，多次下乡扶贫搞调查，主持天花粉致引产的课题获卫生部奖励。他还热心公益事业，每年多次参加"三八""五一"义诊等公益活动。2008 年汶川发生特大地震，他心系灾区人民群众的生命财产安全，在第一时间以"一名老中医的心意"的名义，向医院党委捐款 2000 元，此后，又向党组织缴纳5000 元特殊党费，表达一个老中医、老共产党员的赤子情怀。

2011 年夏桂成教授及其团队的研究成果"中医女性生殖节律创新理论及临床应用"荣获江苏省科技进步一等奖。2012 年初，夏老将江苏省政府奖励的十万元奖金以及医院配套的二十万奖金全部捐献出来，作为夏桂成教授学术科研基金，资助有志于在中医妇科领域学术研究的医师。夏老的高风亮节，在医院传为佳话，激励着新一代中医人为中医事业的传承和发展而努力和前行。

夏桂成是我国中医妇科学科的著名学术带头人之一。几十年来，他潜心中医药学理论研究和临床实践，创造性地运用奇偶数律、五行生克、五运六气以及现代医学、现代科学的成果。揭示了女性的周期节律、生殖节律，强调"未病"的调治，为中医药学的发展做出突出贡献。他以其独到的理论体系、丰富的临床经验服务广大患者，疗效甚佳，蜚声海内外。

一名留学美国的某大学女教授，年轻时为了学业和事业的发展，放弃要孩子。等到事业有成时，早已过了不惑之年，出现卵巢衰退的症候，但是渴望做一回母亲的信念，支撑她到处求医，从大洋彼岸的美国到国内的各大医院，中西药吃了许多，就是毫无寸功。辗转找到夏老求治，在夏老精心调治之下，竟然出现了奇迹，在这位教授 43 岁的时候自然受孕成功。然而好事多磨，一次教授出外讲学，动了胎气，出现先兆流产征兆。那天已是周六，夏老受邀出席学术讲座后，回家正准备休息，接到女教授心急如焚的求救电话，来不及喝口水，立即从家里赶来医院，为教授把脉处方，接着安排好住院保胎后，才拖着疲惫的身躯蹒跚着回家。夏老又一次挽狂澜于既倒，不仅保住了胎儿，还足月顺产了一名男婴。像这样的故事还有很多很多。

美国科学家史家萨顿在《科学的生命》一书中说："医学是一门人学，是关系人类幸福的事业，是对人的全面关怀为医学应有之道。"可见，医学不是一门纯技术。正如晋代杨泉指出："夫医者，非仁爱之士不可托也；非聪明答理不可任也，非廉洁淳良不可信也。"悲天悯人，敬畏生命，是医生必备的职业素养。夏桂成教授常常告诫自己的学生："为医者当为病家谋幸福，医生多一份责任，患者就多一分希望。"他是这样说的，更是这样做的。他对慕名前来就诊的患者不论是达官贵人，商界豪富，演艺界名士，还是普通百姓，均一视同仁，耐心和蔼。对远道而来的患者总是照顾加号，自己中午仅用几分钟的时间稍啜饼干，继续诊治患者，每次门诊结束几近下午两点方能安心进食午餐。对困难的患者常常挂一个号开数个方，处处为患者着想，让患者满意而归。

夏老60年代早期即在《中医杂志》上发表傅青主妇科学术特点之研究文章。七十年代，从事月经周期及调周法之研究，乃得协和医科大学葛秦生教授来宁所介绍基础体温在临床应用之启发。

八十年代至九十年代间，运用调周法，研究不孕不育病症之深层疗治，颇有心得。朝天宫有一张姓妇，年已四十四岁，结婚二十载，膝下犹虚，其夫就职他乡，两地分居，初不介意，后夫调回金陵已数年，多处求治，未获寸效。常叹伯道无儿，深为忧虑，后闻夏老善治该证，携妇来诊。经诊断则授以补肾调周法，着重经间排卵期疗治，即前人所谓"的候"时期，顺而施之则成胎矣。服药一载果然成孕。孕后又见漏红，多方检查，得悉合并子宫肌瘤，嘱其卧床休息，按补肾和瘀获效，翌年举一男。

夏老常谓之，月经顽症，常与月经周期演变失常有关，月经周期之演变，又所以形成节律者，必与阴阳消长转化之运动变化有关，与天、地、人三者间之生物钟有关，因而深研易学八卦，提出心—肾—子宫生理生殖轴之观点，后期又研究易数律，发现阴阳消长转化运动存在着"7，5，3"奇数律，与"2，4，6"偶数律之运动形式，未病调治，可愈顽证。将其调周法应用于器质性及免疫性不孕症，同样获得良好效果。曾有周姓妇，来自金坛农村，婚后七年未孕，赶赴上海，北京等地求诊，谓为慢性炎症，免疫抗体阳性所致。历经中西医多方疗治，前后三载犹未得效，后经友人介绍，来宁求治于夏师，经用调周法佐以疏肝通络法，服药八月，始得毓麟，后分娩一女，取名宁玉，以示宁地得玉也。由于调治不孕症卓有成效，被誉为"送子观音"。夏老曾多次赴欧美澳洲讲学，阐述月经周期与调周法，以其所研究之易数律，颇得海外学者之好评。

近年来，夏桂成接受全国带徒任务，以其大医精诚之风范，行不言之教。又谓，弟子不必不如师，教学相长，唯尽己之所能，倾囊相授，以启迪后人，实乃大师！

沈绍功传

沈绍功，生于 1939 年，出生于中医世家。1963 年毕业于上海中医药大学，沈氏女科第十九代传人。中国中医研究院基础理论研究所胸痹急症研究室主任、博士生导师。中国中医研究院学术委员会副主任委员、《中国中医急症杂志》副主编、中国中医药学会急诊医学分会副主任委员。2002 年，沈绍功教授被国家人事部、卫生部、中医药管理局指定为第三批全国老中医药专家学术经验继承工作指导老师。

沈绍功教授是沈氏女科第十九代传人，也是一位在继承和发扬传统中医药学道路上，筚路蓝缕的开拓者。曾经，沈氏女科一脉相承 600 余年，在故乡申浦（现上海市前身）的医馆外，杏树成林；如今，沈绍功秉承祖志，从医 40 余年，以他的医学妙手使万病回春。

沈绍功的先太祖有感于世道离乱，尊"不为良相便为良医"之古训，于明洪武年间（约公元 1368 年），在家乡悬壶行医。因其善治女科疾病且通晓内科，成为沈氏女科的开山鼻祖。清光绪年间（约公元 1875 年），沈氏支族迁居申浦，在西郊大场置地筑屋，并立下规矩，每治愈一人，不收财礼，只在庄内种杏树一株，以示济世。数年之后，每逢暮春时节，莺飞草长之时，杏林内落英缤纷，一时间遂有"大场枸橘篱沈氏女科"之美称。

沈绍功自幼异常聪颖，年仅 10 岁就能背诵《药性赋》《汤头歌诀》，中学毕业时，已写下了 10 余万字的读书心得。1957 年，沈绍功以优异的成绩考入了上海中医药学院六年制医疗系。开学的头一天，父亲为他写下："学有所成，务必勤奋刻苦；悬壶行医，首当注重医德"的家训。

几年的大学生涯，他珍惜着一点一滴的学习时间，同时，借助父辈们的医友关系，又跟随程门雪、黄文东、秦伯未、金寿山等名老中医临证，打下了较为扎实的临床功底。1963 年，他被分配到中国中医研究院工作。

历来中医治疗恶性肿瘤，往往不顾胃纳，长期囿于清热解毒、活血化瘀、软坚散结、以毒攻毒等的传统框框。虽有一定疗效，但同时也大大损伤了患者自身的正气，难以达到理想的效果。沈绍功教授根据长期的实践经验，大胆提出了治疗恶性肿瘤的新思路，即以扶正为主，保护胃气为先。扶正主要调整肾之阴阳，保护胃气首先振奋食欲。临床上他总结出舌苔腻者宜芳香护胃，以温胆汤、保和丸为主方；舌苔薄者宜养阴护胃，以养胃汤为主方。同时，提出了药疗与食疗、意疗、体疗互相配合的综合方案。这些新思路、新方法明显缓解了患者症状，延长了患者的生存期，提高了生存质量，也减轻了放化疗的毒副反应。

2001年阳春，沈绍功接到一个电话，泰国"暹罗米业"的总裁身患肝癌，慕名来京求医。在五星级饭店的总统套间，沈绍功见到了这位总裁，当时，这位44岁的总裁已无法站立，只能双手合十相迎。

沈绍功见他面色黧黑、双目无神、唇无鲜色、语无底气，诊其脉搏微弱欲绝，观期舌苔厚腻发黄，询问其病情，患者毫无食欲，悲观绝望。当时泰国医生已经明示他最多还能活3个月。沈绍功凭借多年的经验和创新的思路，立方以保护胃气为先，投保和丸化裁，同时鼓励总裁做到"三不"必能获救。三不者，一不要翻书对号病情，此举不长知识，只长负担；二是不要多思，跳不出病圈，只能崩溃精神；三不要杂治，治法互相干扰影响奏效。一席话说得总裁点头称是，带着求生的希望飞回了曼谷。

服药1周后，总裁惊喜发现自己的腻苔退其大半，开始有了食欲，求生的欲望增强了他服药的信心，1个月过去了，3个月过去了，总裁发现不仅没有出现死亡的征兆，反而一身轻松，充满活力，体重增加了3公斤。此后，沈绍功又采用调肾的方法，每3个月为他调治一次。如今，总裁已经恢复了半天商务，仍然活跃在泰国的商界。从此，总裁周边只要有癌症患者，都会请沈绍功到泰国出诊。沈绍功因此成了泰航的常客。泰航的空姐得知这个故事后，每见到沈绍功乘飞机，都亲切地问道："活菩萨又去治病救人呀？"

沈老与时俱进，开创了中医急症治疗之河。中医对急症的治疗源远流长，千百年来已形成了完整的理论体系，是传统中医药学的一个重要组成部分。随着近代西医的传入，中医对急症的有效治疗渐渐地被湮没无闻。"急中风、慢郎中"，在人们的意识中，中医仿佛成了治疗慢性病的专有医术了。

沈绍功却不这样认为，在他担任中国中医研究院广安门医院急诊科主任时，曾救治过一位年仅18岁的女孩，她因恋爱失败，失去了生活的信心，喝下了1瓶"敌敌畏"，已经昏迷多时，生命垂危了。医护人员在沈绍功的指挥下进行紧张地抢救，在洗胃输液的同时，采用中药灌肠。30分钟过去了，女孩奇迹般地苏醒了。在3年半的时间里，沈绍功领导的广安门医院急诊科累计抢救63位服毒者无1人死亡。由于中医药的参与，竟创造百分之百的抢救成功率。这个奇迹也震动了距广安门医院不远的北京某大医院，该院的急诊科主任明言：只要有服毒的患者，立即推荐转到广安门医院。

沈绍功还对中医诊治急性高热、脑中风、冠心病、急性胰腺炎等做了大量的科研工作，制订了一系列诊疗规范，并自制了"清解合剂""温解合剂""清暑合剂""复方地丁注射液""石韦注射液"等近20种医院内部制剂，使中医急症工作扎扎实实地开展起来。沈绍功认为，中医药抢救急症，中西医药的互相配合，优势互补，常常可以创造生命的"奇迹"！

90年代初，沈老自成一格，首创心病从痰论治。沈绍功担任全国中医胸痹（冠心病）急症协作组组长时，提出了"辨证序列方药诊治冠心病"和"冠心病宜从痰论治"的新思路。确立协作攻关的目标是冠心病的急危重症。在治疗方面，沈绍功认为随着人们生活水平的提高，饮食结构的改变，以及竞争的日益激烈，空气环境的日渐污染，使冠心病的中医证候谱发生了重大变化。传统的气虚血瘀或气滞血瘀证类已较少见，而痰浊闭塞证类却大量增加。因此，应当大力提倡冠心病从痰论治。其立法应当从"补气活血"转到"补气祛痰"，从"理气活血"转到"痰瘀同治"上来。他首创了温胆汤合三参饮化裁组方，由于切中临床证类，在冠心病的治疗中收到了明显的效果，也给沈绍功带来了"沈温胆"的美名，这还要从沈绍功一次台湾之行说起。

1991年，沈绍功承台湾同仁的盛情邀请，赴台北切磋医道。他接诊的第一位病人是一个大企业的女老板。沈绍功诊其脉来滑利，心脉带数，观其舌象苔腻色黄、质红少津，病属"痰浊化热"，未等病人诉说，就给她描述了疾苦：胸闷不舒、头重纳差、夜梦纷纭、睡醒仍乏、没精打采、经量减少、日益增胖、减肥无效、加之应酬吃喝、终有冠心病之苦。真所谓"莫须病家开口，号脉察病，入木三分"，女老板佩服得五体投地。随即，沈绍功开出"温胆汤"处方，台湾同仁不得其妙，冠心病治疗不是"化瘀"就是"温通"，以"祛痰"为立方之本，显得新鲜。但两周后，患者果然腻苔退净、痰浊已除、纳寐皆调。同仁见状，请沈绍功专为"临证祛痰术"讲授一课，以开茅塞。以后沈绍功曾连续3年赴台湾临证讲学，"沈温胆"之名由此而来。

如今，沈绍功根据这一理论领衔研制的新药"补心气口服液""滋心阴口服液"和"心痛舒喷雾剂"，都取得了国家级准字号新药证书和生产批文，已由药厂投产面市，收到了明显的效益。

从1982年沈绍功担任第5届"全国西医脱产学习中医班"教研组长开始，一直到1992年起开始招收硕士和博士研究生算起，加上各级各类的培训班、讲习班，沈绍功已记不清教了多少学生。在40年的行医、科研、教学过程中，沈绍功笔耕不辍，撰写了大量的科研论文和中医专著。据不完全统计，他发表的24篇主要学术论文和出版的16部主要学术专著，内容涉及糖尿病、癌症、冠心病、中医急症、新药研制等十余个领域，共计千余万字。

最为称道的是：2004年1月由科学出版社出版了他总结了大半生心血的新著《沈绍功中医方略论》。中医专家路志正教授、中国工程院院士王永炎教授为之作序，并给予了高度的评价，称之为："对中医学术的发展，对中医疗效的提升，对中医教学内容的充实，均会发挥较大的促进之力"。该书一经面市即深受各个层次医务人员的欢迎。书中内容全面，大到《黄帝内经》的要义，小到美容美发的秘诀，包罗万象，几乎涵盖了中医药应用与理论；对心血管病、肿瘤、糖尿病等临床多发病和高热、抽搐、厥脱等急危病证都有新理论、新见解和行之有效、多种创新的论治方法。同时，书中论述了60个奇方的变化和对症下药原则，以及作者长期对100味常用药的用药心得，内容均围绕着"致病与治病"而展开，实用性强，充分体现出沈绍功"一切为了临床疗效"的行医、治学理念。

而今，沈绍功在指导学生和著述之余，每周坚持两天的门诊。他是享受国务院政府特殊津贴的专家，挂号费应为100元的特诊号，他个人可分得70元，但他的专家号挂号费仍只有10元。问及此事，沈教授语重心长地说：病人来自全国各地，饱受病痛折磨，病还没看就花了一百元挂号费，我的心里不踏实。省下的钱患者还可以买药治病。医术的高低不等同于挂号费，关键在于疗效，疗效才是硬道理。

春华秋实40余载，已近古稀之年的沈绍功，以他精湛的医术、高尚的医德，赢得了同行和患者的尊敬。同时，通过他不懈的探索，也推动了现代中医药学的发展。大医精诚，杏林橘井，应如是也！

张杰的学医之路

张杰，男，1946 年 9 月生，主任医师，安徽中医药大学硕士生导师，南京中医药大学师承博士生导师。从事中医临床工作近 50 年。第三批、第五批全国老中医药专家学术经验继承工作指导老师，国家中医药管理局名老中医药专家传承工作室指导老师，安徽省国医名师。安徽中医药大学第一附属医院中医痹症学建设项目学术带头人，安徽省中医学会常务理事，中国中西医结合学会养生康复专业委员会理事，世界健康促进联合会副会长，安徽省中医药学会仲景学说研究会副主任，安徽省中医药学会肝胆专业委员会副主任。在国家级及省级杂志发表论文 14 篇，主编和参编学术著作 4 部，完成省级科研课题 3 项。

步入医林

张老自幼罹患哮喘痼疾，古称幼稚天哮，从记事起就常打针吃药，至 1961 年读到初中时因哮喘发作不能坚持学业而被迫辍学。家父遂变卖家产带张老到上海之仁济、南京之鼓楼等大医院求治，当时除氨茶碱、麻黄素外别无良策，最后发展到每日都要静脉注射 1 剂氨茶碱的地步，全家人焦急万分，一筹莫展。后来家父想到了亳县（今亳州市）有位老友是位名中医，就抱着试试看的心情辗转到了亳县华佗中医院，找到了后来成为张老启蒙恩师的魏配三老中医，他用小青龙汤控制了哮喘持续发作，又用苓桂术甘汤、金匮肾气丸，化气蠲饮、补肾固本之法调治半年，竟使多年的顽疾渐趋稳定。因此让张老看到了中医的神奇，自此立志学习中医。恩师看张老学医志向已坚，人还算聪颖也就欣然答应了。

是生病把张老引入了学医之路，要讲学历，张老初中尚未毕业，又非中医世家，张老能有今天确实要感谢家父和恩师，还要"感谢"哮喘病，是生病让张老尝到了中医的甜头，认识到中医能够治病救人，是生病坚定了张老学习中医的信念。

1962 年春节一过张老就正式拜师学医了，白天侍诊，早晚读书，先背陈修园的《医学三字经》，随后又背《药性赋》《药性歌括四百味》《汤头歌诀》《濒湖脉学》等，2 年后就开始背李念莪的《内经知要》及《伤寒论》《金匮要略》的重点条文。老师要求背《医学三字经》时，一定要背全文，不能只背三字经，每句下面的注解也要背，因陈修园在下面的注解也相当精彩。恩师让张老通读了成无己的《注解伤寒论》，柯琴的《伤寒来苏集》以及尤怡的《伤寒贯珠集》《金匮要略心典》，这是他比较推崇的注解《伤寒论》《金匮要略》的医家。他反复强调要想学好中医，应打好理论基础，《黄帝内经》《伤寒论》《金匮要略》《神农本草经》必须熟读领会，再参考金元四大家，明、清温病学派的学术思想方臻完备，内科入门书他推荐程钟龄的《医学心悟》，《医宗金鉴》的杂病心法要诀、妇科心法要诀，医案他推荐叶天士的《临证指南医案》等。

由于热爱中医，当时励志笃学，求知若渴，白天侍诊抄方，晚上便是"三更灯火五更鸡，一帘月影半床书"的夜生活。老师除安排读书外，还要求张老练习毛笔字，并一再强调：字是门面，当医师要有一笔好字。让张老抽空跟刘德绍老师学书法，刘老师也是张老的针灸老师；还跟怀立中老师学《伤寒论》，怀老师当时是在亳县华佗中医学校教授《伤寒论》《金匮要略》的。魏配三老师善用经方治疗疑难杂症，现在来看也可算是经方派，他用小柴胡汤、乌梅丸、桂枝汤、小青龙汤等可谓出神入化，得心应手，很多疑难杂症经他治疗屡起沉疴。

在医德教育方面，恩师魏配三让张老背熟孙思邈《千金方》中大医精诚篇，并叮嘱再三"医学乃仁人之术，必先具仁人之心"。他说南齐《褚氏遗书》中有几句话当医生的一生都要记住："夫医者，非仁爱之士不可托也，非聪明达礼不可任也，非廉洁纯良不可信也。"要求做到赵廉在《医门补要》中所说："是以医贵乎精，学贵乎博，识贵乎卓，心贵乎虚，业贵乎专，言贵乎显，法贵乎活，方贵乎纯，治贵乎巧，效贵乎捷，如此则医之能事毕矣。"对同行要"凡乡井同道之士，不可生轻侮傲慢之心，有学者师事之，不及者荐拔之……"并要做到徐洄溪所说："为医者，无一病不穷究其因，无一方不洞悉其理，无一药不精通其性，庶几可以自信而不枉杀人矣。"为医者要有神仙手眼，菩萨心肠，才似仙心似佛。

到了 1965 年，张老以优异的成绩通过了出师考试，至此才算正式步入杏林，走上中医临床岗位。在亳州 13 年中，是张老一生成长最关键的几年，在华佗故里、名医如林的古郡亳州，在中医文化氛围十分浓厚的华佗中医院里，经过十多年的熏陶，使张老在医学、书法、文史等诸方面都有了长足的进步。

小试牛刀

1975 张老调回了原籍涡阳县人民医院，到了综合性医院与西医同事往来接触，切磋医技，获益颇多。当时正值提倡中西医结合，"一根针、一把草"，医院调了两名西医主治医师和张老一起组成了一个新医科，安排了 20 张病床，收治肝硬化腹水、慢性肾炎等内科疑难杂病进行临床研究。在流脑、乙脑流行季节，张老又被抽调到传染科进行中西医结合治疗流脑、乙脑。乙脑高热昏迷，张老用大剂清瘟败毒饮加紫雪丹，通过鼻饲灌中药，较之单纯西药治疗退热快，后遗症少，当年总结时受到了县卫生局的表扬，也使西医同志看到了中医治疗的优势。当时虽在中医科新医科，但内科、妇科、外科的疑难患者往往有会诊单请张老去会诊。如儿科杨姓男童，11 岁，长期低热不退，儿科束手，张老用青蒿鳖甲散加减调治半月康复如常。1975 年夏天有一本家族侄，患亚急性重型肝炎，在合肥某医院住院治疗日渐危重，腹水严重，黄疸日深，医院已下病危通知，其家人怕死在外地连夜运回老家，已做好棺材等死。此时有人提议到城里请张老看看，死马当成活马医，即使治不好也算尽心了。诊其全身黄疸，腹胀如鼓，苔黄厚腻，舌质红糙，一派湿热蕴结、肝阴不足、气血水交阻之征，但脉象滑实，未见真脏衰败之象，急投大剂量茵陈蒿汤合大柴胡汤加养阴行气、逐水化瘀之品，徐徐灌服，3 日后腹水有所松动，低热渐退，能进饮食，病有转机。后随症调治半年而愈，此人康复后又当了十多年的生产队长。故此，张老认为，中医治病要胆欲大而心欲细，智欲圆而行欲方，凡遇大病重症，要抓住病机，当机立断，如犹豫不决、瞻前顾后、药轻病重等于误人性命。经过几个大病重症的治疗，张老在当地已小有名气，人称"年轻的老中医"。

北京求学

为了提升中医理论水平，开阔眼界，张老于 1976 年 7 月～1977 年 7 月到中国中医研究院（现为中国中医科学院）广安门医院内科进修 1 年。当时广安门医院内科主任是徐承秋老师，她与她的丈夫张代钊老师（全国著名肿瘤专家）都是 1955 年全国第一批西学中的专家，她说在跟师学习的同时，要多学些西医的知识。她认为在中医的辨证论治基础上要了解和掌握对应的西医疾病，每个疾病的发病、主症、治疗、转归以及中西医对该疾病的各自的优势等，都要做到心中有数。达到这个程度才能成为现代的新中医。徐老师的一席话对张老启发很大，为了当好一个合格的现代中医，张老抽空自学了西医学的生理、病理、生化、诊断学基础、内科学等。认为立足于中医，并吸取西医的东西对自己认识疾病应有帮助，认识到中医是建立在中国五千年传统文化的基础上，对生命、疾病从宏观上去分析观察，并强调"天人合一"。运用阴阳五行辩证法，去诊治疾病，与西医微观医学截然不同，所以学习西医目的是要争取做到"西为中用"，正如前人所说"他山之石，可以攻玉"，况且两种医学各有所长，各具特色，医者应摒弃学术偏见，取其所长，避其所短，弘扬自身优势，发挥中医特色。

在北京的1年，正如刘姥姥进了大观园，两眼不够用，当时在广安门医院门诊坐诊的有董德懋、路志正、刘志明、谢海洲、沈仲圭、冉先德等大师级老师，还有上海中医学院、北京中医学院第一届、第二届的毕业生，如薛伯寿、王洪图、田从豁、冷方南等中医专家。他们多怀绝技，各有千秋，各具特色。张老白天侍诊抄方，把他们的诊断技巧、遣方用药的原则尽收眼底，铭记在心，夜晚读书整理笔记，可谓如饥似渴，一年下来体重瘦了十多斤，"衣带渐宽终不悔，为伊消得人憔悴"。

当时广安门医院、西苑医院还经常聘请全国各地的名老中医举办学术讲座，张老基本上争取每场必到。如姜春华讲的肝硬化；于天星讲的慢性胃炎；董德懋讲的略谈气喘证治；谢海洲讲的活血化瘀中药的临床应用；冉先德讲的经方临床应用等。个个精彩，实属难得。在众多名师的指点下，张老眼界渐宽，学业渐长。

教学相长

"学而知不足，教而知困"，进入中医学院张老才体会到此句名言的深意。1979年张老有幸参加了全国选拔优秀中医药人才考试，在阜阳地区考取第一名，被选调到安徽中医学院附属医院内科，在门诊兼带学生见习、实习，在带教过程中深感自己学力不足、对经典著作解释不透、对学生们的提问质疑解答不尽如人意。为此更激发了发奋读书、钻研经典的原动力。

1984年，张老被调到学院完后，虽在教务、财务等行政岗位兼职，但始终坚持每周3个半天的附院门诊，并在金匮教研室教《金匮要略》。由于张老是临床出身，在教《金匮要略》时能够深入浅出，分析条文，结合临床，多讲实例，很受学生的欢迎。在讲《金匮要略》的同时，张老还结合《伤寒论》条文进行对照，并结合《黄帝内经》、参考《中医内科学》去分析金匮杂病的病机、方、药，把枯燥的金匮课讲得生动活泼，易于接受。教学的过程也是张老学习的过程，因想讲好一堂课必须花上十堂课的功夫去备课，方不至于在课堂上空洞无物、照本宣科。

蜚声海外

1999 年秋，印尼一华侨吴老，82 岁，患胆石症，在新加坡手术后胆总管感染，胆道阻塞，引起肝功能受损，新加坡的医生采用金属支架置管帮助排泄胆汁，其间病情数度反复，患者亦痛苦万分，经多方治疗无果，病情日渐恶化。后经人推荐请张老去新加坡会诊。诊其低热不扬，脘胀胁痛，黄疸较深，肝功能受损，苔黄厚腻，脉象滑数，一派肝胆湿热、疏泄不利之象，急投大剂茵陈蒿汤合大柴胡汤加金钱草、广郁金、虎杖等保肝、利胆、化湿、清热之剂。1 周后，低热黄疸减退，诸症皆轻。取出钢管后调治半年康复如初。此后，他在印尼的家人或亲友患病，又多次邀张老前去诊治。

2012 年 3 月，印尼某官员的夫人患胆汁反流性胃炎伴糜烂，张老用半夏泻心汤合佐金丸为主方，悉心调治，很快帮她缓解了胃脘灼热、隐痛及口苦等症状，该官员及其夫人对中医的神奇疗效由衷地佩服，赞不绝口。能将中医学作为友好交流的纽带，弘扬海外，作为一个中医人实在感到无比自豪。

习医心得

光阴易逝，人生苦短。张老已过耳顺之年，转眼就奔古稀，自叹中医学博大精深，中医古籍浩如烟海，医林学子登堂者众，入室者少，张老自感才疏学浅，医林跬步，虽弱冠学医，但中年后又分心于医教行政，年逾花甲，尚无建树，故有"书有未曾经我读，临症方知行医艰"之感。况且社会已迈入科技高速发展时代，西医学诊病识症高端精细入微，患者就诊之初已在网上详细了解了自己的病程转归，医者如仍抱残守缺，不能随着时代的步伐求实、求真、求新地去认识疾病，探迹索微，将被时代所抛弃，社会所淘汰。所以想当成一位现代中医既要打好中医经典基础，练好中医临床功夫，又要了解掌握西医学知识，在中西医结合的基础上衷中参西。既要知道西医的诊断标准，又要清楚中西医对该疾病各自的治疗优势，有些疾病目前已非中医强项，如需外科手术、器官移植、吊水输血、急诊抢救等，因此中医必须发挥自身优势，扬长避短。要运用中医的科学思维，辨证论治，从整体调整入手，采用中医中药理论，参求古意，融汇新知，对现代疾病的治疗要有创新，有发展，要古为今用，西为中用。

如对血脂的认识，中医则认为是痰浊瘀毒；对乙肝的诊断要看肝功能、乙肝五项指标、HBV－DNA、B超等；对胃痞胃痛的诊断要做胃镜、病理、有无幽门螺杆菌等。要知道西医是什么病，符合中医的什么证，然后再运用中医的理、法、方、药进行治疗，而不是用西药治疗、中药去当陪衬，只有这样才能算是现代中医。如张老对萎缩性胃炎的病机认识，认为脾胃虚弱是其本（胃黏膜萎缩变薄），瘀毒互结是其标（肠化，不典型增生，幽门螺杆菌感染），根据这一病机创胃痞汤（黄芪、党参、丹参、白花蛇舌草、蒲公英、莪术、石斛、焦山楂）。以及自创的痛风饮、软肝煎、胃安冲剂、温中饮、三白胃痛散等，皆是参照西医学的微观诊断，现代疾病的客观指标，再结合中医的辨证论治创立的新方，如此才能直达病所，取得满意疗效。

故当医生一要博览强记，当中医要求童子功，就是要在青少年时期背会中医的"四小经典""四大经典"，只有背熟背会才能终身受用。张老现在所用于临床的经典段落、方剂、药性等，皆得益于20世纪60年代的背诵功夫。只有熟读经典，博学广识，才能见地深远。正如唐代名医孙思邈认为医学乃"至精至微之事"，要求医家"涉猎群书""博极医源"，要从多方面拓宽自己的知识面。如叶天士所云："医可为而不可为，必天资敏悟，读万卷书，然后可以济世。"

二要深思领悟，"学而不思则罔，思而不学则殆"，对医经医论，要多看名家注解，领悟经文深意，要善于思考，善于分析，把古奥的中医经典变成自己理解的中医知识。才能在临证中如《黄帝内经》所云："昭然独明。"才能在临证时突发灵感。

三要多临床，"熟读王叔和，不如临证多"，中医的本领一要从书本上学，老师处学，师承是关键；二要从患者身上学，详细诊察患者的临症变化，服药反应等，患者才是我们真正的老师。只有多临床，多看病才能总结出经验，才能从失败中吸取教训。

四要做到手勤、口勤，手勤是要多做笔记，读书有的要写读书笔记，医疗心得要及时总结；口勤是要勤学好问，有难题就要求教于老师，求教于书本，要多问。读书看病做学问，一定要志在真知。记得 20 世纪 80 年代张老借了一本清代陆以湉的《冷庐医话》，看后爱不释手，当时出版物极少，张老就下功夫用毛笔抄写，花了近 3 个月的工夫，才抄写完成。

张老步入医林半个世纪，在钻研岐黄之术的道路上悟出了：为中医者，应继承不泥古，发展靠创新，医理需钻研，医技要精通，融汇新知识，参西要衷中，临床多实践，弘扬岐黄功，医风求良好，医德要端正，济世可活人，其乐永无穷。

（张杰老师原文，笔者略加改动）

陈沫金传

陈沫金，字昌禄，生于 1943 年 1 月，湖北省蕲春县人。现任中华临床医学会常务理事、李时珍肿瘤研究所所长、武汉癌症康复会名誉副会长、医学顾问。

先生躬耕中医治癌领域五十余年，长期致力于恶性肿瘤和疑难病的治疗与抗癌药物的研发。多项研究成果获得国际新技术金奖，著有《中医入门通俗演义》《克癌方略》《陈沫金医话医案》等 11 部专著。其研发的抗癌药物帮助众多肿瘤患者提高了患病后的生活品质，延长了他们的生命周期，使得他们能和常人一般正常生活。

陈沫金教授曾说其所有的成就都离不开恩师陈殿卿。陈沫金 12 岁便拜师于蕲春当地老中医陈殿卿先生，在其门下，陈沫金教授系统了学习了《濒湖脉学》《伤寒论》《金匮要略》和《内经知要》等中医典籍，学习中药材的药性、药理知识，并长期跟随陈殿卿先生看诊，为陈沫金医生打下来夯实的医学基础。

在陈殿卿先生门下学习三年后，因陈沫金当时的医学素养和理论知识水平极高，被选送入卫校进行系统学习，并于 18 岁时函授湖北中医药大学，深入学习中西医知识。陈沫金说，夯实的知识基础是从事所有职业的必备因素，用尽毕生精力在这个基础上对某一领域进行深入研究才是人们应该做的。

且看陈老是怎样把基础知识灵活应用在临床上，陈老年轻时每见由于情志不舒，气机郁结，不能宣泄而造成气、血、痰、火、湿、食诸疾，治疗颇感棘手。他想到朱丹溪说："气血冲和，百病不生，一有怫郁，万病生焉，故人身诸病，多生于郁。"郁结为病，尤以肝郁气滞最为多见。遇到此类患，起初他多选用柴胡疏肝散加郁金、青皮、合欢皮等味，但效果并不全部令人满意。后来受《内经》"诸气膹郁，皆属于肺"的启示，想到肺为气之主，郁结为病，气机阻塞，肺气亦不得宣泄，此时若在疏肝方中稍佐一味麻黄以开提肺气，令郁闭得开，岂不正投机缘？于是陈老治一妇女，32 岁，诊时，诉其两胁胀痛，口苦，不思食，经前两乳胀硬作痛，经来滞涩，少腹痛，脉弦而细。经用柴胡疏肝散加丹参、青皮、郁金、路路通等味，10 剂仍无效果，陈老后在原方中稍加麻黄 6 克，三剂而诸症悉除。因而悟出，疏肝解郁，还应注意宣肺。

陈老自 1960 年中专毕业后，即从事中医诊疗业务至今已 60 余年。其科研成果，"广谱抗癌药"：延寿化瘤丹，获国家专利，它结癌性发热、疼痛和积水的效果十分显著，对未扩散、转移得癌症，能使节肿瘤逐渐缩小，直至消失，达到痊愈；对已转移、扩散者，亦能缓解症状，提高生存质量，延长生存期。该项成果于 1996 年国际新技术金奖。

每当问到晚期癌症治疗的必要性，陈老说，老观念都认为癌症晚期是不可能治愈的，癌症晚期患者就只有放弃治疗、回家等死这一条路。事实上，有的癌症，即使到了晚期，仍有治愈的可能，还有可能带瘤较长时期生存。

癌症晚期的治疗，主要侧重于抑制癌症的进展，缓解症状，提高患者生活质量。在治疗手段上，倾向于保守治疗、全身治疗。医生通常采用外科疗法、放疗或中医治疗的方法。中医药治疗与手术、放疗、化疗等同时应用，可以帮助患者术后恢复，减轻放疗、化疗的不良反应。中医治疗对于晚期患者，能很大程度上改善生活质量，同时延长生存时间，达到活得更好、活得更长的目标。

有的晚期患者癌细胞已经扩散，手术意义并不大；有的晚期癌症患者体质虚脱，放化疗的种种副作用无法承受，采用中医治疗依然可以取得理想的效果。中医治疗癌症，并不仅仅是调理，中医治疗癌症讲究"辨证论治"和"整体观念"，从患者的自身体质和状态出发，用中医药调整人体的内环境，扶助体内的正气奋起抗邪，从而达到抗肿瘤的作用。

陈沫金总说，癌症晚期病人要保持良好的心态，积极配合医生的治疗。癌症只是一种慢性病，经过各种治疗手段，就能获得良好的生存质量，而不要简单地认为，癌症就是死亡。

我现在用医案的形式节选陈老治疗癌症的经验分享给大家：

案 1：王某某，男，农民，湖北省蕲春县茅山镇刘堑村人。患者于 1995 年 8 月 29 日，感到胃部闷痛，纳后饱胀，神疲乏力，继之胃痛不宁，夜间尤剧。纳少，口淡无味，大便干结。经蕲春县人民医院诊断为胃鳞状细胞癌，经治未愈，到陈老处门诊，诊见：神志清楚，慢性病态，形体消瘦，舌质正红，苔薄白，舌边、舌底有瘀斑，脉来弦缓。中脘处压痛，可触及包块一个，若鸡蛋大，推之不移，质坚，钡剂透视拟诊为胃窦癌。

陈老治以健脾化痰，攻坚破结：1. 延寿化瘤丹（山蛩虫，蟾衣，生水蛭，共碾末，装入0号胶囊，一日四次，温开水送下）；2. 处汤剂为：三叶青（碾末，冲服）、冬凌草、蓬莪术、人参、白术，黄芪、怀山药。一日一剂，服药一周后，症状消失，继服两月后复查肿块消失。为巩固疗效，继续服用胶囊一年，后随访，未见复发和转移，告以痊愈！

案2：张某某，男，41岁，蕲春县刘河镇人。2011年就诊，自诉因多年持续胃脘疼痛，上腹胀满，近因出现黑便，食后即吐，渐至精神疲乏，经当地医院治疗无效，赴武汉中南医院被诊断为低分化胃腺癌晚期，不能手术。因患者拒绝化疗，遂转中医治疗。视其肿瘤标志物均高出正常值数十倍，患者对自己的病情已不抱什么希望，十分恐惧。诊见面色晄白，脉细数，舌质暗无苔，有瘀斑。

陈老诊断为痰瘀阻于胃络，拟用延寿化瘤丹（山蛩虫，蟾衣，生水蛭，装入0号胶囊，温开水送下，以治其标）；另拟：人参，白术，黄芪，怀山药，薏苡仁，绞股蓝，乳香，没药，冬凌草，三叶青，黄芩，阿胶（烊化），炒蒲黄。二诊，疼痛与黑便已止，拟继续服用延寿化瘤丹外；遂于上方去黄芩、蒲黄、乳香、没药，加仙鹤草、石见穿、山慈菇，一日一剂。2012年1月，患者赴武汉中南医院做肿瘤标志物复查，见各项指标均在正常范围之内，患者犹恐复发，要求减量服用延寿化瘤丹；并拟一常用方：绞股蓝，仙鹤草，冬凌草，每日当茶饮，以善其后。

案3：丁某某，男，37岁。湖北罗田县三里畈镇走马岗村人。1995年3月20日，如厕时，突发意识障碍，肢体软瘫。入当地医院治疗无效，转武汉又中南医院，经确诊为右侧斤脑胶质细胞瘤（35×29量米），因手术难，术后有瘫痪之忧，故不愿手术，开始用中药治疗。该来我处卜求诊，客病人左侧时体瘫痪，神志呆板，眼珠车转动i尺钟，对光反射消失。体胖嗜睡，呼之能应，舌体肿大，苔厚黄腻，舌质暗红，脉弦细。断为湿热蕴结，化毒凝痰，血痰热结，脑络阻遏，清窍失养，空而生风。治宜平肝熄风，凉血活血，化痰通络。给予延寿化瘤丹（山蛩虫100克，蟾衣50克，生水蛭50克，共碾末，装入0号胶囊，一日四次，一次六粒，温开水送下）另拟汤剂方：蜈蚣8条，全蝎10克，僵蚕15克，地龙10克，石菖蒲10克，蛇六谷10克，白蚤休10克，青檬石 30 克，绞股蓝 50 克。水煎服，日进 1 剂。以愈为度。

共服上方 96 剂，元气大振，神志清晰，五官端正，偏瘫痊愈，能步行二三公里。又经 CT 诊断右丘脑部小圆状低密区（16×12 毫米，病灶吸收）。后用绞股蓝煎汤送服延寿化瘤丹以巩固治疗，1998 年 2 月，患者来诊，欣然告愈。

按：脑肿瘤系指生长于颅内的肿瘤，也称颅内肿瘤，为脑实质和脑邻近组织所发生的原发性肿瘤、转移癌等 20 多种疾患的总称，其性质有恶性、良性之分。本病属中医学"风痰""头风""眩晕""呕吐""瘫痪"和"积聚"等范畴，可发生于任何年龄。

本案以中医药为主，终使脑瘤萎缩变小，缓解颅内压增高，主要得力于延寿化瘤丹胶囊之活血化瘀，消痰散结；再配合渴药之全蝎、蜈蚣、僵蚕、地龙是治疗蝶鞍区肿瘤及其他脑瘤的首选药物，因其有化痰散结，熄风止上痉，通络止痛等作用，对消散瘤块，解除抽掣性头痛、肢体麻木、癫痫等有独到之功。再伍以石菖蒲、白蚤休之通络入脑，青檬石、蛇六谷之消痰散结，绞股蓝之扶正抗癌，故收全效。

古人云，光说不练假把式，湖北名医陈沫金老先生是如何治疗各种肿瘤及疑难杂症的，以及他创制的治疗癌症的广谱抗癌药（延寿化瘤丹）到底能取得多好的临床效果，一切都在临床中不言而喻。

除了临床了得，陈老的文笔也是值得膜拜。1964 年起，陈沫金开始在中医学术期刊上发表论文，并从事中医科普文学创作的构思，还自修文学，80 年代开始在文学期刊上发表小说，并开始撰写我国首部中医科普文学丛书杏林五部曲。其第一卷内科部《医道擒魔》于 1993 年 5 月由北京学苑出版社出版；第二部外科卷《顺疡之战》，第三部妇科卷《冲任麈兵》，第四部儿科卷《婴岛御敌》，第五部针灸卷《太乙神针》并已列入出版计划。该丛书熔医学与文学于一炉；合技术与艺术于一卷。采用单回手法，一改过去中医文献生硬呆板的情节，立体的形象，艺术的色彩，让读者通过轻松的文学享受来获得充实的医学知识，收到事半功倍的学习效果。

戴裕光传

戴裕光，生于 1937 年，北京市人。早年就读于北京中医学院医疗系首届六年制本科，师承北京名老中医祝谌予、秦伯未、任应秋等。1962 年毕业于北京中医学院，同年分配到解放军第三军医大学西南医院中医科工作，历任医师、主治医师、副主任医师、主任医师、教授。1988 年调任本院中医科主任、中医教研室主任。

戴裕光教授是全军著名中医药学家，临床涉猎内、妇、儿多科，尤其在中医内科杂病方面多有心得，积累了丰富的临证经验。他认为学习当精博结合，要勤、学、恒、思、悟；临证重视整体体质，强调天地人三参；用药强调动静结合，寒温并用；形成了给邪找出路、用补必泻的独特思路；提出治疗脾胃病以畅达气机为先；顾护阳气，脾肾为先；益精补阴，肝肾为本等原则。临证中善用经方，师而不泥，不拘陈法，革旧鼎新，广收博采，清廉有效，常用拟方、效方从方剂学方向体现其学术思想和用方原则。

戴教授从事中医和中西医结合医疗、教学、科研工作 45 年。在中医内科临床常见病、疑难重症的诊治方面造诣颇深，尤其以中医肝胆、脾胃、妇科等疑难病最为擅长。他在《重庆名医证治心悟》中回忆初涉临床时，观摩某位何姓医生诊病，所治的门诊病人中以 20 ～ 50 岁左右的妇女为多。问其服药之后的效果则常说："服何医生的药舒服。"后留意于何医生处方，大多是疏肝理气药如柴胡、青皮、枳壳、香橼、香附、陈皮、木香等；养血活血药如当归、白芍、川芎、桃仁、红花等；另一部分必用之药，乃养肝肾、益肝阴、补肝血之品，如何首乌、桑寄生、鸡血藤、夜交藤、川断、枸杞、怀牛膝等。由此而明白：治妇人当疏肝理气、活血化瘀、健脾调肾，但重要之处，必须用养肝、柔肝之品。

《临证指南医案》说："女子以肝为先天。"妇女以血为重，行经耗血，妊娠血聚养胎，分娩出血，以致女子有余于气而不足于血。"冲为血海，任主胞胎"，《医学真传》说："盖冲任之血，肝所主也。"故冲任二脉与女子生理机能紧密相关，肝主疏泄，可调节冲任二脉生理活动，助任脉通，太冲脉盛，月事以时下，带下分泌正常，妊娠孕育，分娩顺利。因此，所谓调理冲、任，实际上就是调肝。

在近半个世纪的医疗实践中，戴裕光"勤求古训，博采众方"，"继承而不泥古，发扬而不离宗"，德艺双馨。他善于将经典理论与临床实践相结合，临证以阴阳理论为核心，高度重视天人合一和辨证论治这两大特征，对临床常用方药有深入而独到的认识。他对传统方药烂熟于心，临床理法方药灵活、精准，熔经方时方于一炉。辨证中外感重节气，内伤重脏腑。治疗上先祛邪后扶正。在调脾胃、益肝肾、清热化痰、通络逐水等方面有独特的学术心得。

戴裕光在继承前人理论的基础上，结合现代医学研究手段和方法，辨证娴熟，立法严谨，用药灵活，善于从自己的临床中反思，悟出治法和方药，将经典中的原理升华发展为现代具有实效的系统治疗方案。他积极开展科学研究，对抗衰老中药不同治则（养阴、助阳、益气通瘀）的研究表明，不同治则的中药均有延缓人体衰老的作用，关键是在人体不同的时期辨证论治；并根据这一理论成果研制出益精灵口服液、附子强心液、益气通瘀液等临床用药，有的已经批量生产，应用于临床，取得了良好的临床疗效和经济效益。

他主编的《戴裕光医案医话集》，精选了其在长期临床、教学中的经典验案和医案医话，具有很强的典型性和示范性，以供后来学者学习，目前该书已由学苑出版社出版。

每有人问起戴裕光养生之道，直曰：无。然而，年逾古稀的戴老，面色红润，精神矍铄，声若洪钟，谈笑风生，说不养生，谁都不信。难怪有诸多人言："瞧，名老中医就是不一样！"其实大家都明白，一个人的养生之道是依据自身状况所拟定的，不可能完全适宜于他人，戴裕光少谈养生，其理在此。

跟着戴裕光学习久了就知道，其实他一直都很注重养生，强调最多的就是平衡。养生之道在于平衡，天人相应、阴阳平衡、气血调和、气机通畅、升降有常，处处充斥着平衡。然而，保持平衡不是一招一式可以解决的，需要综合调养，包括顺四时、调饮食、调情志、动形体，以及针灸、推拿按摩、药物养生等诸方面；从戴裕光的遣方用药中就可以深刻体会到他对平衡的重视，并经常戏称"我喜欢玩平衡"！

但养生之重，在于养心，胸怀坦荡，虚怀若谷是养生防病的前提。养生的精髓在天人相应，《内经》云："肝旺于春，心旺于夏，脾旺于夏，肺旺于秋，肾旺于冬"，"春气在经脉，夏气在经络，长夏在肌肉，秋气在皮肤，冬气在骨髓中"，季节的变化影响着人体脏腑、经络的功能和气血的运行。顺应四时变化，保持与自然界的平衡是养生的精髓。"春夏养阳，秋冬养阴"，戴裕光教授很注重季节变化对人体的影响。春夏季，他会夜卧早起，很早坐在他的办公室背诵汤头歌诀，并计划好一天的工作；而秋冬季节，则会白天尽量多地完成工作，早卧晚起，顺应秋冬之气，使神志内藏。

关于阴阳学说，戴裕光教授推崇《素问·生气通天论》关于"阳气者，若天与日，失其所则折寿而不彰"的论述，主张生命在于运动，而运动根于阳气，为保护脏腑功能和激发生命活力，必先固护阳气。但阴阳对立互根，因此临床上必须同时兼顾阴精，平衡阴阳，以"阳在外阴之使也，阴在内阳之守也"的理论指导养生。在教导学生时总会强调要保持体内阴阳平衡，避免出现阴阳偏胜或偏衰等极端，常常举例说要避免懒惰少动、大热天嗜食冷饮等引起阴阳失调的因素。重庆是三大火炉之一，又很潮湿，气候变化大，而火锅又是本地的特色，当地人喜欢吃火锅。戴裕光教授经常强调要注重饮食，少吃火锅，因火锅里的许多食品乃大辛大热之品，易灼伤阴液，气机不畅，阴阳失调。内经云："阴平阳秘，精神乃治；阴阳离决，精气乃绝"。所以，阴阳平衡，可养生祛病。

戴裕光说养生贵在气血调和，"气为血之帅，血为气之母"，"气可生血，血以养气"，"血得气乃行"，人之生以气血为本，人之病无不伤及气血，人之长寿气血必足之，医者治病调和气血为首。人体贵在气血流通，若气血调畅则五脏安和，百病不生，一旦失和就会百病丛生，所以有百病皆生于气之说，可见保持气血调和对一个人的健康来说是多么重要。药茶在调和气血方面有独特的作用，戴裕光常常自配药茶以养生，并为众多求于他的老同志开具药茶方，并自命为健脾消肿茶、通便降脂茶等，归根结底都是为了调和气血。

关于脏腑学说，戴裕光重视五脏平衡，认为脏腑之体用与其各自气机的升降是不容忽视的，气贵运行不息，升降有常，为人体生命活动的根本及寿夭的关键，在调理脏腑功能时，特别注重在脏腑生克制化与气机升降间寻求平衡，认为这是与寒热虚实同等重要的问题。为此特将自制并习用的宣肺、理脾经验方分别命名为宣降散、升降汤等。内经云："非出入，则无以生长壮老矣；非升降，则无以生长化收藏。"人体的浊气不降，不能按时排便，"出入废则神机化灭"，于是死就到来。戴裕光很注重腑气的畅通、气机的升降，常引用晋代葛洪的名言："若要长生，肠中常清，若要不死，肠中无屎"，强调少食多动，大便畅通的重要性，建议老年人合理膳食、多饮水、养成良好的排便习惯等，保持气机通畅，延年益寿。

养生第一要务是养心，《内经》云"恬淡虚无，真气从之"。就是说心态平和，则正气存内，那么你抵御外邪的能力就强，保持健康的机会就大。不管对健康的人还是身患疾病的人，心态都是第一位的，临床上，对肿瘤患者而言，比较放得开的人，活的时间就长，而越是紧张的人，越不利于他的病情好转、越容易出问题。另外，从长寿人群看，可能居住的环境，个人的饮食习惯各式各样、千差万别，但他们都是心情豁达、恬淡的人，从长寿老人的报道看，比如，百岁老人，很少有脾气急躁、一点就着的人。戴裕光很注重心态的调整，静以养心，淡泊名利，心胸开阔，遇事不气，所以每天见到戴裕光都是乐呵呵的，他说，心态尤为重要，心态好了，抵抗力强，心态不好，不光抵抗力弱了，反倒容易滋生别的问题。

除此之外，戴裕光教授在调情志、动形体、食疗等方面都很重视养生，有病早治、无病早防，他说，治未病是中医的优势，"上工治未病"，我们都应该成为上工，成为养生专家。

附：戴裕光医案 2 则

遗精医案：刘某，男，28 岁，技术工人。及各种补肾药无效。

初诊（2004 年 4 月 16 日）主诉：遗精 6 月，伴腹泻 3 天。患者 6 月前无明显诱因出现遗精，无梦而遗，3~4 天即出现一次，伴腰痛，腿软，患者自行服用各种补肾药物无效。3 天前进食生冷水果后出现腹泻，伴腹痛，大便稀溏，未见脓血、黏液，纳可，眠可，现来我科就诊。

现症：大便稀溏，来见脓血，3~4 次/日，腹痛，无里急后重，纳可，眠可，无梦而遗，3~4 天发作一次，舌淡，苔腻，脉沉。辅助检查：无异常。西医诊断：①急性肠炎，②遗精。

中医诊断：①泄泻（脾虚湿滞），②滑精（脾肾阳虚）。

辨治：今年天气阴雨多，寒湿重，外湿与内湿相合，脾肾阳气易伤。脾主运化，主升清降浊。脾阳不足，则腹冷痛，泄泻、稀溏便。肾藏精，司开阖，肾阳不足，精关不固，所谓"有梦而遗相火旺，无梦而遗肾失固"，《金匮》："男子失精，女子梦交，桂枝加龙骨牡蛎汤主之"：川桂枝 9 克，白芍 15 克，炙甘草 9 克，淡干姜 9 克，龙骨 30 克，牡蛎 30 克，大枣 15 克，五味子 9 克，山萸肉 12 克，乌梅 9 克，党参 15 克，制附片 9 克，焦白术 12 克。6 剂。每日剂，水煎服。

二诊（2004年4月26日）服前药后，腹泻每日仅1次，大便稀溏，无腹痛，纳可，入睡难，口不干苦，无梦而遗精，3~4天1次，舌尖红，苔腻，脉小弦。前服温敛之品有效，脾主升清降浊，脾阳不足，水湿内停故腹泻，拟参苓白术散加味健脾利湿：党参15克，茯苓15克，白术12克，白扁豆12克，陈皮6克，山药24克，薏米12克，苡仁12克，桔梗9克，大枣15克，甘草6克，龙骨15克，牡蛎30克，川连3克。7剂。每日1剂，水煎服。神牡安神胶囊6粒，3次/日，口服。

三诊（2004年5月9日）服药后腹痛已止，10天才发生遗精一次，无明显头昏，腰痛，纳可，睡眠改善，舌尖红，苔腻，脉小弦细。脾气已能健运，现注重固肾。年轻未婚男子，思欲较重，心火上炎，不与肾水相交，此乃心肾不交之证，给泻南补北法治之。给予交泰丸加味。黄柏9克，肉桂4克，知母9克，龙骨15克，酸枣仁15克，川连3克，女贞子12克，旱莲草12克，怀牛膝12克，桑椹子15克，杜仲12克，沙苑子12克，丹参12克，太子参12克，山萸肉12克。6剂。每日1剂，水煎服。

四诊（2004年5月24日）患者服药后遗精未再发作，无腰痛、腿软、心烦、心中不适等，苔薄，脉弦数。药已对症，患者滑精半载，损伤肾阴，肝肾阴虚，相火妄动，故遗精；肾水不能上济心火，故心烦，失眠，继以泻南补北法，佐以安神。黄柏6克，酸枣仁15克，川连4克，女贞子12克，桑寄生15克，潼蒺藜15克，泽泻24克，芡实9克，莲子肉12克，竹叶9克，远志4克，灯芯草6克，旱莲草12克，生地24克，山萸肉12克。7剂。间日1剂，水煎服。

按语：遗精是不因性生活而精液遗泄的病症。其中有梦而遗泄的，称为梦遗；无梦而遗精的，甚至清醒时精液流出者，称为滑精。多因情志失调、房劳过度，手淫所伤、饮食失节，湿热下注所致。患者虽然年轻，但是体质欠佳，此次又过食生冷，寒湿损伤中阳，脾肾阳虚，精关不固，遗精频作，脾胃升清降浊逆乱而致腹泻。《金匮要略·血痹虚劳病脉证并治》："夫失精家，少腹弦急，阴头寒，目眩发落，脉极虚芤迟尺，为清谷，亡血失精。脉得诸芤动微紧，男子失精，女子梦交，桂枝龙骨牡蛎汤主之。"此患者一二诊由于前遗精过多，阴损及阳，脾胃已虚，虑其生化乏源治疗故先以温阳散寒、除湿止泻、稍加收敛，给桂枝龙牡汤、附子理中汤合方，以固其脾胃生化之源。方中川桂枝、制附片温阳；乌梅、白芍酸甘化阴；龙骨、牡蛎潜镇收敛；炙甘草、淡干姜、党参、焦白术、大枣健脾益气。五味子、山萸肉补肾固精。随后针对患者年轻，思欲较重，心火妄动，损伤肾水，则水不济火，于是君火越动于上，肝肾相火应之于下，以致精室扰动，阴精失位，应梦而泄。因此采用泻南补北之法，既清上亢之心火，又滋下亏之肾水，使水火既济，从而达到阴平阳秘。方中川连清心火；黄柏、生地滋阴清热；潼蒺藜固涩收敛；酸枣仁、远志养心安神；山萸肉、女贞子、桑椹子、旱莲草滋补肾阴；怀牛膝、杜仲温补肾阳。泽泻、灯芯草、竹叶清心火，利小便，导邪从小便而出。芡实、莲子肉健脾。《景岳全书·遗精》："遗精之始，无不病由乎心，及其既病而求治，则尤当持心为先，然后随证调理，自无不愈，使不知求本之道，全持药饵，而欲望成功者，盖亦几希矣。"因此，治疗遗精时，同时要进行情志调节，放松病人的紧张情绪，转移其注意力。并且要求进行适当的体育锻炼。神牡安神胶囊为重镇安神的中成药。

儿童多动症：袁某某，男，6 岁。

初诊（2004 年 4 月 2 日）主诉：多动，注意力不集中 2 年。患儿 2 年来无明显诱因出现注意力不集中，多动，不自主眨眼，口角抽搐。某儿宣医院诊断为小儿多动症。服药治疗疗效不佳。现症：患儿多动，不思食，寐差，烦躁，大便日一行，舌质淡红，苔薄腻，脉沉。

杭白芍 15 克，甘草 6 克，川桂枝 4 克，淡干姜 4 克，大枣 12 克，龙骨 12 克，牡蛎 12 克，浮小麦 15 克，谷麦芽各 9 克，鸡内金 9 克，5 剂。每日 1 剂，水煎服。

二诊（2004 年 4 月 10 日）服药后进食、夜寐稍好，舌淡红，苔腻，前服桂枝汤加龙牡加甘麦大枣汤有效，再以加减。桂枝 4 克，龙牡各 15 克，甘草 6 克，淡干姜 4 克，大枣 12 克，白芍 15 克，浮小麦 15 克，鸡内金 9 克，地龙 6 克，生石决明 12 克，山药 12 克，茯苓 9 克，谷麦芽各 9 克，5 剂。每日 1 剂，水煎服。

三诊（2004 年 6 月 20 日）一般可，其母诉：多动已除，三天来咳嗽，夜甚，黏痰，流脓涕，舌淡红，苔薄，脉浮。龙骨 12 克，牡蛎 12 克，浮小麦 15 克，甘草 4 克，大枣 12 克，女贞子 12 克，桑寄生 12 克，蝉衣 6 克，白僵蚕 6 克，前胡 9 克，杏仁 6 克，生石膏 15 克，天花粉 10 克。象贝 6 克，7 剂。每日 1 剂，水煎服。

按语：患儿以不自主多动（好动、眨眼等）为特征。且伴嗜零食，纳食饭、蔬少，属中医慢惊范畴。《内经》曰："丈夫八岁，肾气实，发更齿长"。患儿年幼，肾气未充，先天不足，加之后天饮食失调，气血生化之源不足，土虚木侮，虚风内动矣。治疗选桂枝加龙骨牡蛎汤、甘麦大枣。《内经》曰："丈夫八岁，肾气实，发更齿长"。患儿年幼，肾气未充，先天不足，加之后天饮食失调，气血生化之源不足，土虚木侮，虚风内动矣。治疗选桂枝加龙骨牡蛎汤、甘麦大枣汤为主。其中桂枝汤调和阴阳，加龙骨、牡蛎，潜镇摄纳。《金匮·妇人杂病脉证并治第二十二》："妇人脏躁，喜悲伤欲哭，像如神灵所作，数欠伸，甘麦大枣汤主之"，本用于针对情志不舒或思虑过度，肝郁化火，伤阴耗液，心脾两虚的脏躁证。现用以补益心脾、宁心）安神。方中桂枝调和营卫，温经通阳；白芍养血敛阴，柔肝止痛，平抑肝阳；淡干姜和胃温中；大枣补中益气，养血安神，缓和药性；甘草补脾益气，润肺止咳，缓急止痛；麦芽疏肝，消食和中；谷芽消食和中，健脾开胃；浮小麦益气、除热、助心气；鸡内金运脾消食；龙骨平肝潜阳，收敛固涩，镇静安神；牡蛎平肝潜阳，收敛固涩。二诊可见服药已小有成效，寐稍好，舌淡红，苔腻，故守方，加生石决明平肝潜阳，清肝明目；地龙清热熄风、通络；山药益气养阴，补肺、脾、肾；茯苓健脾，安神。加强健脾，平肝熄风之力。三诊得知患儿多动症已除，获得近期疗效，说明药证合拍。

江尔逊传

　　江尔逊，生于 1917 年，四川省夹江县人。禀赋薄弱，自幼多疾，故于 15 岁时弃儒习医。始受业于蜀中名医陈鼎三先生，后又师事著名中医陈逊斋先生及针灸大家承淡安先生。于中医经典及内、外、妇、儿科及针灸学，悉得真传。

　　1947 年，江尔逊到重庆拜师于名医陈逊斋，又在成都针灸专家承淡安处学习，尽得其传，中医学术及针灸技术日臻完善，行医于夹江及周边地区。1951 年，江尔逊选任夹江县卫协会主任；1957 年任夹江县医院副院长；1959 年调乐山专区医院，先后任中医科医师，主任、副主任医师、主任医师。1999 年 7 月，江尔逊因病去世，享年 82 岁。

　　江老临证 50 余年，针灸与药治兼擅，尤以擅用经方救治疑难重症著称。对伤寒坏证、逆证、风痱、蛔厥、水气、黄疸、眩晕、咳喘及肝病、肾病、心痛、胃痛等，具有独到见解，且疗效卓著。

　　江老的治学方法与临证思维：扎根临床，远绍经典，参验先贤，融会贯通，频添新意；突出主证，重视复方，方证相对，圆机活法，讲究疗效。江老针灸与药治兼擅，精于辨证施治，尤擅用经方医治风痱、痹症、眩晕、咳喘、肾病、肝病等疑难杂症，医界恒以"伤寒临床家"相称。

　　江老曾公开发表学术论文 53 篇，其中国家级 8 篇、省级 39 篇，有的论文被日本中医杂志译载。江老精心点校陈鼎三《医学探源》，1985 年出版，全国发行。1984 年，他领衔承担的《桂枝汤方证研究》重点科研课题，获 1987 年省中医药管理局科技成果二等奖，市科技进步一等奖。江老崇尚仲景学说，尤以善用仲景学说治疗疑难重症享有盛誉，被医界誉为不可多得的"伤寒临床家"，1990 年被人事部、卫生部、国家中医药管理局确定为首批"全国继承老中医药专家学术经验指导老师"。

　　江老崇尚仲景学说，遣用经方，倡"汤证辨证"之法。江老学医伊始，即闭门苦读医经达三年之久，跟师临证时，又得益其师蜀中名医陈鼎三先生引经据典的解惑答疑。耳濡目染陈老先生运用经方之杉杉效验，既加深了对经文之理解，又对经方之卓效留下了不磨的印象，为此后对仲景学说的深入研究与运用奠定了坚实基础。江老扎根临床半个多世纪，奉仲景原著为圭臬，以仲景理法为准绳，运用经方之治验无以为计。凡水气病、蛔厥、眩晕、黄疸、心痛、胃痛、咳喘、伤寒坏证等病症的诊治皆颇有心得。他认为，水气病之病机为"气水不和"，多为标实本虚之证，常用补气行水、温阳健脾之法治疗而获速效；治疗咳喘，不忘三法（宣肺解表、利气蠲痰、温肾纳气）；治黄疸重视调畅三焦、清利湿热、疏肝利胆等等。伤寒与温病的关系，江老亦有独到见解。他认为，伤寒学说与温病学说无对峙之情，实具互补之义，伤寒之理法可赅温病，温病之方药可补伤寒之不逮。江老对经方之运用有独特经验，即提倡"汤证辨证"法，即有是证，便用是方。

不仅如此，江老还谙熟各家学说，善于融会贯通。江老在五十多年实践中，以精研仲景学说为主，同时广泛涉猎各家学说，悉心研究，采撷其长，融会贯通，临证时择其优者而用之。李东垣、张景岳、程钟龄、吴鞠通、陈修园、唐容川、黄元御等医家之论说，常为江老所引用、对屡经验证、疗效确切之时方，常视如经方而广泛运用。如经他亲身体验之金沸草散，其临证时，无论咳嗽之久暂，不分老少，随证灵活加减，确收得心应手之效，而成为他治疗外感咳嗽之专方。并常冶寒温于一炉，汇经方与时方为一体，以求临床之高疗效。如其为治疗眩晕急性发作而拟制的"柴陈泽泻汤"，即是融经方小柴胡汤、泽泻汤与《局方》二陈汤加钩藤、天麻、菊花而成，其组方与《内经》"诸风掉眩，皆属于肝"及后世"无痰不作眩""无虚不作眩""无火不作眩"等论契合，用之治疗眩晕急性发作，确能收药到眩止之效。

临床上，江老更是注重顾护胃气，用扶正以祛邪。江老谨守仲景"保胃气、存津液"之治病法则。临证之际，必先察患者胃气之存亡，脾气之盛衰，选方用药，无不时时顾护脾胃。喻嘉言说："人之脏腑，以脾胃为主。"脾胃乃水谷之海，居中州而化生气血。以灌溉四旁，人身四肢百骸、五脏六腑，皆赖脾胃以生养，故为后天之本。脾气以升为顺，胃气以降为和。脾胃健运，精气化生，气血充盈，五脏六腑得以充养，既可增强抵御外邪之力，防病于未然；又能加快恢复已病脏腑之机能。"五脏元真通畅，人即安和"的关键，在于脾胃之升降正常。健运脾胃，扶正以祛邪，实为"医中之正道"。常见不少患者久治不愈，转诊于江老，给予健脾和胃之法，病即速愈。正所谓"治病不愈，寻到脾胃而愈者甚多"。

江老用药上也有自己的特色，每每加减均含深意。遣方如布阵，用药如用兵。江老作为临床经方家，其遣方用药，自有特色。其一，复方加减。针对主证，选用一首主方，为兼顾次要症状，视其与主证在病机上的内在联系，灵活而恰当地加减药物，使原方变成由两个以上方剂组合而成之复方。这种加减法，绝不是简单的对症的单味药物加减，而是一个或几个成方之加减。每一首成方有共主治之适应证，数方相合也就可以针对多个适应证。数方相合，对主证应起到"相须""相使"的作用。如若中气不足，清阳不升，又兼肝郁之证者，江老常于补中益气汤加入茯苓、白芍二药。如此即加入了逍遥散与五味异功散二方。这样既加强了补益中气、升提下陷之力，又达到了养血疏肝和脾之用。

其二，江老用药清轻活泼，慎用多汁滋腻之品，即使需大剂滋阴补血，亦于方中加入一二味小量的畅气快膈之品，以收补而不壅、滋而不腻之效。其三，江老不用冷僻药，江老所用药品绝大多数为药房常备之品，随时皆可买到，这样可避免患者为寻求缺药而延误治疗，为减轻患者之经济负担，江老尝多选用价廉而效宏之药。不以药价之贵贱分药之优劣，而是以效优且价廉定取舍。真正保持了中医药简、便、廉、验之特色。江老在《我的中医之路》上就记载过他用一味土茯苓治好一患神经官能性头痛3年多的患者：

张某，女，17岁。1997年4月20日初诊。患神经官能性头痛。头痛3年多，每因受凉、生气而发作，剧时满头胀痛伴恶心，平时则绵绵痛。常服吲哚美辛（消炎痛）、索米痛片（去痛片），止痛效果越来越差。患者12岁时曾做过心脏瓣膜手术，体质差，情怀悒郁。察其舌质偏淡、苔薄白，脉弦细。

予土茯苓120克，装入保温瓶中开水泡2小时，代茶频饮之。服药后，当晚头痛大减。遂每日泡服120克，3日后头痛消失。

江老按：土茯苓首载于《本草纲目》，未言其治头痛。重用120克何以能止头痛？笔者百思不解，便重温清代徐大椿关于"药性专长"的一段妙论："凡药性专长，此在可解不可解之间，虽圣人亦必试验而后知之。如菟丝子之主面皯，亦其一端也。以其辛散耶？则辛散之药甚多。以其滑泽耶？则滑泽之药亦甚多。何以他药皆不能去，而菟丝能之？"徐大椿由此而推论药性之专长曰："但显其形质气味者，可以推测而知，而深藏于性中者，不可以常理求之……药中如此者极多，可以类推。"故临证者除了熟悉药物的四气五味、升降浮沉、归经及常规用法之外，还应掌握药物的特殊专长与优势，便于出奇兵而奏厥功。

江尔逊老先生临床非常重视苔证结合，例如，白厚腻苔是临床最常见的一种苔象，揩之不去，刮之不脱，舌面罩着一层油腻状的黏液，舌质大都被其掩盖；或中根部较厚，边尖部较薄。对着镜子，伸出舌头，很多人会发现自己的舌苔就是这样的。中医上讲，这种舌苔的出现多是由于饮食停滞或湿浊瘀积。江老对付这种舌苔，他总结了4种治法，以4个病案为例：

1. 清热化湿、和解少阳法

王某，男，42岁，1987年9月30日初诊。半月前患急性阑尾炎，行阑尾切除术。术后3日，续发寒热，浑身战栗，体温高达39.5℃；伴见小便淋漓涩痛，大便秘结，神倦纳呆。化验检查：白细胞总数 $21 \times 10^9/L$，中性粒细胞0.85；小便脓细胞（＋＋＋）。

西医诊断为败血症、尿路感染。经予大剂量抗生素治疗，持续半月，病势未减，且日趋加重。遂请江老诊治，症见：手术伤口愈合尚好，但往来寒热，午后尤甚，倦怠身困，脘闷不饥，溲黄淋漓涩痛，大便秘结，干呕，口苦，口中黏腻，舌边尖稍红，苔白厚腻，脉弦细而濡。

辨证：少阳枢机不利，湿热蕴阻三焦。处方予小柴胡汤合三仁汤加减：杏仁10克，薏苡仁20克，桔梗10克，黄芩10克，柴胡12克，半夏10克，南沙参10克，滑石20克，通草10克，竹叶10克，鲜藿香15克，茯苓12克。

连服3剂，寒热顿止，体温正常（36.5℃），呕止便通，白厚腻苔消退。唯小便尚感淋漓灼热，继原方去小柴胡汤，续服5剂，病愈出院。

江老按：本例证情错综复杂，然概言之，不外两端：一则时值夏秋之交，暑湿内伏膜原；再则术后复感新邪，少阳枢机失利。盖少阳以手经（三焦）主令，足经（胆）化气，湿热之邪阻于少阳三焦，气机瘀滞，故见午后寒热、脘闷不饥、苔白厚腻、口苦呕逆等症。江老选用小柴胡汤合三仁汤，其义良深，自非熟谙仲景心法，不得其解。或曰：小柴胡汤是伤寒方，三仁汤是湿温方，二者冰炭不相容，何能合用？答曰：《伤寒论》云："阳明病，胁下硬满，不大便而呕，舌上白苔者，可与小柴胡汤，上焦得通，津液得下。"唐容川说："盖凡病在三焦膜原之中，则舌苔色必白……故丹田有热，亦云舌上白苔……今人以白苔为寒，多致谬误，盖白苔只是应在三焦，并不以此辨寒热也。"故二方主治病位均在三焦。且有是证，用是方，古有明训，何悖之有？

2. 培土生金、温化痰饮法

马某，女，年逾七旬，1987 年 4 月初诊。咳嗽、心悸反复发作 2 余年。曾经西医诊断为慢性支气管炎、肺气肿、肺心病、心源性肝硬化。两个月前，因受凉而寒热咳嗽，右胁疼痛。经中西医治疗，外证已解，但喘咳愈烈，气短心悸，痰多色白，腹胀尿少，面浮肢肿；伴见厌油食少，噫气呕恶，得食即呕吐痰水，吐尽方安，大便不爽，面色无华，舌质淡，苔白厚腻，脉沉细弱。

检视前方，不外疏肝利水、化痰清热、消食导滞之剂，诸如柴胡疏肝散、四皮饮、黄连温胆汤、保和丸之类。此证实属痰饮水气为患，治当和以温药。遂以苓桂术甘汤、小半夏加茯苓汤、防己黄芪汤、香砂六君子汤等复方化裁：党参 15 克，茯苓 15 克，白术 10 克，甘草 3 克，陈皮 10 克，半夏 10 克，桂枝 6 克，防己 10 克，黄芪 30 克，厚朴 12 克，生姜汁半匙（兑服）。

连服 4 剂，喘咳、心悸、浮肿、腹胀、呕恶等症已去大半，白厚腻苔全退，知饥索食，二便通畅。遂以原方与金匮肾气丸互服，调理旬日，诸症悉愈。

江老按：本例患者，高年久病，其本气虚弱可知。然苔白厚腻，腹满水肿，喘咳痰多，又是标实之征。前者诸药不效，咎在只见其标，忽视其本。盖此例证候之属于痰饮水气为患，为医者皆知，而临证之际，辨识标本虚实，确定逆从治则，却较难以丝丝入扣。本案证候症结在于心之阳气虚衰，脾之转输无权，肺之通调涩滞，肾之蒸化失职。而专主以温药和之，立补火生土以培土生金、温化痰饮之法，使诸症迎刃而解，白厚腻苔很快消退，此诚《内经》所谓"甚者独行"（《素问·标本病传论》）之妙用也。

3. 清肝健脾、祛痰渗湿法

李某，女，56 岁，1987 年 11 月 23 日初诊。患者平素劳心过度，眠食不佳。1 个月前，因外感风寒而突发眩晕，胸闷泛恶，右耳蝉鸣，听力减退。西医诊断为美尼尔氏综合征、卡他性中耳炎。住院治疗月余，未见明显好转，眩晕每日数发，不能起床行动，由人抬来就诊。症见患者动则头晕目眩，频频呕逆，尽吐清稀痰涎，自诉如坐舟车，摇晃不稳，不敢举步；伴见耳鸣，时有低热，口腻食少，舌质微红，苔白厚腻，脉弦细而滑，二便尚调。

属眩晕，江老拟柴陈泽泻汤：柴胡 10 克，黄芩 6 克，半夏 10 克，南沙参 10 克，甘草 3 克，茯苓 12 克，陈皮 10 克，泽泻 10 克，白术 10 克，钩藤 12

克，天麻 10 克，菊花 10 克，生姜汁半匙（兑服）。嘱服 3 剂。

3 日后，患者步行前来复诊，喜形于色，精神转佳，谓此方见效甚速，长达 1 月之病始服药 1 剂，眩晕顿减，热退呕止，口中知味，思食；3 剂尽，诸症若失。诊视见其白厚腻苔尽退。乃守方增损，巩固疗效。随访至今，迄未复发。

江老按：眩晕一证，其来势急骤，纵观历代方书，多责之风、火、痰、虚而分别论治。初读之言似成理，而用之临床却或效或不效。推究其故，多系孤立地看待四个病因。《内经》云："诸风掉眩，皆属于肝。"（《素问·至真要大论》），又云："髓海不足，则脑转耳鸣。"（《灵枢·海论》）。《金匮要略》云："心下有支饮，其人苦冒眩。"而后世尚有"无火不作眩""无痰不作眩""无虚不作眩"等学说。究之《内经》所言之风，非外来之风，乃指厥阴风木而言。而厥阴与少阳相火同居，风动则火发。又风生必夹木势而害土，土病则聚液而成痰。肾为肝母，主藏精，子盗母气，精虚则脑转耳鸣。因此，眩晕一证，实为标实与本虚同在。言实者，风、火、痰；言虚者，脾肾虚。凡病则兼而有之，绝不可能孤立存在。因此，唯有标本同治，治平肝熄风、健脾渗湿、化痰降逆于一炉，庶能迅速息止眩晕。这是江老在前人理论基础上，临证 60 多年来精心探索而得出的结论。或问：方中无一味补肾药，岂不遗却滋肾填精乎？答曰：脾健自能输精及肾，正如《素问·至真要大论》所说"肾者主水，受五脏六腑之精而藏之"。较之泛用滋腻补肾药饵更高一筹。从本例不斤斤于治白厚腻苔而苔自化，又体现了《内经》所谓"间者并行"（《素问·至真要大论》）的标本同治之义。

4. 行气导滞、和胃助脾法

罗某，男，40 岁，1988 年 5 月 10 日就诊。反复上腹疼痛，嗳气腹胀 3 年余。西医诊断为十二指肠壅积症、慢性胃炎。长期打针服药乏效，遂来就诊。患者平素嗜酒，喜食肥甘炙煿食物。3 年多来，经常反复上腹闷痛，胀痛，嗳气呕恶，肠鸣腹胀。若饮食不节，则脘腹胀满、疼痛、压痛加剧，且食后即吐，吐尽始觉轻快。长期大便不调，或干或稀，频频矢气，苔白浊腻，脉沉细滑。

辨证：气机阻滞，升降失调。予大安丸加减：茯苓 10 克，半夏 10 克，陈皮 10 克，山楂 10 克，建曲 10 克，莱菔子 10 克，连翘 10 克，白术 10 克，厚朴 15 克。

连服 5 剂，腹痛、腹胀、呕恶渐止，多年来长期不退的浊厚腻苔尽退。守原方去连翘，加党参 12 克，生姜 5 克，甘草 3 克，鸡内金 10 克（即含厚朴生姜甘草半夏人参汤）调治（如便溏，去莱菔子），并嘱其戒酒，慎饮食。

两年后偶遇之，得知其常以上方断续服用，旧病竟逐渐痊愈。察其舌苔，红润薄白。据云，浊厚腻苔未曾复生。

江老按：《内经》云："饮食自倍，肠胃乃伤。"（《素问·痹论》）本例患者之病因病机，良由纵恣口腹，饮酒过度，嗜食肥甘煎炸之品，朝伤暮损，日积月累，导致脾胃之受纳腐熟及运化功能失常，而使气机阻滞，升降失司，传导不行，食积不化，故见苔浊厚腻等症。临床上，此类消化系统功能障碍之慢性疾病患者，苔浊厚腻几成主要证候之一，屡见不鲜。对此，江老恒以导滞行气、和胃助脾为法，选用大安丸（即保和丸加白术）加减，每收良效。江老常谓：凡欲治病，必借胃气以为行药之主。若胃气实者，攻之（包括消导）则去，而疾恒而愈，此以胃气强而药力易行也；但胃气虚者，攻亦不去而病益甚，此非药不去病，盖以胃气本弱不行药力故耳。此又不可不慎。

江老治疗白厚腻苔的经验让我受益颇多，学习中医，学习、借鉴名家的经验是必不可少的，这样才能更好地提高临床实践能力。

姜春华传

姜春华，字秋实，生于 1908 年，江苏南通县人，著名中医学家、中医脏象及治则现代科学奠基人。

其父姜青云儒而兼医，除诊病外终日手不释卷，甚望儿辈绍继其业。姜春华自幼喜爱书画，他虽在 15 岁上考入南通职业学校，但在学习之余仍用心临摹碑帖画谱。曾拜书法家李梅清（清道人）学生王圣华为师，专攻北魏体。而后，王圣华却劝他，为了为人民解除病痛，并解决生计，还是继承家学，做一名医生为好。姜春华听从了老师的规劝，决定割爱书画，走上了学医的道路。

在严父的教导下，姜春华学习了四书五经、诸子百家以及诗词歌赋，在古文方面打下了坚实的基础，以后又熟读了《四言脉诀》《药性赋》《汤头歌诀》等医家必读的启蒙书和《内经》《难经》《伤寒论》《神农本草经》等医学经典著作。在学习医书的同时，常随父侍诊，耳濡目染，取得了不少治病经验。他在年轻时读书喜欢独立思考，不是"纯信"，而是"索疑"，身边备有一本簿子，题为"医林呓语"，专门摘录医书中不切实际的记载。如一本书中说有人患病，诊断为 3 年以前饮酒所致，予以服药催吐，吐物犹有酒味。他录出并加评语说："酒置在露天隔日气味即无，岂有三年之久呕出酒味来"。这种例子甚多，他常说："学而不思则罔，对于前人的理论，要经过思索，哪些是对的，哪些是错的，这才有益，我不喜欢跟人家脚跟转，古云亦云"。

古人云："道不行于父母之邦"，姜春华为了自求独立，18 岁便随着亲戚来到上海，借助同乡亲友，辗转介绍，医治微恙小疾，有一定疗效，从此立下脚跟，开始悬壶行医生涯。当时因年纪轻，诊务亦不甚忙，行医之余他发奋自学，经常跑旧书摊、旧书店买旧书，或到图书馆、大书店看书。他阅读杂志，见陆渊雷先生文，心甚钦佩，及陆先生招收遥从弟子，乃执贽请为弟子，正式拜陆渊雷为师。陆先生是革新派，他教中医也大胆地教西医，这对姜春华的学术思想影响很大。他从那时起就认为，中西医之间不应有门户之见，因为两种医学都是面对着病人。只要立足于中医，做到西为中用，古为今用，学点西医只有好处，没有坏处。为此他自学西医大学的教材，还利用晚上去听课，参加西医进修班学习，并从留德医学博士李邦振学习听诊、叩诊，通过中西医会诊查房学习西医检查诊断。由于勤求古训，融会新知，姜春华的思路驰骋于多学科之间，为他后来学术思想的形成奠定了基础，对于提高临床疗效亦有裨益。

自 30 年代起，他开始撰写论文。《中医治疗证候发凡》连载于《国医导报》，《余云岫医学革命论批判》一文连续发表在《广东医药旬刊》等杂志。抗日战争时期，他先后担任华西医药杂志、北京中医杂志、广东医药旬刊、国医砥柱社或编辑，或特约撰述，一时名驰南北，被称为"沪地新中医青年领袖"。那时他年富力强，又担任上海中医专科学校、上海复兴中医专科学校、上海新中国医学院教学工作。在不断的写作和教学实践中，使他对中医学术更加融会贯通。但他还经常说："学然后知不足，教然后知困乏"，"勤能补拙"，并用景岳语刻了一枚闲章"学到知羞"，可见他治学态度的严谨。在此期间，他还写出了《中医生理学》《中医诊断学》和《中医病理学》等教科书，均由北京国医砥柱社出版。

姜春华先生不但撷取中西医之长，而且善于吸取中医历代各家学说精华，方药联系实际，看病读书结合。他 30 岁后诊务日趋繁忙，凡日间诊治过的病例如疗效不显，他入夜就查阅前人治验，考虑选择前人医方可取之处，适当调整。当时正值抗战时期，上海郊区人民逃集租界避难，饥饱不时，露宿冷食，以致疫疬流行。由于治病需要，他运用西医对急性传染病的知识，翻检了古代的天行、时行、瘟疫、温病等专著，搜求有关"瘟疫"的治法，摸索了一套治疗方法，治好了许多急性传染病人。有时为了治病救人，他甚至施诊给药，分文不取。实践使他体会到：中医不仅长于调理，对于急性疫病也有很多有效的方药，疗效是不错的。

姜春华的大医之爱还体现在 1954 年，他第一批响应号召，放弃私人开业的优厚收入，进入上海第一医学院附属内科医院（今华山医院）任中医科主任并兼任医学院中医教研室主任，从而使他的精湛技术得以更好地发挥。

肝硬化腹水就是中医的臌胀病。因病属晚期，用药棘手，很难治愈。50年代初患肝硬化腹水病人较多，西医亦无特效办法。姜春华立志向这种顽疾发起进攻。在他的要求下，医院专为他增设了 14 张床位，并安排西医大学毕业的沈自尹医师协助，同时跟随他学习中医。以往中医治疗肝病多以理气为主，一般认为，晚期肝硬化腹水的病人慎用攻泻，因为容易造成肝昏迷。但姜春华认为：中医所说的肝具有藏血和主疏泄的功能，肝脏血瘀气滞影响肝藏血和疏泄功能，故肝病之治不论是急性肝炎的肝大，还是慢性肝炎的肝硬化，均可选用活血化瘀为主的方法治疗。

对于肝硬化腹水的病人也要因人而异，由于病人体质病情各有不同，若临诊遇患者舌苔厚，脉有力，体质较强，有可攻之证，若不急先解决越来越多的腹水就会危及生命。因此，他常果断采用大剂量逐水药，急病急攻，腹水退了再扶正固本，调理肝脾。他根据张仲景"下瘀血汤""十枣汤"之意，以活血化瘀为主，自拟了"软肝汤"和"加味巴漆丸"等有效方药，根据病人不同情况，分别采取先攻后补，先补后攻，攻补兼施等方法治好了不少群医束手的肝硬化腹水病人。

比如，一40岁男性晚期肝硬化腹水患者，腹部臌胀隆起，肚脐突出，大小便不通，饮食不进，西医用利尿药无效，只能靠补液和抽腹水维持。姜春华应邀会诊，他仔细地看了病史记录，询问了病情，诊腹察色，按脉视苔，然后开了处方，"十枣汤"加味，用量较重，他告诉病人家属："吃药后若腹泻或许可治，要注意观察"。一剂药服后不久病人腹部开始作响，接着下了一些结粪，二剂药服后病人又泻出污水半盆，随之病人小便也通了，腹围逐日缩小，食欲增加。以后，姜春华又用攻补兼施的方法耐心调治。

不久，这个濒临绝境的病人竟康复出院。随着一批批患者腹水消失，肝功能恢复，病愈出院走上工作岗位。当时担任院长的钱惪教授很为惊讶，因为现代医学认为肝组织纤维化（硬化）已是不可逆的了。于是他亲下病房，自量腹围，看化验单，也曾试用硫酸镁泻下无效，终于信服。他组织写出报道性文章，肯定了中医治疗肝硬化腹水的效果。此后，国内许多病人慕名而来，其中不少肝硬化腹水病人在各地求治无效，经他诊治后化险为夷。人们提起姜春华首先会把他和"肝病专家"联系在一起。1955年他被评为上海市先进工作者，还光荣出席了全国先进工作者大会，1958年他荣获卫生部颁发的继承发扬祖国医学金质奖章。

姜春华在60年代初就已提出"辨病与辨证相结合"的理论，认为："既要为病寻药，又不废辨证论治，为医者须识病辨证，才能做到辨病与辨证相结合"。辨证论治是中医的精华，但并不是完美无缺的。他曾举例说，有些病，证好了，但病未愈，而又无证可辨，如慢性肾炎常可见到诸证皆愈而化验蛋白尿没有消失，就不能解决问题。再有冠心病患者，医生了解此病有冠状动脉供血不足，又结合证之阴虚，加以病症同治，常能提高疗效。因此，他主张，首先辨证论治是中医的灵魂，千万不能丢，否则将失掉中医的精神，这是肯定的；但为病寻药，专病专方专药也有其必要，二者不可偏废。正如《养生论》所指出的："病有内异外同，外异内同"。单凭症状表现不足以看透疾病的本质，你所指的异病，可能其实是同病；而你所说的同病，也有可能却是异病。辨病可借助现代医学检测手段，以弥补中医诊断之所不及。只有辨病与辨证相结合，方能明确诊断，使辨证切合病情，用药针对病源。

几十年来，姜春华临诊既注重辨证论治，又反复挖掘验证民间单方、验方和专病专药，如用黑大豆、山药治疗慢性肾炎，马勃、天浆壳、南天竹子治疗咳嗽，佛耳草、碧桃干、老鹳草截喘，白头翁汤配合人参、大黄治痢，鱼腥草、鸭跖草治大叶性肺炎，僵蚕、蝉衣治疗乙型肝炎等，都取得较好的疗效。

他治病重思路，勇探索，不拘旧说。如对黄疸治疗，前人有"治黄不利小便非其治也"之说，而他则谓："治黄专利小便非其治也"，因而他退黄之法不用茵陈、五苓，而用大黄、胆草等通下苦泄，效果尤佳。对一些顽症痼疾，他有胆有识，敢以毒峻之品顿挫其势，如咳喘治疗用紫金丹（砒石、明矾、豆豉），即刻平喘率达 70% 以上，并对砒霜研制方法、适应证、用药反应、剂量掌握、毒性试验做了研究报告。中药配伍中人参与五灵脂相克，他遵李中梓之说，常以此配合治疗肝脾肿大而取显效。对某些风湿性心脏病咯血患者，施以姜、附重剂而强心止血力挽垂危。对于顽痹之症，他多在温散蠲痹、祛风通络之中，加用大剂量生地黄以凉血清营，滋阴润络，温凉兼施，刚柔相济，使寒痹从温而通，瘀热得清而化，经络疏畅，顽痹得解。总之，姜春华治病，匠心独运，他不仅对肝炎、肝硬化病的治疗有丰富经验，对肾病、哮喘、风湿性心脏病、内分泌病、脾胃病均有深入研究，并有一定成就。

科学研究，贵在创新。所谓"新"，势必或有异于前，或有悖于众说。姜春华勤思索，敢创新，他从中医传统理论和治病经验中得到启发，于 70 年代初首先提出在辨病辨证基础上应掌握"截断扭转"方药的学术观点。他认为，外邪侵入人体后，如果不迅速祛除，则邪逐步深入，侵犯重要脏器，病情愈加复杂。应采取"迎面击之"之法，截病于初。他根据温病的病原特异性是以热毒为主的特点，结合吴又可《温疫论》"知邪之所在，早拔去病根为要"以及刘松峰《松峰说疫》"真知其邪在某处，单刀直入批隙导窾"的截断病源之说，将卫气营血辨证施治和截断病源辨病用药有机地结合起来，提倡"重用清热解毒""早用苦寒泄下""不失时机地清营凉血"，认为对于温病（泛指各种传染病），必须抓住早期治疗，不必因循等待，必要时可以早期截断卫→气→营→血的传变。

实践证明，姜春华在温病治疗提倡"截断扭转"的三大法宝，即重用清热解毒，早用苦寒泄下，及时凉血破瘀，能明显提高疗效。特别是对于急性传染病和急性感染性疾病，由于病情发展快，死亡率高，疾病变化有特殊规律，用截断方药能消灭病源，从而拦截阻断疾病向恶化方向发展。这无疑是一个创新的学术思想。"截断扭转"治法还进一步得到了不少医疗单位临床疗效的验证。据北京友谊医院、上海市传染病院、南通市中医院、江苏省中医研究所等报道，对急性肺炎、乙型脑炎、流行性出血热、肠伤寒等病分别掌握好清热解毒、苦寒泄下、凉血破瘀这 3 个截断环节，能加快控制感染进程，控制高热，防止昏迷，缩短病程，并大大降低病死率。如江苏省中医研究所用"清热解毒 4 号"为主治疗 255 例流行性出血热患者，使病死率从 12.6% 降低到 2.45%，并证明早期使用可减轻毒血症状，确能缩短热程，并能阻断病程进展，越期而过。当然，姜春华在临诊实践中运用"截断扭转"方药，不仅用于治疗温病，也常用于内科杂病。

作为一名老中医，先生不愿做被传统观念束缚、不敢越雷池一步的所谓"纯中医"，更不屑当以肤浅的"中西合璧"应付临床的所谓"新中医"，而是向往学贯中西，博古通今，有所发展，有所创新。他认为，治病不能局限于传统的理法，要敢于创理外之理，法外之法，如果古人不创新，永远停留在张仲景时代，则中医学亦无如此丰富的内容了。

几十年来，他身体力行，勇于开拓，取得了世人瞩目的成就，为现代中医和中西医结合事业做出了可贵的贡献。从 60 年代初起，上海第一医学院藏象研究室在姜春华的领导下，开展了肾本质的研究工作。中医对"肾"非常重视，认为"肾是先天之本，人体阴阳之原"，但他又不同于西医解剖学上的"肾"。在临床上用中医补肾的药物治疗哮喘（其本在肾），脱发（其华在发），腰痛（腰为肾之府），耳鸣（通窍于耳），阿狄森氏病（色黑属肾）以及其他与肾有关的疾病，均获得较好疗效。中医关于"肾"的理论有没有物质基础？"肾"的本质究竟是什么？他们运用现代科学的方法对人体"肾"的生理、病理的阴阳变化进行了系统严密的观察，并在动物身上做了多次实验，取得了显著成果。姜春华主编的《肾本质的研究》一书，受到国内外医学界的高度重视。

姜春华对活血化瘀的治则方药进行了长期的研究，对运用活血化瘀法异病同治积累了丰富的临床经验。人们曾认为，肝硬化是医学界疑难病，因为肝脏组织一旦纤维硬化就不会复原。而姜春华从中医的传统理论出发，认为肝是藏血之脏，瘀血内结是肝硬化的主要病理机制，他提倡重用活血化瘀方药，自拟"软肝汤"等方药治疗肝硬化，不但能改善体证，而且能使硬化的肝脏得到改善，同时异常的化验指标也能得到纠正。他又进一步指导中西医研究人员用现代科学实验方法进行研究，证实中医活血化瘀法能改善血液循环，使已经纤维化的肝脏组织得以改善，并能使肝细胞营养增加，调整机体免疫系统功能。此外，他还将活血化瘀方药广泛运用于心血管疾病、肾病、脑病、结缔组织疾病、急腹症、肿瘤以及其他一些疑难病的治疗，也取得了良好的疗效。

70 年代初，在姜春华的倡议指导下，上海第一医学院（今上海医科大学前身）成立了活血化瘀研究组，他担任组长。从此"上一医"的活血化瘀研究工作蓬勃开展，从微循环、血液流变学、电子显微镜观察、动物实验、药物研究、临床研究等各方面开展了大量的工作。1978 年获得全国科技大会颁发的重大科技成果奖。由于姜春华是中国研究活血化瘀的倡导者之一，曾应邀在上海和全国各地的学术会议上多次作了专题讲授。他主编的《活血化瘀研究》和《活血化瘀研究新编》已分别于 1981 年、1990 年出版发行，受到国内外专家和读者的赞誉。1978 年他光荣地出席了全国科学大会并担任主席团成员，1981 年 5 月，上海市举行中医、中西医结合科研成果授奖大会，姜春华撰写的《肾与命门的演变》《中医对于瘀的认识》《阴阳原始》3 篇论文荣获一等奖。

姜春华在 60 余年岐黄生涯中，不仅临床疗效卓著，科研硕果累累，施教桃李天下，对中医古籍文献也有深入的研究。他自 30 年代起先后发表 200 余篇学术论文，其中长篇论文《虚实概论》《本草主治释义》发表于《中医杂志》，《伤寒六经若干问题》《脉学上若干问题》发表于《上海中医药杂志》。抗日战争期间，著有《中医生理学》《中医病理学》《中医诊断学》，新中国成立后著有《中医治疗法则概论》《伤寒论识义》《姜春华论医集》，主编有《肾的研究》《活血化瘀研究》《活血化瘀研究新编》等著作，年逾八旬还笔耕不辍，推出力作《历代中医学家评析》（1989 年上海科技出版社出版）。这些论著的特点是：考据训诂，广征博引，构思新颖，立论独特，论理透彻，自成一统，受到国内外学者的推崇。

从姜春华 1923 年从父学习中医起，他就已经踏上了这条辉煌的中医之路：1925 年毕业于南通职业学校。1926—1932 年，在上海边行医边自学。1932 年从师陆渊雷学习中医。1937—1948 年，在上海中医专科学校、上海复兴中医专科学校、上海新中国医学院任教。1954—1992 年，进入上海第一医学院附属内科医院（今华山医院）任中医科主任兼第一医学院中医教研室主任。其间，姜春华 1961 年加入中国共产党，1985 年因治疗晚期血吸虫病做出成绩，受到上海市政府记大功奖励，他曾当选第五届全国人大代表和第七届上海市人大常务委员。1957 年被聘为中国科学院上海分院研究员，1972 年，任上海第一医学院附属中山医院中医科主任，1978 年在上海首批评定为中医教授，1980 年被聘为国家科委中医专业组成员，1981 年被卫生部聘为医学科学委员会委员。

他先后历任第一届全国中医学会常务理事，第一届全国医史学会委员，《中国医学百科全书》编委、国家科委发明评选特约审查员，上海市高级职称评审委员等职。晚年在患病中担任上海医科大学教授、博士研究生导师，上海中医学会名誉理事长，上海中医学院、上海中医药研究院、上海市中医文献馆顾问等职务。

1992 年 3 月，先生病逝于上海。

姜春华先生从医 60 余年，学验俱丰，临床疗效卓著。几十年来，他治病、读书、思索、总结，一步一个脚印，这就是这位当代名医走过的道路。

李孔定传

李孔定，生于 1926 年，逝于 2011 年，四川省蓬溪县人。1955 年考入重庆中医进修学校专修班深造，执教于蓬溪县中医进修学校、绵阳中医学校、成都中医学院函大。

李孔定原名绪宝，1926 年 5 月出生于四川省蓬溪县锣锅乡（现新胜乡）老井湾一个农民家庭。8 岁丧父，赖母任氏抚育成人。幼历艰辛，养成坚毅性格。6 岁就学，十年寒窗，学习训诂经史词章及书法。广博的古典文学知识，为他后来学习中医打下了坚实的基础。

1943 年，17 岁的李孔定始任本乡小学教员。因目睹旧社会农民贫病交加而又缺医少药的现状，特别是他父亲年仅 28 岁即被病魔过早夺去生命的悲惨情景，激发了他弃教从医、济世活人的志向。

1947 年，李孔定开始自学中医。拜乡里名医李全五为师，复请教于善治时病的何成章，并从名士邓文伯，受益良多。1951 年悬壶桑梓，数年之间，名震一隅。1955 年，李孔定考入重庆中医学校专修班，受任应秋、胡光慈等名家的亲自教诲和指点。特别是通过协助李倩侠老师编写《温病新义》《实用针灸疗法》等书籍，使其知识更加系统化、条理化，中医理论和诊疗技术得到了很大提高。

1958 年，调县卫生进修学校为中医轮训班主讲《内经》《温病学》《中医内科学》等课，深得学员赞赏。课余，则到城关诊所应诊。

1959 年秋末，痄腮流行，县城幼儿鲜能幸免。诸医以银翘散为主方进行治疗，效果不显。李孔定按三型分治：寒型用麻辛附子汤加黄芩、牛膝；热型用普济消毒饮加减；寒热不显型用仙方活命饮。应手取效，医名大振。

值得一提的是，李孔定先生坚毅的性格不仅使他远离了"文革"祸害，更是让他在中医路上越走越宽。"文革"期间，"战祸漫蓬溪，烟火离离"，李孔定远离"文攻武卫"，寄情山水之间，埋头草药研究。拜草医为师，拜药农为友，尝百草，辨药性，画药样，做标本。以草药验于临床，每多奇效。

特别是对风湿、结核、肠炎、痢疾、肝炎、鼻衄、血崩、带下等病的治疗，开拓了前所未有的天地，获得了前所未有的效果。历时4年，编印出版了文图并茂的集400多种草药的川中、川西北第一部《蓬溪县常用中草药手册》和《常见病中草药防治手册》。其后不久，他被调到绵阳地区卫生局主编《常用中草药单验方汇编》。为了编好这本书，不仅博览群书，还上北川到江油去广元，钻进草药资源无比丰富的大山里，辨识山区草药，收集民间验方，并用于临床实践。1971年6月，耗费了两年多的心血，30多万字近500幅插图的《常用中草药单验方汇编》终于问世。该书对每味草药的形态特征、生长环境、采收季节、主治功效、注意事项等都做了详尽阐述，不仅受到广大中医药人员和乡村贫困病人欢迎，而且对于发掘祖国中草药宝贵遗产具有重要意义。

1978年5月，孔定调绵阳地区卫生局主编《绵阳地区名老中医经验交流集》。同年底，调绵阳中医学校任教。1980年5月任该校教务处主任，旋升副校长。1981年成都中医学院绵阳地区中心函授站建立，孔定兼任副站长（主持工作），具体负责学校和中心函授站教学业务工作。1980年定职为主治医师，1982年晋升为副主任医师，1987年晋升为主任医师，随即被成都中医学院聘为兼职教授。1996年1月从绵阳中医学校调绵阳市中医药研究所，直到2001年3月退休。

李孔定从医60余载，在五运六气、中草药、温病学及难治性结核、白癜风、肿瘤等疑难杂症治疗方面有精深研究。他还先后兼任工农民主党绵阳市委主任委员、绵阳地区（市）中医学会理事长、省中医学辩证法研究会常务理事、省仲景学会副主任委员。

《李孔定医学三书》中也记载过李老看病善用仲景方加减的经历：

患者陈某，49岁，干部。某年6月，患外感风寒，头痛身痛、食欲不振，医以辛温解表药治之，外症悉解。转见呃逆频作，医以丁香柿蒂汤合针灸治之，症不少减。急转西医治疗，初服镇静药，能控制1小时左右呃逆不作，继则虽加大剂量亦只能维持半小时许，甚则仅十几分钟、几分钟。呃逆日夜不休，汤水难人，得食则吐，辅以输液维持代谢。如此三昼夜，患者不胜其苦。神倦恶寒，又兼惶惧，体力难支。虽时值盛夏，卧必厚被，起必棉衣

邀李老去治，诊见面色憔悴，少气懒言，脉细数无力，苔白厚，舌淡少神。诊为呃逆。辨证为阴津不足，阳气大虚，胃气上逆。补虚则气逆愈甚，降则正气难支，治疗颇感棘手。

于是李老想到《伤寒论》68 条有"发汗病不解，反恶寒者，虚故也，芍药甘草附子汤主之"之文，与患者发病及治疗经过相同，现症"恶寒"亦具；所不同者，惟呃逆不休。而呃逆不休又是患者当前最紧急、最关键之症，必须顿挫其势，方能化险为夷。于是拟芍药甘草附子汤加味治之。

书方：白芍 60 克，制附片 15 克（先煎半小时），甘草 15 克，枳实 15 克，生大黄 12 克（后下）。水煎 2 次，和匀。嘱先饮 10mL，隔 5 分钟再饮如前量。

如此 1 小时许，呃逆连声减少，间隔时间延长，嘱药量逐增，服药时间逐延。

3 小时后，患者腹中微痛，解出稀便。嘱徐进稀粥半碗，幸已不吐。

6 小时后，呃逆次数更减。原方减大黄量为 6 克再进，此后又微泻 2 次。

12 小时后，呃逆须经 1~2 小时始可闻二三声，能顺利进粥。家人求高效心切，见患者已能经受车旅之劳，即送往成都华西医大附院治疗。车行至金堂地界，已历 3 时之久，呃逆一次未作。患者反思，中药既见速效，何必劳师远征，耗资耗力。坚持立即回车。随行者无奈，返县仍邀李老治。

历时 3 日，服药 3 剂，呃逆不作，夜眠安枕，能饱餐清淡之食，精神转佳，脉象和缓，舌象正常。即与八珍汤加陈皮、麦芽类药调治十余日而愈。

从李老医案可见，辨证适宜则小方出神奇，药简效宏如是也！

孙润斋传

孙润斋（1914—1991），名心泽，河北当代名医，民国 3 年 7 月 14 日生于白侯村农家。曾创办晋宁县医院中医科并担任主任，历任县邢台地区中医学会副理事长、副主任医师、县政协委员。1991 年 1 月 11 日病逝于白侯村。

孙润斋青年时，精读《黄帝内经》《伤寒论》等中医经典。在医学上，他接受新医术，注意时变人异，灵活变通的治疗方法。民国 20 年，孙润斋听说，柏乡县北马村，有位擅长外科的老中医王老增，掌握祛腐秘方，从不传人。孙润斋登门求教，甘当小学生，花了两年时间，感动了王老增，亲传祛腐秘方。后来，他改进秘方，救治患者，多人受益。

二十岁的孙润斋，对内、外、妇科和针灸学有一定造诣，处方、针灸多显奇效。宁晋、柏乡、隆尧一带，登门求医络绎不绝。"七七事变"，孙润斋以医道为业，在天泰祥药铺坐堂开诊。民国 27 年春，参加东进纵队平汉支队，从事医疗工作。期间，他为部队战士治疗疥疮，解除痛苦。民国 32 年，冀南大旱，瘟疫流行。他行医施药，方圆百里，无不称赞孙先生医德高尚，医术精湛。民国 36 年，在白侯村开中医诊所。1955 年，按国家政策，实行联营。1956 年，调宁晋县医院，开办中医科。

孙润斋的事迹先后在《邢台日报》《河北日报》《人民日报》、河北电视台做过报道，并载入《河北科技群英》《中国当代名人录》。"孙润斋升益宣化汤治疗癃闭的经验"，荣获国际优秀成果奖，并授予"民族医药之星"称号，载入《第三届传统医学优秀成果奖大赛·中国赛区获奖作品荟萃》。孙润斋毕生研究中医中药而不懈，中医技术闻名遐迩，被评为科技拔尖人才。

孙润斋对各家学说颇有研究，《内经》《伤寒论》《金匮要略》造诣尤深，众方之长运用得心应手。临床 50 余年，精内、外、妇、儿各科，擅长针灸疗法，治愈过诸多顽症怪疾。在临床实践中创拟了诸多验方，如治疗癃闭症的"升益宣化汤"、治疗肾炎的"茅根赤豆饮"、治疗再生障碍性贫亦的"补精填髓补血再生方"等，疗效显著，应用广泛。

孙润斋老先生，三世业医，治学严谨，临床50余载，长于运用经方。现就其运用甘麦大枣汤方的经验，举案介绍如下。

1. 脏躁

刘某，女，36岁，农民。因家庭琐事发生口角，继则悲伤善哭，夜难安寐。于1981年6月10日急延孙老诊治。望见形瘦神滞，舌红，按之脉细稍数。诊为脏躁。投甘麦大枣汤加味。

处方：炙甘草12克，小麦40克，大枣10枚，石菖蒲20克，熟酸枣仁30克，百合15克。连服3剂，诸症好转。继服9剂，诸症息平。

2. 不寐

裴某，男，46岁，干部。长期夜难入寐，即寐不酣，食少神疲。曾多方求治，疗效不著。1982年春，突然彻夜不寐，乃求孙老诊治。症见头晕目眩，纳呆身倦，心慌不安。望之面少血色，舌淡，按之脉虚弱无力。旋诊为气虚血少，神不守舍。投甘麦大枣汤加味。

处方：炙甘草12克，小麦50克，大枣10枚，阿胶12克（另烊化），熟酸枣仁30克。服上方9剂，每日能安寐2小时。继服12剂，睡眠接近正常。后改丸药，善后。

孙老言用该方之理，曰："此证乃气血虚少，心气不和，心失所养，神不守舍。故用之和心气，宁心神。心气和则血得充，气得益，神复舍。"

3. 心悸

刘某，男，32岁，农民。外感愈后，自感心中时慌。时迄半载（1982年秋），突然心慌加重，而就诊于孙老。症见胸中憋闷，夜寐不实。望见面白少华，舌淡，按得脉虚结代。诊为气虚血少，心失所养。投以甘麦大枣汤加味。

处方：炙甘草15克，小麦30克，大枣10枚，阿胶12克（另烊化），龙眼肉15克，党参30克。服上方15剂，心悸减，胸憋除，夜寐安。继服18剂，心悸消失，但按脉仍显结代。后改丸药。

孙老言用此方之意，曰："该方益心气，补心血，润心躁，宁心神。故《灵枢》曰：'心病者，宜食麦。'今应气虚血少之心悸，正相符合，再加阿胶、龙眼肉、党参，更助其功。"

4. 梅核气

关某，女，52 岁，农民。咽中如物梗死，吐咽具不得解，已 5 载。曾多方求治，屡服四七汤、柴胡疏肝散之类方药，罔效。于 1980 年 6 月请求孙老诊治。症见神疲食少，倦怠乏力。望见形瘦体弱，面色不荣，舌色浅淡，按得脉虚弱无力。诊为气虚痰结（气虚升降无力，痰与气相搏结）。投甘麦大枣汤合四七汤加减。

处方：炙甘草 12 克，小麦 30 克，大枣 6 枚，党参 20 克，紫苏梗 10 克，清半夏 10 克。

服 3 剂，咽中自感通畅。继服 9 剂，诸症消失。

不解其意者问于孙老，孙曰："此证为气虚无力，致气机滞涩，痰与气结，并非肝郁痰结有余之证，故纯投行气、化痰等去实之品少效。而以益气且能通之炙甘草、和气且能降之小麦、补气健脾之大枣，再伍党参以助其功，合以紫苏梗、清半夏行气化痰。全方益气不滞涩，行气化痰不伤正，故取效。"

5. 胃脘痛

赵某，男，44 岁，农民。胃脘隐痛，温按稍减（西医诊断为十二指肠球部溃疡），已 10 余载。曾多方服药，时轻时重，脘痛未止。于 1981 年 3 月，请求孙老诊治。症见纳呆乏力，时常泛吐冷凉酸水。望见神疲形惫，按之脉细沉稍弦。诊为胃阳虚弱，脉络挛急。投甘麦大枣汤加味。

处方：炙甘草 15 克，小麦 30 克，大枣 6 枚，吴茱萸 6 克，桂枝 10 克。服 3 剂，脘痛减轻。继服 15 剂，疼痛消失。

孙老言组此方之意，谓："甘草、小麦、大枣 3 味，甘润缓急以止痛；吴茱萸、桂枝温助阳以疗本。诸药相合，能温能缓，以应胃阳不足、脉络挛急之胃脘痛，故收效。"

6. 胆怯

王某，女，37 岁，农民。惕惕然如有人绊脚捕之，闻大声宣讲则惊已，已近 1 载。某医曾用温胆汤、酸枣仁汤等方，效不满意，而求孙老诊治。症见善恐惊悸，夜寐惊醒。望见面色欠华，舌淡，按脉之细弱。诊为心胆气虚。投以甘麦大枣汤和安神安志丸加减。

处方：炙甘草 15 克，小麦 30 克，大枣 10 枚，人参 6 克（另煎），云茯苓

30 克，石菖蒲 15 克。服 6 剂，胆气觉壮，夜能安睡。继服 20 余剂，诸症悉除。

后学问孙老为何选甘麦大枣汤方，答曰："心胆之气相通，用此方补心气亦壮胆气也，此取'主明则下安'之意。"

以上均节选自《孙润斋医案医话》，该书是 2012 年人民军医出版社出版的图书，作者是孙润斋、孙平珍、孙献珍。该书收录了孙氏 50 余年的临床诊治的典型医例与经验，尤其精于内、男、妇科。该书还记载了本文提到的"外科秘方"祛腐药的始末，说孙老拜访 40 余次，才求来这张秘方。

值得一提的是，孙平珍，孙老次子，1947 年生，年少即随父亲孙润斋学习中医，功底深厚，理论扎实，饶有建树。1978 年进入河北中医学院工作，1984 年为继承整理孙润斋老中医经验，调回宁晋县医院工作至今。擅长 50 余年之临床诊治经验等科，尤精于不孕不育研究。多项成果获得国家和省市奖励。孙献珍，孙老长子，1941 年生，少时即随父亲孙润斋在宁晋县中医院学习中医，20 世纪 60 年代参加农村合作医疗，在 70 年代医疗条件落后的情况下，在父亲的指导下，摸索有效的土单验方，自制"小儿止泻散""治痢 1 号""治淋 2 号"等，在临床中收效良好，受到本地广大患者好评，并名闻周边县乡。发表学术论文多篇，与胞弟孙平珍共同整理《孙润斋医案医话》，广受读者喜爱。

父承子业，中医得以传承，一大幸事！

杨继荪传

杨继荪，生于 1916 年，浙江杭州人。教授，主任中医师，曾任杭州市第一所中医院（广兴中医院）院长，浙江省中医院内科主任、院长，浙江中医学院副院长、顾问等职，是我国当代著名中医内科临床学家。杨老一生耕耘杏林六十余载，对推动浙江省中医药事业的传承、发展与创新，中医药人才队伍的培养、成长与壮大做出了不可磨灭的巨大贡献。

杨继荪，原名希闵，别署秋爽庐主，祖籍浙江余杭。1916 年出生于杭州的一个中医世家。祖父杨耳山，清孝廉公，名儒兼名医，悬壶沪杭，誉满杏林。杨继荪自幼受家庭熏陶渐染，矢志习医。在祖父"亦医亦儒"思想的影响下，他从小喜研文史，爱好诗词。1932 年杨继荪中学毕业后，即随祖父学医。侍诊之余，悉心攻读《黄帝内经》《难经》《伤寒论》《金匮要略》等经典著作，并广阅金元明清诸家论著。朝夕钻研，孜孜不倦。

祖父病故后，杨继荪又师从名医徐康寿学习 2 年。学成之后，在杭城设诊开业，由于历起沉疴，他深得百姓信赖，故医名鹊起。

杨老常说："对待病人要做到官民一致，朝野一致，认识与不认识一致。"一次，他为省军区某领导看病，军医对杨继荪说："这位是某领导，药请用得好一点吧。"杨继荪当时就直爽地说："你我都是医生，医生是以病人为对象，应以病用药，不能以职务高低选药。只要对症，哪怕三五毛钱的药也能取效！"

1988 年上海甲型肝炎大流行，引发了浙江肝炎爆发，老百姓对肝炎的蔓延态势惶恐不安，连医院也专门划出隔离病房。而杨老家，经常有肝炎病人请杨老看病，杨老照样给他们号脉看诊。

在省保健委员会担任委员时，杨老常应邀给外国友人看病。他写完处方，还总是详细写明中药的煎服方法，以及中成药的组成、主治、功效等。他认真、客观、负责的态度，让所有人心服口服。

杨老认为中医治病，贵在辨证，而辨证之关键，在于掌握疾病的性质和临床演变规律，立方下药，有的放矢。在治病过程中，杨老师常体现出"熔伤寒、温病于一炉，集各家之长而活用"的风格。在临床辨证中，他十分注重"审症求因，治病求本"。在医疗实践中，杨老还十分重视与现代医学相结合，倡导用先进科学技术、仪器武装中医。他的这一思想，正与医院今天的办院理念"融汇中西医学，贯通传统现代"相契合。因此，他在主持我院工作时，积极增添现代医疗设备，并大力推进中西医结合的科研项目，如在脾胃病、肺心病、老年病等领域的研究，均取得了良好的成效。在疾病诊疗中，杨老擅长理瘀活血的运用，独具匠心，尤其对各种急性病症、老年病的诊疗与调摄，疗效颇著。

杨继荪先生一生治疗痰热咳嗽，善用黄芩、鱼腥草、金荞麦角药，号称清肺热"三板斧"，疗效卓越。有后学者年轻医生吸取杨老前辈经验，将清肺热"三板斧"加入甘草桔梗汤，专治肺热咳喘证，取效更速。

验案举例：周某，女，12 岁。患大叶性肺炎，在咸阳某医院住院治疗三天，发烧不退，其祖母乃该医生熟人，强行带孩子出院到西安找他，求中医治疗。刻诊：脸微泛红，高烧 39.6°C，微咳，痰少，胸不适，口微渴，食欲不佳，大小尚可，舌微红苔薄白，脉浮濡数，西医诊断大叶性肺炎。中医辨为肺热咳嗽，痰瘀阴伤。

该医处方：柴胡 30 克，黄芩 25 克，鱼腥草 30 克，金荞麦 25 克，生石膏 50 克，半夏 12 克，北沙参 30 克，生薏米 30 克，生姜 6 克，生甘草 15 克，桔梗 10 克，大枣 3 枚（切），三剂，水煎 2 次和匀，1 日服 4 次。温饮。一剂热退，三剂后，咳痰消失。又以小柴胡汤原方加焦三仙，三剂，痊愈。

杨老在临床上积累了丰富的经验，并积极开展学术基层和科学研究。1965 年，他担任浙江省卫生厅名中医验案整理小组组长，和吴颂康、罗鸣歧、林钦廉、裘笑梅等人主编《叶熙春医案》（人民卫生出版社出版）。时值酷暑，杨继荪认真地从古籍中寻求论证，通宵达旦。本书于同年 9 月出版后，广受好评，再版多次。杨继荪还积极研究、推广并用"冬病夏治"的方法治疗一些慢性疾病，收效颇佳，今天这一疗法已被群众广泛认可和接受。

杨老认为，中医治病，贵在辨证，而辨证之关键，在于掌握疾病的性质和临床演变规律。立方下药，有的放矢。治病过程中，"熔伤寒、温病于一炉，集各家之长而活用，师古不泥古，创新不离宗"是他的风格。临床辨证中，他十分注重"审症求因，治病求本"。

在医疗实践中，杨老十分重视与现代医学相结合，倡导用先进科学技术仪器武装中医，他认为，许多疾病只有明确诊断，才能采取正确无误的治疗。杨老还积极将研究成果转化为能够惠更广大人民群众的产业，他认为，中医中药唇齿相依，中药剂型改革是促进中医药事业发展的重要举措。他在兼任杭州胡庆余堂药厂、杭州天目山药厂、兰溪一新药厂等单位顾问时，建议并指导药厂将传统中成药"杞菊地黄丸"剂型成功改革为"杞菊地黄口服液"。他还无偿将治疗支气管炎、糖尿病验方提供给杭州天目山药厂、杭州第二中药厂，并指导他们制成了"复方淡竹沥""养阴降糖片"等中成药，疗效显著，为广大病家所青睐。其中"复方淡竹沥"还远销东南亚地区，创造了巨大的经济效益。

现在药店里常见的止咳药"复方淡竹沥"和"清热止咳糖浆""复方板蓝根冲剂"，治疗偏头痛的"头痛灵"，配方均出自杨老之手，是根据杨老的验方研发而成，经临床应用，皆有良效。

在中医药传承与教学工作方面，杨老治学谨严有序，坚持求实精神，强调理论联系实际。在学习方法上，主张循序渐进，博览求深，持之以恒，学以致用。勉励青年医师要通晓文史，学有功底，精研医典，发皇古义。提倡要知己知彼，善集众长，独立思考，不断实践，才能融汇知新，发展医理。

杨老在学术上毫无保留，诲人不倦。1983 年，他的徒弟潘智敏出师考试时，与他同看一个病人，两人开出的药方分毫不差。对医院年轻的医生，杨继荪关爱有加，又非常严格。有一次，他看到一位小医生书写药方字体不够端正，便自己写了一个方子给他，对他说："你要照我这样子写！"

1983 年冬天，浙江省的第一张膏方，是徐志瑛教授在杨老的指导下开出的。当时，这一帖膏方大约 200 元，可以让患者吃上三个月。第一年，来开膏方的只有三四十人，第二年就增加到了 300 多人，大多是患有气管炎的老病人。徐志瑛教授说，一直到现在，她给人开膏方，还是要对症下药，这是她在恩师的指导下秉承的原则。

1997 年，国家开展第二批师带徒计划，八十多岁的杨继荪不顾年高体弱，与葛琳仪合带学生，撰写讲稿，定时授课。杨老培养的学者、专家及学生在各自领域均取得成就，如葛琳仪、徐志瑛、潘智敏、裘昌林、宋康、罗秀素等已经成了新的杏林泰斗，又如蔡宛如、黄琦、魏佳平、夏蓉等也成了浙江中医界的重要骨干。

杨老总是要求医生们时刻严格要求自己，对中医要继承又要创新，希望"青出于蓝"，希望学生们博览求深，学以致用，做医生要对患者负责。

杨老常说："不通国学无益于医学。"他非常看重医生的人文修养：好医生必须首先是一个好的人，对的人。"文革"中，杨老的一位爱徒起来批斗他，使他经历了许多的伤痛，蒙受了不白的冤屈。然而"文革"结束后，当这位学生晋升需要他写鉴定的时候，杨老还是给他写了好话。大家都不理解，而他却说："人，谁不会犯错呢？那时候他还是个孩子，我怎能不原谅他呢？"

杨老的胸襟，还体现在对中西医学的兼容并包上。在担任浙江中医学院（今浙江中医药大学）副院长与浙江省中医院院长期间，杨老明确提出了"发扬中医优势，开展中西医结合，取长补短，办成一个临床、科研、教学三结合，具有现代医学科学水平的中医院"的办学方向，为发展中医药事业做出了贡献。在杨老学术思想、办院理念的影响下，今天的浙江省中医院已发展成一所国内领先，国际知名的集医疗、科研、教学、保健、康复为一体，中西医各临床科室门类齐全，具有鲜明中医特色和中西医医疗优势的现代化综合性三级甲等中医医院。

2016 年是杨老百年诞辰，杨老精湛的医术，高尚的医德，渊博的学识，都是我们年轻中医的高标，让我们以一首小诗来做结尾：

青囊装仁术，白衣秉丹心。

杏林百年梦，橘井四时馨。

精诚育桃李，硕果证辛勤。

厚德成大爱，传道向荣欣。

附：杨继荪医案：

发热医案：患者，女性，62 岁，初诊日期：1992 年 10 月 29 日。

因间歇性发热 80 余天，咳嗽咯痰 16 天，症状加重 6 天入院。患者曾先后用过多种抗生素及强的松 30mg/d，用退热药后高热可暂时下降，但不久复升，并出现血压下降现象。血沉高达 125mm/h，血红蛋白 97gL，白细胞 14.3×10^9 左，中性 0.9%。血找疟原虫：阴性。口腔分泌物找到白色念珠菌。骨髓常规提示感染相、培养为肠球菌生长。X 线胸片提示：左下肺炎性改变。患者求诊于杨老，当时诉凌晨 2 时体温达 39.8 摄氏度，用退热药后上午热度渐退，伴汗出，但下午起高热又作，发热前寒战，背部如浇冷水，体温逐渐达 39℃ 以上，伴全身酸痛，咽痒干咳，口渴不欲饮，口苦口酸，时有恶心，更衣溏烂，日见 3 次，舌质红少津，脉细数。予以柴葛连前煎和桂枝黄芩汤加减，药投柴胡、葛根、黄连、前胡、黄芩、桂枝、白芍、姜半夏、杏仁、秦艽、虎杖、野荞麦根、鲜芦根、鲜石斛、生姜、红枣。3 天后复诊，患者诉仍有恶寒发热，但每天发作时间向后推迟 2 小时，伴随症状也有所减轻。察舌脉基本同前。予柴胡、桂枝减量，增入金银花、连翘、鱼腥草，并改变服药方法，每天煎药 1 剂半，分早、中、晚 3 次服（3 剂药分 2 天服）。服药 2 天，寒战、背部如浇冷水之症除，热度趋降，再宗原方服 7 剂，热度尽退，改投清热和胃之剂调理善后。发热未作，症状消失，20 天后复查骨髓培养无菌生长，口腔分泌物未找到霉菌，X 线胸片提示：左下肺炎吸收。

按语：发热寒战，背部如浇冷水，应属太阳少阳症，但有咽痒干咳、口苦而燥、舌质红少津、脉象细数等，乃邪从热化。有热炽伤津之象。故方中加清热养阴之鲜石斛、鲜芦根，但服后仅获小效。复诊时减柴、桂用量，又增金银花、连翘、鱼腥草等大剂量辛凉清热之品续进，并改变服药方法，药后热退症减，疾病向愈。

黄疸医案：患者，男性，52 岁，初诊日期：1996 年 7 月。

因患胆囊炎、胆石症而出现全身皮肤、巩膜黄染 2 年余，曾服大剂清热利胆的中药和西药等，黄疸指数一直在 40 单位左右（当地化验），谷丙转氨酶正常范围。血球蛋白比例无异。特地来杭求诊于杨老。初诊时患者诉每日低热，体温 37.1～37.6℃，右胁隐痛不适，时感恶心脘胀，胃纳不振，口苦且干，时有甜味，更衣干结，4 至 5 天 1 次，察皮肤、巩膜黄染，色带晦暗，尿色深黄，苔白厚腻，脉细弦。

按：本例患者属肝胆湿热互蕴之黄疸。前因叠进茵陈蒿汤等苦寒之品而致脾胃损伤，运化失常，故恶心、腹胀、纳少、口甜、苔白厚腻等脾胃症状明显，说明患者已湿遏热伏，湿重于热，如一味清热，则湿愈盛而热难清，同时患者病已 2 年有余，久病必瘀，瘀阻胆道，胆汁不循常道而外溢，势必加重黄疸。故治疗当以湿、热、瘀兼顾，因而立法以化湿健脾宽中与清热行瘀通腑兼施。方以吴又可达原饮加减，药用煨草果、厚朴、炒黄芩、知母、大枣、槟榔带壳打，佐苍术、炒枳壳、吴茱萸、黄连、生大黄、茵陈、赤芍、猪苓、茯苓、马鞭草、丹参。服药 10 剂后，恶心、腹胀减轻，纳食见增，更衣日下，复查黄疸指数降至 18 单位。复诊原方加泽泻、海金沙，续服 10 剂黄疸指数降为 6 单位，肤色晦暗明显改善，诸症消失，纳食如常，舌苔转薄。以后续以活血、健脾、利胆之剂调理，观察近 1 年，情况良好。

何绍奇传

何绍奇，生于 1943 年，逝于 2005 年。四川江油人（后迁梓潼），我国当代著名中医学者、中医临床家、中医科普作家。

先生 1943 年 10 月 23 日出生于一中医世家，父亲为当地名医"东平先生"。幼年丧父，家贫，擅诗词，有文采。17 岁师从蒲辅周门人陈新三及当地名医肖安相、郭崇智等，师教甚严，根基牢实。1964 年开始扎根乡村行医 17 年，遥从姜春华、朱良春等名师，屡遇沉疴怪症、急病危难，被逼出高识灼见及独到经验。

1978 年，以 98 字医论折服诸评委，以第一名的成绩考入首届研究生班，传为一时佳话。研究生期间由方药中先生担任导师，受教于岳美中、任应秋、刘渡舟等医学名家。毕业后留任中医研究院研究生部，主讲《中医各家学说》《金匮要略》《伤寒论》等，授课诙谐幽默、论医如数家珍，极具感染力。素日病患盈门，均无问贵贱，倾心救治，对疑难杂症尤有心得，在四川深具影响力，川人亲切称之为"何幺爸"。

1993 年起，先生开始至马来西亚、荷兰、德国等地讲学行医，被欧洲中医进修培训中心聘为终身教授、阿姆斯特丹门诊部主任、荷兰中医学会学术部专家。1997—1998 年应聘为北京医科大学药物依赖研究所研究员，从事中医戒毒研究。2003 年赴香港浸会大学讲学。2005 年 7 月 7 日突发心梗，逝世于香港威尔斯亲王医院，终年 61 岁。

绍奇先生从事中医临床、教学工作 40 余年，在中医临床及学术方面均具高深造诣。在临床上，他以大内科为主，兼及妇儿，以中医思维治疗西医顽疾，强调独立思考，讲求"一人一方"，屡起沉疴；用药上果敢灵活，该力专时绝不妄加一味，既可定心静候，又能当机立断，擅从古中求新、独具心得。在学术上，他精通经典，涉猎诸家，过目不忘，堪称"中医活字典"；博采众长，匠心独运，力求"三不要"——不人云亦云、不掠人之美、不哗众取宠。

其文笔犀利，文风质朴，见解独到，且尤重视剖析临证得失，实事求是地记录自己的失察失误，以警同道及后学。自谓："书读百家浑忘老，医学群贤愧未谐"。

绍奇先生生性达观耿直，颇具诗人气质及学者傲骨，行文亦如其人，淋漓酣畅，质朴天真，不假修饰，而兴味益然。其一生著述甚丰，曾任《现代中医内科学》《中老年祛病养生长寿良方精选》主编，《章次公医术经验集》副主编，《中国大百科全书·中医卷》副主编、病症学科主编，《实用中医内科学》编委，《朱良春用药经验》整理者。著有《读书析疑与临证得失》，并担任《中国中医报》"绍奇谈医"专栏作者，人民卫生出版社《中国临床医生杂志》"名医经验荟萃"首席撰稿人，开设中医名家专栏。绍奇先生一世奔劳，未得家财贯，曾写过一首小诗："岂有文章惊海内，更无炼石可补天；只此一亩三分地，自栽粗蔬自浇园。"惟愿以文为蔬，馈赠读者知音。

1978 年，何绍奇离开家乡四川到北京读书，在这些年里，除了上学、教书、看病之外，先后参加过《实用中医内科学》《中国大百科全书·中医卷》《现代中医内科学》《中医老年病学》等书的编写工作，而且都很投入，卖了不少力。但是，比较起来，何老更喜欢手边这本小册子《读书析疑与临证得失》，因为它集中了何老 20 多年读书、教学和临床的心得和体会，更能反映何老临床的实际水平。

何绍奇先生讲课时诙谐幽默，但是在做学术时候非常严谨，所以才说他笔底无半点尘。在《读书析疑与临证得失》论述温胆汤时，他疏证了吴崑、罗美、张山雷、吴谦等名医对温胆汤的方论观点，接着又对比了同名方子的源流与加减，最后确定出来千金方的温胆汤才是最早的。他在文章中大胆批评了某出版社的书对于温胆汤方名的解释，可见先生的耿直。

除了温胆汤，先生还疏证了"肝主疏泄"这一医论，他指出"肝主疏泄"最早出现在《内经》的"五常政大论"中，不过《内经》中的疏泄是一种木的失常状态，而作为肝的正常生理特点是出现在朱丹溪所著《格致余论的》医论中。这一考证对于中医学术界有很大帮助，可以让后世看清源流关系，像这种考证书中还有很多，比如"条达考""热入血室"等常见的中医学术专业术语。《读书析疑与临证得失》中除了涉及常见的医家与书籍外，还涉及了很多不常见的医家尤其是书籍，像陶华的《伤寒全生集》、李汤卿的《心印绀珠集》、吴澄的《不居集》等，都是相当有学术价值的书籍，只是传世版本较少，名气也比较小，先生提纲挈领地介绍了这些书的特点，真的为我们后辈省了很多精力与时间。

学医的都知道，方书是最好读却最难理解的，因为方书没有连篇累牍的医论，大多都是药方，也正是因为如此，为功底尚浅的读者增加了阅读的难度，难窥其中的学术价值。何绍奇先生凭着阅读大量书籍，揭示了很多方书的真正学术含义。方书盛行于宋朝，所以他以五本宋朝的方书为代表，作了简短的介绍。其中包括《博济方》《全生指迷方》《史载之方》《鸡峰普济方》《洪氏集验方》。对每本方书都有字数虽少却很精炼的总结。

何老读书很善于自我提问，然后自我思考。比如他在书中的头脑风暴："由成都人怕麻黄想到的"。新中国成立前，有一位老前辈在成都行医，一次在方中开了三钱麻黄，却被药店拒配，说：麻黄用量太大了，吃了要出问题。一而再，再而三。这位前辈只好不再开麻黄了。他从家乡带了一大包麻黄粉到成都，到需用时，包成小包赠给病人，说是"药引子"。1972 年，何老去成都为一位支气管哮喘的病人治病，方中用了 10 克麻黄，不意几十年过去了，仍遭药店拒配。虽郑重注明，"如有问题，由本医生负责，"再一次签了字，仍然不行。可见成都人真是怕麻黄。

医家小传中介绍先生用到了一句话——"论医如数家珍"，非是谬赞，翻来何老的这本书，在书中上篇"读书析疑"里，涉及了大量的医家，医论，方论，药论，足以看出何绍奇先生已经在汗牛充栋的医籍中得到了百家的精义且融会贯通。

"临证得失"是《读书析疑与临证得失》的下篇，收录了何老的 100 余则的医案，其中有疗效好的，也有看不好的，是对于他行医过程中的真实诊断记录，涉及的病症很广，记录的也很全面。包含了内、外、妇、儿所有病例，并且很多医案不只是何老师自己的思路，还有何先生恩师们的思想，也算是师生"会诊"了。

何老说，"在一个医生的医疗生涯中，总是有得有失的，如能认真地加以总结，于自己，将来就会少出些错；于他人，也可以引以为鉴。"这 100 余案中，约有十分之一是 20 年前何老在基层工作的案例，还有十分之一是在国外工作的案例，其余大部分是在北京工作的案例。大都较为完整，涉及的面也比较宽。读书苦，一字之辨，一义之析，十天半月还弄不出来。看病更苦，费尽心思，没有疗效，正如司马迁说的："人之所患在病多，医之所患在道少"。而读书临床之乐，亦在其中：一个问题搞清楚了，一个字义弄明白了，一个久治不愈的病人看好了，就真是"其乐融融"，非语言所可准确描述的了。

何老临证时经常遇上一些奇怪的病，譬如这个中虚奇病。患者徐某，男，59 岁，四川省梓潼县宝石乡五马村民。1968 年 4 月，由其妻陪同来诊。主诉：约在七八个月前，于田间劳作时，忽然出现极度饥饿感，心慌，出冷汗，清水盈口。急急回家，适其妻从集市购回猪油二斤，急命烹之，不待其冷，居然连油带渣一同食尽。食后颇觉舒适，不呕、不胀、不泻。自此以后，每隔一二日，最多三日，又复如前状。如无猪油，菜油、花生油亦须顿饮一大碗（约一斤许）。正常饮食反而减少，发作时虽勉进倍量饮食蔬菜，亦不足以解其馋。半年以往，家中变卖一空。形体益见消瘦，精神不支。四处求医，咸云不识此病。或曰中消，投地黄黄连剂不效；或曰异嗜症，用驱虫药亦不效。

何老闻其困笃如此，深自同情；反复寻思，一筹莫展。若为中消，则其证为消谷善饥，此人消则消矣，而所"消"者非米面谷食；若为异嗜症，此人嗜则嗜矣，而寻常食用之动、植物油，却何以称异！且以上法治之皆无寸效，故知其非是。

此病确属罕见，前人著作中，亦未见类似病症之记载。唯射水余无言先生《余氏父子经验方》曾载一人善饥，每餐须食米饭、馒头二斤以上，日可四五斤，而化验检查殊无何阳性可见者。余先生当时亦无计可施，忽忆及本草书言某药某药服之不饥语，乃选黄精、地黄、人参等味大剂与服，寻愈。

何老察患者面色青黄，骨瘦如柴，精神疲惫，表情痛苦，舌质淡，齿痕，舌苔白厚而润，六脉无力，右关脉尤弱，乃断为"中虚"。方选《局方》白术六一散，即白术六两，甘草一两，水煎服，专从补益脾气入手以消息之。剂量颇大，意在填补。嘱两日一剂。

三剂周后，其妻惊喜来告：药后颇见效，几天内仅小发一次，坚忍未食油类，难受片时，亦自安。何老亦未期其效如此之速，不禁喜甚。原方改为散剂，日三次，每次服五钱，连进五六料，病渐向愈，饮食增进，精神渐好，追踪观察多年未复发。

绍奇先生生性达观耿直，颇具诗人气质与学者风范，行文亦如行人，酣畅淋漓，不加修饰，没有太多华丽的辞藻，却不失趣味。"岂有文章惊海内，更无炼石可补天，只此一亩三分地，自栽粗蔬自浇园"，这也是其"胸中有万卷书，笔底无半点尘"的真实写照了吧！

祝谌予传

祝谌予，生于 1914 年，北京市人，师从于"京城四大名医"之一施今墨先生，其夫人施越华女士为施今墨先生的长女。

祝谌予出生于一个殷实之家，家中人口众多，是个无忧无虑、活泼开朗的青年，是大家族中的"孩子王"。由于母亲的一场病，改变了他的生活。为了医好他母亲的病，家里遍请中西名医，祝谌予有机会看到了不同医德、医术和不同面孔的大夫。这些大夫中唯有当时驰名京城的施今墨对患者认真负责且医术高超，其母只有服施今墨的药病情才有明显好转，令祝谌予心生佩服。于是他立志做一个不贪图钱财、能为患者治好病的大夫。1933 年，19 岁的祝谌予拜京城四大名医之一施今墨为师，成为其开山弟子，开始了终其一生的医学生涯。

拜师后的祝谌予就像变了一个人，兄弟姐妹的聚会游玩中不见了他的身影。他清晨早早地就到施今墨的诊所抄方侍诊，每天上午 100 位患者；下午随施今墨出诊四五家；晚上回家后背方剂，阅读《内经》《伤寒论》《温病条辨》等医学典籍，并对老师当天的案例进行回忆、整理。用兄弟姐妹们的话说就是"家里少了一个孩子王，多了一个读书郎"。夜深了，祝谌予还在研读，竟忘了身边的火炉，长袍被迸出的火星烧了一个个小洞，他用线缠一下毫不在乎，众人看到后戏称他像个"小刺猬"。

在侍诊过程中，祝谌予总是随身携带一个小笔记本，名曰"零金碎玉"，随时记录施今墨在诊疗过程中对患者的问诊、用方、用药等情况，晚上回家后认真总结、归纳、分析。他发现施今墨处方时习惯双药并书，于是收集起来，收集百余对后遂向施今墨请教："老师，您用药总是一对一对的，道理何在？"施今墨听后大悦，对祝谌予说："这些对药是我经验所得，得之临床，得之阅书，得之旁人经验。你仔细看看，这些对药皆为一阴一阳、一升一降、一寒一热、一气一血，体现了中医调摄阴阳、以平为期的治疗原则。"祝谌予听后如梦方醒，疑惑立解，随即将这些对药归纳、记录、整理，在临床实践中加以应用，效如桴鼓。

例如祝谌予用对药（合欢皮、白蒺藜）治疗肝脾肿大就有个小故事。那是找他看肝的病人，差不多肝炎病人晚期的时候都有肝脾肿大，同时都有睡觉不好，那时候他就用合欢皮加白蒺藜。这俩也是施今墨老师常用的一个对药，使人睡觉好，安眠的效果挺好。

因为是肝炎病人，祝老也没考虑到肝脾大的这个问题。主要用白蒺藜跟合欢皮是解决他睡眠问题，没想到这个肝炎病人后来让西医给检查了一下，结果他肝脾不大了。祝老就很奇怪，于是他在首都医院西医学习中医班，跟那些西医大夫也讲到了这件事。

有一个西医大夫就是搞肝炎病的，于是他见着肝脾大的，他不加别的药，就给他来合欢皮、白蒺藜，熬水给他吃。因为西医同志他很容易想到找特效药、特效方这个途径的，没想到白蒺藜、合欢消肝脾大相当好。这也是无意中发现的一个经验。

后来祝老常说：肝病的人，慢性肝炎、迁延性肝炎的人，这些人如果发现肝脾大，特别是肝硬化，肝硬化的病人很多都出现这个现象。可以试一下，就是在给解决肝硬化的基础上，就加上这两味药，你试试看，因为它也可以解决他那个睡觉不好的问题。

另外据一些资料记载，白蒺藜有消痞的作用。有一个方子，拿白蒺藜熬成膏子，1斤白蒺藜，熬，就那么煮，煮煮它就黏稠了、浓缩了，然后把白蒺藜那个渣滓给滤出去，就要那个汤，然后再拿微火熬，结果就成了药膏子一样，很黏很黏的药膏子。祝老说，此方治小孩儿的痞积，小孩儿痞积不就是脾大嘛，就把白蒺藜那个药膏子，按那个痞的大小，你给它糊上，上面盖上纱布，结果痞块消了，白蒺藜有这个作用。祝老也很实在，说他查了半天只找出这么一个根据来，合欢皮他没找出来。但是俩配合一起呢，也就是那个西医大夫后来讲的，他说现在可找着消肝脾大的一个方了，就这两味药。这也是祝老们碰上的临床经验吧，给诸位介绍，看看你们今后用，是不是也取得那个效果。

在继续侍诊的两年中，祝谌予看到施今墨密切关注当时医学发展动态，临床中参考西医的诊断、化验、检查等数据，在诊治时依中医辨证"遣方用药"，则疗效甚佳。在侍诊过程中，祝谌予经常向施今墨汇报自己对某些疾病的思考、认识和学习中的感悟，每每得到施今墨的肯定和赞赏，师徒二人感情渐增。祝谌予看到施今墨的临床治疗有相当好的疗效，认为应该将医案整理并出书，使老师的医术得到很好的传播和发扬。于是祝谌予向施今墨提出想给老师出一本医案的想法，起初施今墨说"再等等吧"，但看到祝谌予已经整理好的资料很有条理，而且能把自己诊治的思路和原则表达出来，便欣然同意了。祝谌予受到了老师的肯定，学习更加用心和勤奋。

20世纪三四十年代，西医已进入中国，祝谌予考虑到如果用中医方式来给医案分目录，可能一般人不容易理解，于是决定用西医方式对医案进行分类，得到了施今墨的首肯。祝谌予在分类中遇到了一些疑惑请教老师，这次施今墨说："这些西医问题我也给你解释不清，你要搞清楚就去日本学习西医吧。这样对以后推动中医的发展是有帮助的。"祝谌予听后很受鼓舞，加紧了对医案的整理。在赴日留学签证批下时，医案也编纂完成，名曰《祝选施今墨医案》。1940年，《祝选施今墨医案》出版了，不多时日即告售罄。这本书真实地反映了施今墨高超的医术及改革中医、发展中医的远见卓识。

祝谌予侍诊六年后，在25岁的年纪即编纂出版《祝选施今墨医案》，实属难得。当时没有电脑等先进设备，收集整理医案这么烦琐浩大的工作，两三万字的医案，祝谌予是怎么独立做成的？祝谌予说："当时桌上、地上、床上……凡是有平面的地方都铺开了病历，别无他法，唯有耐心地一份份整理、一页页细心核对，坚持不懈、不怕吃苦方能完成！"祝谌予在《祝选施今墨医案》的序言中写道："余之留日，志在学医，学医之用，尤在于洞悉以科学析解病理之方法，更施用于吾国特效之药物，以行吾师之志。"

祝谌予留日期间学习专注，刻苦认真，在西医理论、实验技能及临床诊断各方面非常优秀。祝谌予学成毕业后，校方及指导老师多次挽留，但他不忘初衷，毅然回国，将所学知识结合中医理论应用到临床和中医发展中。天道酬勤，祝谌予终于成了中西医结合的一代名医。而由他编纂的《祝选施今墨医案》《施氏对药》《施今墨临床经验集》也成为传承、学习施今墨学术思想与临床经验的重要资料。

1939年9月至1943年12月，祝谌予就读于日本金泽医科大学医学专门部系统学习西医学4年，获学士学位。1943年底，祝谌予回国，在北京开办联合诊所，后去天津开业行医。1947年8月至1949年8月担任云南昆明第八区公路局医务室主任。1949年8月至1956年9月任云南昆明公路总局第三施工局公路工程段医务室主任、工地医院院长。

1956年国务院决定筹建北京中医学院。经施今墨先生推荐，周恩来总理审批，调任北京中医研究院，担任全国离职西医学习中医班的教学工作。1957

年9月至1975年9月，任北京中医学院（现北京中医药大学）首任教务长、金匮教研室主任，为促进我国高等中医教学的建设发展和培养国家高级中医学专门人才奠定基础。祝谌予在教学中注重从临床实际出发，结合常见疾病特点，以古为今用的原则讲授中医经典，开拓古方今用的领域，使教学生动并收有实效。

在祝谌予担任北京中医学院（现北京中医药大学）教务长时，将施今墨先生的对药推荐给带教的学生们，其中一名学生吕景山很用心，将这些对药进行记录、整理，汇集成册，并于1982年交付出版，名曰《施今墨对药临床经验集》，得到了广大临床医生的推崇。此后吕景山对此书中的对药进行了药物产地、性状、药理等多方面的补充，并多次再版，广受欢迎。

1962年在施今墨先生指导下，祝谌予会同翟济生、施如瑜等先生，开始整理施今墨临床经验。从施今墨临床诊治3万多例医案中，精选诊治思路独特、疗效卓著的病案300余例，1966年完成初稿，该文稿于"文革"期间遗失。改革开放后几经周折，五易其稿，完成《施今墨临床经验集》书稿，于1982年12月人民卫生出版社出版发行，1988年11月第1版第3次印刷。

1971年至1975年借调中国医学科学院，主持医学科学院西医学习中医班的教学工作，连续主办西医学习中医班10期，培养学员500余名。有不少高级西医学专家，如黄家驷、谢少文、曾宪九、陈敏章等，先后参加过西学中班的学习，许多学员以后成为中西医结合事业的骨干力量。

1975年9月至1988年1月，祝谌予任中国医学科学院北京协和医院中医科主任、教授、硕士研究生导师。创建协和医院中医病房及中医实验室，使中医科逐步发展成为拥有中等规模的临床科室，在以西医为主的协和医院内具有一定位置和影响。在医疗、教学、科研方面不断取得成绩，古稀之年以后培养研究生，为协和医院中医科的建设发展和协和医院中西医结合事业的开展做出重要贡献。

1985年1月，祝谌予加入中国共产党。1986年8月，发起并支持其弟子薛钜夫创建了顺义国医院（现名北京杏园金方国医医院）；1988年1月退休。退休后继续从事繁忙的临床医疗工作，主持北京市政协工作和热心参加社会公益活动，关注国家经济建设的进程和推动社会民主进步的发展。

1992年，祝谌予先生被遴选为国家首批全国名老中医，至1995年1月带教学生3人并指导学术经验的继承整理工作。他说"我越是年龄老了，就越应分秒必争，在自己的有生之年，不仅要做好医疗工作，而且要把多年的临床经验留给后人，造福人民。"

1999 年 8 月 12 日，祝谌予先生因病在北京逝世，享年 85 岁。

祝谌予在学术上提倡中西医结合，强调辨证论治。行医 60 年，擅长糖尿病、脾胃病、妇科病和疑难病症的中医治疗。主要著作有《祝氏施今墨医案》《施今墨临床经验集》，并在国内多种专业期刊发表学术论文 60 余篇。

2019 年是祝谌予先生（1914—1999）105 周年诞辰。祝老一生勤恳敬业，君子风范，在患者及业界有较高威望。回忆起来，先生不仅拜名师少年得志，承师业精进著书；成名后更是传医技、传医德，为当地老百姓做了很多事。

回顾祝老一生，勤恳敬业，君子风范，当代大医，应如是也！

邢斌传

　　邢斌，男，1975 年生。2001 年毕业于上海中医药大学七年制专业，先后在同济大学附属第十人民医院、上海中医药大学方证信息研究中心、各家学说教研室工作。2011 年辞去公职，成为独立中医者。2016 年创办邢斌针药结合工作室。

　　邢斌老师在著述方面，主编了《危症难病倚附子》《祝味菊医书五书评按》《中医思想者》（第一辑、第二辑），著有《方剂学新思维》《半日临证半日读书》《伤寒论求真》。临床方面，擅用温阳、运脾、化湿、祛瘀、搜剔诸法治疗各科病症。2012 年来自创针灸新法临床多获立竿见影之效。

　　先生本是让人羡慕的大学教师，但为追求理想，而辞去公职，成为独立中医者，是最早探索中医自由执业道路的先行者之一；他虽不是方剂、针灸、伤寒、中药等相关专业毕业，却独秉天赋独立思考自由思想，在各方面均有建树；他是温文尔雅的"全职中医爱好者"，有知识、有见识，做临床、做研究、做教育；他更是信念坚定的理想主义者，远怀办中医药刊物、研究院、门诊部、甚至中医药大学的美好愿景，虽非一人一时之事，勉力点滴而行。这位"半日临证，半日读书""医路漫行爱自由，临床探索喜思想"的独立医者已然成了当代青年中医的典范。

　　先生自称是"全职的中医爱好者"（中医的临床实践者、研究者与教育工作者），一开始对中医并不了解，上中学的时候因对文学感兴趣，最初是想考复旦大学中文系的。但巧的是，当时他正好看了柯云路的小说《大气功师》，80 年代末 90 年代初，正是气功热的时候，家里亲戚也有学气功的，他对气功产生了强烈的好奇，觉得这个东西蛮神秘。因为感兴趣，也就去学了气功，因为想搞清楚气功到底是怎么回事，觉得中医与气功有点关系。所以，在高中文理分科的时候，他就想：要念中文系，那就得选文科，要学中医，那就是理科，最后想来想去，还是想考上海中医药大学去学中医，于是就选了理科班。后来考上上海中医药大学，结果慢慢地倒把气功放下来了，反倒对中医更感兴趣。全因一颗好奇心，学习气功学中医，当时大学里并没有专门的气功课程，先生反而是在接触了中医之后，觉得中医这个东西也蛮有意思的，中医到底是怎么回事？中医是怎么思考问题的？为什么能治病呢？也是因为好奇心，就对中医感兴趣了。

先生说的这个好奇心，其实也是他一直以来做学问的态度，就是要求真意。所以他进行大量的阅读、思考和实践，也正因为这份好奇心，后面才有了和中医的结缘。先生现在常常跟学生讲，既要有知识，也要有见识，而后者更要紧。先生说，中学、大学时代的阅读，一些课外书，比如鲁迅、王小波、老庄，还有一些文史哲的书，对他的帮助很大。90 年代初的中学学习，可能相对现在要比较松一点，还是有时间读一些课外书的。就是这个时间段的阅读，培养了他独立思考的习惯，不人云亦云，就像马克思说的怀疑一切，也包括怀疑自己。

比方说，一个病人看好了，其实并不一定是你治好的。因为他有可能是自己好的，也有可能是其他因素让他好的。相类似的病人，有多个都好了，也不能说一定是你治好的，只能说是你治好的这个概率增加了。读书也是，尽信书不如无书，也要质疑。质疑，是根据逻辑与事实，这是先生中学以来就养成的习惯。那时候没有人来指导，他就自己乱看书，慢慢就养成了这种思考习惯。看各种书，包括看古人的书，都要独立思考。先生说，现在的社会，大家阅读都太少了，好多人都是不读书的，不读书你连知识都没有。知识是最起码的，可是更加重要的是见识。这个见识其实是来自于两方面，一方面是天赋，另外一方面实际上还是大量的阅读，因为你阅读多了，发生了思考，你就有比较了，就会觉得这个好、那个不好，所谓的见识，自然而然也就形成了。

说一个先生看书治病的医案：

邢斌先生的母亲患有类风湿关节炎，病始于 20 世纪 90 年代初期，手指等关节逐渐变形。1999 年夏，病情加剧而影响正常的生活。当时邢斌尚在大学念书，母亲在上海一处门诊看，然而效果不明显。为此，邢斌查阅了很多书籍，当然《当代名医临证精华·痹证专辑》是必读的。书中朱良春、王士福、姜春华、史鸿涛诸先生的经验，他尤为在意，特别是以史鸿涛先生的类风湿汤打底。于是邢斌自拟处方为母治疗，服药三周渐渐见效，三四个月后明显好转，服至半年能操持家务，行动自如，各项检查指标也正常了。遂总结出，类风湿汤的特点是重用黄芪 200 克。邢斌在方中又加用附子、生地、全蝎、蜈蚣、薏苡仁等。因其母亲获效，其母同学亦患类风湿关节炎，故也跑来请他治疗。邢斌采取类似方药，该阿姨见效更快，效果也更好。还曾治一位类风湿患者，手指与脚趾关节均严重变形，膝关节和髋关节有三个都置换过，关节疼痛，不能触碰，出汗怕风。先生用桂枝汤加大剂量黄芪和附子，服药两三周后，黄芪用至 200 克，桂枝、白芍、附子均用至 30 克，病情明显缓解。故邢斌说当代医家善用黄芪者，当推邓铁涛、张志远、史鸿涛诸先生。鸿涛先生是吉林名医，可能知者不多，邢斌知道史先生是因阅读《当代名医临证精华·痹证专辑》一书而了解。

有句话说，功夫在诗外，所以邢斌先生一直在强调阅读思考的重要性，提出中医的理想生活状态是"半日临证，半日读书"，最后他也真正过上了这样的生活。一方面，"半日临证，半日读书"是先生的理想，这是从大学里面就有的。他觉得作为一个医生应该有这个状态。看病不能看得太多，看得太多就没时间去看书思考，但光看书也不行，没有临床实践就是纸上谈兵，所以"半日临证，半日读书"是最理想的。另外，先生自己的个性是这样，比较喜欢自由自在的生活，只管读书、看病、思考，不要去管那么多无谓的事。从大学时代他就这么想，不过早些年还没有条件去实现它，因为邢斌先生也和我们一样，首先要养活自己。后面慢慢地，各方面的机缘越来越成熟了，包括自己能够养活自己的能力也越来越强了，在收入上至少不会因为辞职了就没饭吃。

先生曾撰写《方剂学新思维》一书，试图用新的思路重新构建方剂学的理论体系，在大学时也教授过这一选修课。其实在大学读书的时候，邢斌就认为方剂学这样讲肯定是有问题的，因为从道理上就有好多东西讲不通。比方说君臣佐使理论，好多方子不合适用这样的方式来解释。那么从逻辑上讲不通的这样一个东西，怎么能指望大家信服，照着它的这个说法去做呢？所以当时邢斌有了一个想法，也许将来自己来写一本方剂学的书。

2003 年，这本书真正的开始写作，那年正好非典流行。当时最早写的一个章节叫"方剂结构论"，就是把君臣佐使理论进行了批判。以前也有一些人认识到君臣佐使的理论是有问题的，但是他们前半句话说"这是有问题的"，后半句话却说"但是目前在没有更好的理论去代替它之前，我们还是遵循君臣佐使理论"，所以说虽然之前也有人认识到这个问题，但是没有能力找到更好的方式来对方剂进行解说。而邢斌在"方剂结构论"里，提出的理论框架，能对一个个方剂剖析得蛮清楚的。

还有，这本书讲了方剂到底是怎么创制的，方剂怎么去用等诸如此类的问题。而我们知道方剂学教材只是涉及对一个一个方剂的解说，但是关于方剂怎么去用，等等问题，还没有一个完整的体系或者论述。如果说是中医院校很大程度是培育中医师的话，那么实际上这是很欠缺的，因为作为一个临床医生来说，关键是要解决一个怎么用的问题。所以邢斌先生在这本书里面其中有一个章节，就是讲方子怎么运用的问题。

在这本书里面，先生比较完整地把方剂学的诸多方面进行了论述，但也只是提出一个框架，因为这里面的问题太多了。有的方剂是能够用现有的体系解释清楚的，有的其实是解释不清楚的，比方说一些经方，现在我们的理解其实是建立在对方子里面药物的功效主治进行理解的基础上进行理解的，但是真实的含义到底是什么呢？这个其实很难说。所以像这样的解释，也只能说是一个不得已而为之的解释吧。

中医里面的问题，太多太多了，但是大多数人没有问题意识。这又要说到见识，就是说一个中医首先要能够看到问题，如果你看不到问题，浑浑噩噩，就是一直在随波逐流。只有发现问题，才有可能去把它解决。先生也说，他在思考学习的过程中，发现了一些问题，提出来自己的看法，但还有很多问题靠一两个人是无法解决的。比如像《方剂学新思维》，总的来说是在宏观上提出了一个框架，从大的方向上，把一些问题的思路理清楚了，但是具体每一个方子来说，其实还是要我们好多医生不断实践，然后把它完善，要有好多人一起来做这个事情，仅凭个人的力量是不够的。

说到邢斌的独立思考与创新成果，近几年先生一直在阅读大量的针灸著作，在继承前人成果的基础上，提出假说、验之临床，探索出一种疗效非常好的新的针灸疗法。上大学的时候，先生对针灸就很感兴趣，只不过精力有限，当时觉得学习针灸更需要有老师，因为它有操作性，那时候先生也没有遇到合适的老师，所以没有深入学习。在参加工作之后，一开始在医院晚上值班的时候，邢斌也会尝试一下针灸，但是因为毕竟没有人指导，也没有感到针灸有什么特别的效果，所以慢慢也就放下来了。

一直到2012年，辞职（2011年）之后时间多一点了，可以去多学习、研究些东西，所以把针灸重新再拾起来作为一个方向，觉得可以重新再去探索、再去实践。先生在实践当中发现了一些问题，然后就去动脑筋，想着怎么解决这些问题，很快就发现了一些新的规律，按这样的规律针灸治疗，往往取得立竿见影的效果。目前，邢斌先生仍在研究中，而且又有新的发现，相信之后会慢慢把这方面成果写成文章，写成书，公布出来。

其实邢斌不是中药学专业的毕业生，也不是方剂学专业的毕业生，也不是针灸学专业的毕业生，也不是伤寒论专业的毕业生。何以他撰写了有关附子、方剂学、伤寒论的专著，研究了针灸新的治疗方法？说穿了，是因为他对中医的各方面、各领域都有兴趣，也喜欢读书，广泛的读书，喜欢动脑筋，这样他在各方面都有一些心得。所以才会在大学时就编写《危症难病倚附子》，后来在方剂学方面写了书，在针灸领域进行探索，在《伤寒论》方面也写了书。邢斌说接下来着重会在中医临床思维方面研究，也会撰写著作。

在邢斌主编的《中医思想者·第一辑》开篇，曾经提出一个想法，就是希望以民间力量来发展中医药事业，办中医药刊物、中医药研究院，还有中医门诊部，以至于将来办中医药大学。愿景是美好的，但是要做这些事非常非常难。邢斌先生觉得这恐怕不是十年能够有所改变的，可能需要二十年、三十年才能够有所改变，关键就是中医的人才太成问题了。要做任何的事业，都是要靠人去做的。比方说，他要办一个丛刊，像《中医思想者》，但是好的文章实在太少了，说穿了其实还是有思想、有能力的中医太少了。这个事情肯定不是什么五年十年能够搞得好的，就算做了一些事情，也可能只是表面的，可能要通过十年、二十年、三十年，慢慢慢慢把中医人才队伍的素质提升起来，这个局面才会越来越好。

邢斌老师说，他自己只能在小范围内影响一些学生，比方说以前在大学里教书，采取不一样的教学方式，可能影响一些学生；现在辞职之后，写一些文章，文章里面的一些思想或者经验，可能会对一些人有所帮助。但是现在最大的问题是什么？就是有些事情不是我们能力范围所能改变的，比方说，一些学生经过长时间的应试教育，短时间内很难让他们能够有太大改变，老师的经验可能对他有所改变，但这只是零星的，如果这个学生没有独立思考的精神，没有批判精神，只是被动的吸收的话，即使经验已经很丰富，最多就是老样子，根本没有创新、发展的可能。

现在我们的中小学教育，甚至一些大学的教育，一部分是应试教育，与真正教育的理念是背道而驰的，是不提倡独立思考、自由思想的，以至于一些本身聪明的人，通过这样的教育，创造力反而被扼杀了。当然，如果是这样的话，那这就不是单单中医的问题了，可能各个行业都存在这样的问题。在这种情况下，中医要有比较大的发展，恐怕还是比较难的。

最后，以邢斌老师赠言青年中医的话作结尾："独立思考、自由思想是最重要的。"独立思考、自由思想，其实这不仅仅是对于学习中医而言，在一个人学习成长的每个阶段都是非常重要的，也是本文前面提到"既要有知识，也要有见识，而见识更为紧要"中培养见识的关键。

第二部分

五味子医案医话

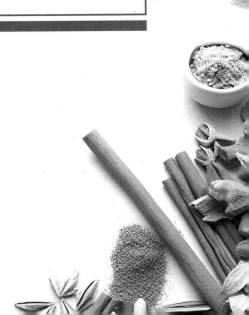

邓铁涛大师名方赏析

2019 年元旦后，中医界的一件大事就是 104 岁的邓铁涛老先生撒手归西。邓老先生是广州中医药大学终身教授，博士生导师，并在 2009 年（93 岁）被卫生部、国家中医药管理局等国家三部委联合评定为"国医大师"并获证书，为广东唯一获此殊荣者。

我是九十年代初上大学的时候知道邓老的，可惜一直没有机会研究他老人家的学术思想和临床经验。这次他的离世，让我得到了《邓铁涛全集》，在著作的最后有凝聚了邓老毕生心血的 62 张名方。

回想邓老在 1990 年 10 月提出的："学我者必须超过我"的口号，这是对我们中医继承人的热切期望。所以，本文对邓老的 62 张名方做一个深入细致的分析，以利益中医同道，以告慰邓老之灵！

一、治胃、十二指肠溃疡方

〔组成〕党参 18 克，白术 12 克，云苓 15 克，柴胡 9 克，佛手片 5 克，乌贼骨或瓦楞子（煅）15 克，甘草 5 克。

〔功效〕健脾益气，舒肝和胃。

〔主治〕胃、十二指肠溃疡，慢性胃炎，胃肠神经官能症。

〔加减〕嗳气反酸者加砂仁、元胡或合用乌贝散（乌贼骨 85%，浙贝母 15% 研为极细末），每服 2~3 克。肝气郁结者加白芍、枳壳、郁金，或左金丸。肝郁化火或胃热过盛者合用三黄泻心汤。脾胃虚寒者加黄芪、桂枝、法夏或附桂理中汤。兼吐血便血者加侧柏叶、白及、阿胶、田七末（炒）。胃阴亏虚者加麦冬、石斛、玉竹等。

二、治萎缩性胃炎方

〔组成〕太子参 30 克，云苓 12 克，淮山药 12 克，石斛 12 克，小环钗 12

克，麦芽 30 克，丹参 12 克，鳖甲 30 克（先煎），甘草 5 克，田七末 3 克（冲服）。

〔功效〕健脾养胃，益阴活络。

〔主治〕萎缩性胃炎，慢性浅表性胃炎。

〔加减〕脾胃气虚较甚者加黄芪或参须（另炖）；湿浊偏重者加扁豆、鸡蛋花、苡仁等；肝郁者加素馨花、合欢皮、郁金等。

三、治胆汁返流性胃炎方

〔组成〕吴茱萸 1~3 克，川连 3~5 克，太子参 30 克，白术 15 克，云苓 15 克，甘草 5 克，威灵仙 15 克，桔梗 10 克，枳壳 5 克。

〔功效〕健脾疏肝，降逆止呕。

〔主治〕胆汁返流性胃炎，反流性食管炎、胃溃疡、胃窦炎。

四、治食管贲门失弛缓症方

〔组成〕太子参 30 克，白术 15 克，云苓 15 克，甘草 5 克，白芍 15 克，台乌 12 克，威灵仙 15 克。

〔功效〕健脾益气，缓急进食。

〔主治〕食管贲门失弛缓症。

上述四张处方均为治疗胃病方，底方均为四君子汤，这是"专病专方加减"研究思路的具体体现。问题是胃病本身症状、诊断、用药都是交叉的，胃溃疡的同时可伴有萎缩性胃炎、胆汁反流、肠化生等等情况，萎缩性胃炎的患者也有可能有肝郁，泛酸等情况。把整个胃病进行完全割裂的中医研究，寻找所谓"专方"，最后邓老用几乎相同的处方和加减，直接给这种思路打脸。

老先生在 1974 年，有过两篇讲稿，分别针对"胃痛"和"胃及十二指肠溃疡"，里面的遣方用药其实都是根据症状辨证施治。但把整个胃病不加以病名区分，似乎也不妥当，因为胃癌的中医治疗原则和用药，和上述胃病又迥然不同。我在编写我自己的"胃病处方库"时，也碰到了如何给处方分类这个问题，似乎按照病名分也不对，不按照病名分也不对。最后，我把胃病处方库的设置，分为胃癌和非胃癌两类，彻底解决了这个问题。

下面逐个分析处方：

胃及十二指肠溃疡方：邓老认为：脾胃虚弱为本病根本。（四君子麦冬石斛）制酸并不能根治本病，但加入一些制酸制剂标本兼顾，亦是良策。（乌贼骨煅瓦楞）止痛药多辛燥，久用则耗气伤津有损脾胃。舒肝与健脾有调节神经与胃肠功能的作用。（柴胡枳壳芍药郁金）三黄泻心为凉血止血药物。上述观点和用药经验，均见于邓老1974年"胃、十二指肠溃疡病的辨证论治"一文。

其实治疗消化道溃疡扶正为根本，清热制酸理气止血为标的治疗法则，并不为邓老所独有，整个中医界的消化科专家都有相同的观点。四君子、黄芪建中，都是基本处方。在制酸方面黄连为必用，然后加煅瓦楞、乌贼骨、白芨，如果出现黑便等明显出血，那就要加大黄、虎杖、三七等止血药物。后期活血祛瘀则多用蒲黄、五灵脂、乳香、没药。

焦树德老先生有一张治疗长期溃疡胃痛的方子：三合汤：百合30克、乌药10克、丹参30克、檀香6克（后下）、砂仁6克（或草豆蔻10克）、高良姜10克、香附10克、川楝子10克。此方为百合乌药散、丹参饮、良附丸的三方合并。治疗长期溃疡胃痛效果颇佳。

上海的著名民间中医邢斌老师，也有一张治疗幽门螺旋杆菌（HP）阳性方子：生甘草40克、乌贼骨40克、象贝母40克、白芨20克、蒲公英30克、川连20克、吴茱萸20克、高良姜10克。1剂，磨粉，分60份，每日2次，每次1份。连续治疗3个月能使HP转阴。

北京著名中医何绍奇老先生的治疗胃溃疡医案：陈某某，男，68岁。1997年10月24日初诊。胃痛2年余，进食后约1.5—2小时即痛，其痛呈刺痛，痛点固定，大便带黑色。面色萎黄，疲乏无力，饮食喜热，量少，偶有恶心泛酸. 脉沉弦，舌淡，边有齿痕。证属脾胃虚寒夹瘀，拟益气温中、兼用化瘀：炙黄芪20克、党参12克，肉桂6克，白芍12克，炙甘草6克，五灵脂10克，炒蒲黄10克，延胡索10克，桃仁10克，当归10克，茯苓12克，砂仁6克，乌贼骨10克，5帖。二诊（10月29日）：痛大减，精神好，舌苔厚腻。原方去砂仁，加法半夏、丹参、瓦楞子，6帖。三诊（11月9日）：胃已完全不痛，饮食增加，大便溏，二三日一行。仍用黄芪建中去饴糖方，加炒白术、茯苓、山药、当归、党参、煨姜、大枣。（党参、五灵脂同用，对气虚夹瘀有良好作用，无任何副作用。传统"十九畏"之说不可从也。）

从上述的全国各地名中医治疗胃溃疡的验方和治疗医案，我们都可以印证邓老治疗本病治疗原则和用药经验的正确性。

萎缩性胃炎方：本方用小环钗，其实就是金石斛，为石斛之上品。同时用石斛和金石斛，是邓老故意还是整理者有误，不得而知。本方补气绕开党参用太子参，仅在脾虚明显时加黄芪，应该是避免补气上火伤胃阴的缘故。

上海的张境人老先生也用一张"萎缩性胃炎方"：柴胡、黄芩、赤白芍、炙甘草、太子参、山药、白术、丹参、徐长卿、广西血竭（生肌）、白花蛇舌草。本方也用太子参不用党参黄芪。方中最妙白花蛇舌草，可以防止萎缩性胃炎的癌变。

邓老在1978年的《略论脾胃学说》中说，萎缩性胃炎、胃酸减少等病症，患者出现舌嫩苔少，甚或剥苔而舌质嫩红少津者，宜先养胃阴以固后天之本。所以本方的养阴活血药物应该为此所设。

南京周仲瑛老先生的"胃炎阴虚方"亦与此观点相合：乌梅肉6克、炒白芍10克、北沙参10克、大麦冬10克、金钗石斛10克、丹参10克、生麦芽10克、炙鸡内金5克、炙甘草3克、玫瑰花3克。

胆汁反流性胃炎方：本病主要症状为胃脘嘈杂，反酸胃痛，故还用太子参避免处方过热，用左金丸威灵仙制酸降逆，桔梗枳壳梳理上下气机。这张方子中，比较有意思的是威灵仙降逆，在下文中我会详细解释。

食管贲门失弛缓症：本病是由于食管贲门部的神经肌肉功能障碍所致的食管功能障碍引起食管下端括约肌弛缓不全，食物无法顺利通过而滞留，从而逐渐使食管张力、蠕动减低及食管扩张的一种疾病。本病病因不明，主要症状为：吞咽困难，疼痛和食物反流。

本方核心药物是威灵仙。威灵仙在中药学中是祛风湿药，临床用于祛风湿止痛效果甚佳。另外一个功效是治疗鱼骨鲠喉。早在十几年前，我就想到威灵仙的这个作用，应该是作用于食道和咽喉部的肌肉，促使鱼骨排出。所以，我用威灵仙加入半夏厚朴汤，再加桔梗瓜蒌皮升降散，治疗梅核气疗效卓越，基本1周见效，数周痊愈。

2011年，有一个贲门失弛缓症患者求助于我，她于每晚卧床后，晚饭所吃之食物便会一口口返出，我也用以威灵仙为主的处方治疗：威灵仙30克、旋复花12克、代赭石30克、苏梗6克、半夏20克、苍术20克、生姜9克、厚朴12克、姜竹茹12克、制南星12克、青皮9克、炙甘草6克。1周缓解。

邓老对威灵仙的研究和使用，也证实了威灵仙可作用于食道肌肉的观点。他在《抢救中医学术的几点意见》（1983年2月）中说道：20世纪60年代他和解放军157医院搞联合科研，论证了威灵仙治疗骨鲠的机理并不是在于软化了骨头，而是在于松弛了食道的平滑肌致使骨鲠得以排除。

所以，上述四张处方，均为经过邓老潜心研究的效方，如果能在临床中灵活应用，应该会取得非常好的疗效。

五、治慢性结肠炎方

〔组成〕木香（后下）5 克，川连 5 克，柴胡 10 克，白芍 15 克，枳壳 6 克，甘草 5 克，太子参 30 克，白术 15 克，云苓 15 克。

〔功效〕健脾舒肝，行气止痛。

〔主治〕慢性结肠炎。

〔加减〕腹痛明显者加砂仁、元胡、救必应；泄泻较甚者加番石榴叶 15～30 克；纳差者加麦芽、鸡内金、布渣叶；久泻不止者加赤石脂 30 克，补骨脂 10 克。

这是一张治疗肝郁脾虚慢性腹泻的治疗方，脾虚用四君子，肝郁用四逆散，香连丸收涩。处方虽然工整，但临床应用必须根据症状加减：无腹痛纯脾虚则四逆不用，因为柴胡白芍本身就有滑肠的作用，会加重腹泻。腹痛明显要判断寒热，即有无感染，无感染用砂仁延胡索等理气止痛，或者用五灵止痛散活血止痛（邓老家传方）。有热性症状或者感染因素，那就要考虑清热解毒，救必应为岭南地区清热解毒草药，但常用的有：秦皮、白头翁、马齿苋等全国通用草药。如果泄泻较重那就要用收涩药物：干姜、炮姜、石榴皮、诃子甚至罂粟壳。赤石脂为止泻名方"桃花汤"主药，黄土汤找不到灶心黄土也可以用赤石脂代，补骨脂为肾虚腹泻"四神丸"中止泻药物。

布渣叶很有意思，为岭南地区清热消食解暑药，当地凉茶主要成分。邓老喜用于夏天消暑开胃，治疗高血脂（常用组合为：草决明、布渣叶、山楂）。

本方在《邓铁涛全集》里并未查到，根据配伍用药及加减，不似邓老心得之作。

六、治泄泻方

〔组成〕新鲜番石榴叶 30 片（干品 15～30 克）。

〔功效〕消炎止泻。

〔主治〕肠炎泄泻，细菌性痢疾。

泄泻、痢疾为常见病，治疗名方颇多，草药更多。可以说田间地头有清热功能的草药都能治。本方无丝毫特别之处。番石榴叶为岭南地区清热燥湿草药，能止泻。但在邓老全集里，看不到他用本方的论述和医案。

结合前面小环钗和石斛的疑问，感觉"邓老 62 张名方"不是他自己的总结，应该是他学生的编纂。

七、治肠套叠方

〔组成〕旋覆花 5 克，代赭石 15 克（先煎），党参 9 克，炙甘草 5 克，生姜 2 片，大枣 3 枚，法夏 9 克。

〔用法〕上药慢煎，服后半小时，继用下法。另外，用蜂蜜 100 毫升，加开水 200 毫升，待温度为 37℃时，灌肠，与此同时，用梅花针叩击腹部肿块。

〔功效〕降逆理肠，调畅气机。

〔主治〕小儿肠套叠。

小儿肠套叠为急腹症，邓老全集中叙述用本方 1 次成功治疗 2 例小患者。但现在西医用空气灌肠等方法也可以进行非手术复位。中医和西医非手术疗法各自优特色缺乏临床比较。建议本法操作还应在医院外科监护下进行，不可耽误患者手术。

八、治急性阑尾炎方

〔组成〕生大黄 15 克（后下），蒲公英 15 克，冬瓜仁 30 克，桃仁 12 克，丹皮 9 克，皂角刺 12 克，芒硝 6 克（冲服）。

〔功效〕清热泻下。

〔主治〕急性阑尾炎；阑尾脓肿（药物组成中去芒硝）。针灸疗法：针刺阑尾穴（双侧），用泻法深刺之，运针一二十分钟，接电针机半小时，再留针 1 小时。每天 1 次，连刺 3 天。外敷法：三黄散外敷。用蜂蜜适量加水调匀，敷患处，药干即换。

九、治慢性阑尾炎方

〔组成〕生大黄 9 克，丹皮 9 克，冬瓜仁 30 克，桃仁 9 克，芒硝 6 克。

〔功效〕清热泻下。

〔主治〕慢性阑尾炎。

〔加减〕痛甚加蒲公英或田七末；热甚加地丁、银花、连翘；出现包块（阑尾脓肿）加皂角刺；虚人于后期酌加党参或花旗参以扶正。注：此方即大黄牡丹皮汤，可每月服三四剂，持续 3 个月。

中医治疗急慢性阑尾炎的临床资料有很多，基本都是用大黄牡丹汤加减，效果非常好，用邓老的原话：近乎理想。现在由于抗生素的升级换代，西医保守治疗不手术，急性转慢性的情况也很多见。但转慢性后我认为就不需要大黄牡丹汤之类的峻泻处方了。

慢性阑尾炎还是要分寒热，热性用药：红藤、紫花地丁、金银花、蒲公英、败酱草等药物，寒性则用温运中宫汤（理中香砂二陈乌药神曲）。

附2则何绍奇老先生治疗阑尾炎不同用方医案，开一下脑洞：

张某，男，57岁，以右下腹阵发性剧痛，诊断为急性阑尾炎，入院后未予手术，输生菌素观察。刻诊：右下腹疼痛拒按，大便不下已三日，舌苔黄腻，有裂纹，脉沉实。用大黄牡丹皮汤，服1帖，仅便1次，量亦不多，仍疼痛拒按，非药不对症，药力不及也，痞满燥实坚俱备，舍大承气不可为功，乃书：大黄15克，玄明粉12克（冲），枳实15克，厚朴15克，败酱草30克，红藤30克，莱菔子15克，苡仁30克，2帖。一日1服后得畅便，日3行，一帖痛即大定，次日痛即全止，易方调理而安。

廉某，女，23岁，怀孕6个月，右侧腹痛，发热，脉滑数，白细胞18000，诊断为急性阑尾炎。我为拟清热解毒方：白花蛇舌草90克，败酱草60克，银花连翘各15克，白芍24克，甘草6克，6帖，一日1帖。一日后痛稍减，至第3帖，痛止，热退。服完6帖，复查白细胞已降至正常。足月产一男婴。

十、治慢性肝炎方

〔组成〕党参或太子参15～30克，云苓15克，白术12克，甘草5克，川萆薢10克，珍珠草30克。

〔功效〕健脾化湿浊，扶土抑肝木。

〔主治〕慢性肝炎。

〔加减〕湿重者加法夏10克、砂仁3克、苡仁15克。肝郁者加素馨花10克、郁金10克。肝阴不足而见眩晕、失眠、梦多者加桑寄生30克、桑椹子15克、旱莲草12克、女贞子12克。肾阴虚而见腰膝酸痛、舌嫩红苔少、脉细数者加首乌30克、山萸肉12克、熟地20克、淮山药易白术，太子参易党参。黄疸者加田基黄30克、溪黄草30克，或金钱草25克、土茵陈25克。血瘀者加丹参15克、茜草根12克、桃仁10克、X虫6克。（地鳖虫）

本方为邓老自拟"慢肝六味饮"，原方用黄皮树叶15克，无珍珠草（见《学说探讨与临证》1981年，周海平医师整理，治疗慢性肝炎的经验）。网上所有对此方的转载，都没有说明桃仁后面的"那个虫"是什么虫，根据邓老原文应是"地鳖虫"。

邓老认为：本病之病位在脾肝两脏，尤以脾虚为主；基本方药为四君子汤加味，在加减中体现调肝肾利肝胆。黄皮树叶疏肝解郁，行气化浊，川萆薢去除困郁脾土之湿浊。

珍珠草在上海地区又名"叶下珠"，是清肝降酶效果很好的一味草药，我喜用，但邓老全集里面未记录他用过此药。

十一、治早期肝硬化方

〔组成〕太子参 30 克，白术 15 克，楮实子 12 克，川萆薢 10 克，云苓 15 克，菟丝子 12 克，土鳖虫 10 克，甘草 6 克，丹参 18 克，鳖甲（醋炙）30 克。

〔功效〕健脾护肝，化瘀软坚。

〔主治〕早期肝硬化。

〔加减〕酒精中毒性肝硬化，加葛花 12 克；肝炎后肝硬化，加珍珠草 30 克；门脉性肝硬化，若硬化较甚，加炒山甲 10 克；牙龈出血者，加紫珠草 30 克；阴虚者去川萆薢，加淮山药 15 克，石斛 12 克。黄疸者加田基黄 30 克。

本方为邓老自拟经验方"软肝煎"，原方土鳖虫为研末冲服 3 克。邓老原文谓："慢肝六味饮"与"软肝煎"乃姐妹方，均取义于"见肝之病，知肝传脾，当先实脾"之旨。慢肝六味饮治慢性肝炎，健脾为主配黄皮树叶以疏肝解毒行气化浊。早期肝硬化，病久伤及肝肾，故以楮实、菟丝子、鳖甲以养肝肾，病已及血分，故用土鳖、丹参以祛瘀活血。此方辨证加减耐心久服，一则以阻慢其硬化之进程，再则冀其软化。治疗效果与病之浅深成正比。

原方加减法：肝炎所致之早期肝硬化，转氨酶高者，加黄皮树叶 30 克；酒精中毒所致之肝硬化，加葛花 10~15 克；肝阴不足，舌红苔少者，加旱莲草、女贞子各 10 克，石斛 15 克，更兼剥苔者，加龟板 30 克；牙龈出血或皮下有出血点者，加仙鹤草 30 克，或紫珠草 30 克；有黄疸者，加田基黄 15~30 克。（见《新中医》1989 年第 4、6 期）

十二、治腹水方

〔组成〕甘草、甘遂等量。

〔用法〕用等量之甘草煎浓汁浸泡已打碎之甘遂，共泡三天三夜，去甘草汁，将甘遂晒干为细末，每服 1~2 克，用肠溶胶囊装吞，于清晨用米粥送服。

〔功效〕攻逐泻水。

〔主治〕肝硬化腹水。注：此方为民间验方，攻逐力强，不宜重用多用，仍须与辨证论治相结合。

本方亦见于《新中医》1989 年第 4、6 期，为治疗肝硬化后腹水之方。诸多医家消胸腹水喜用原方十枣汤，本方为邓老创新之用法。

十三、治低白蛋白症方

〔组成〕淮山 30 克，薏米 15 克，鳖或龟约斤许。

〔用法〕煲汤或炖服。每周 1～2 次。

〔功效〕健脾填精。

〔主治〕低白蛋白血症或 A/G 比值倒置者。

本方亦见于《新中医》1989 年第 4、6 期，为治疗肝硬化低蛋白血症之方。

十四、治肝吸虫方

〔组成〕①党参（或太子参）12 克，云苓 12 克，白术 10 克，扁豆 12 克，山药 15 克，郁金 10 克，枣子槟榔 25 克（切），使君子 10 克，甘草 5 克。②郁金 10 克，苦楝根白皮 15 克，榧子肉 25 克，枣子槟榔 25 克（切）。

〔用法〕先服①方，每日 1 剂，复煎当日服，连服 3～4 天；后服②方，服法同上，连服 5～7 天为 1 疗程。若体质壮实者，则先服②方，后服①方，剂次不变。感染轻者，一般服 1～2 疗程可愈；感染重者，一般服 3 疗程可愈，最多可服至 4 疗程。

〔功效〕健脾驱虫疏肝。

〔主治〕肝吸虫病。

原文加减法：根据临床证候差异，于①方适当加减，②方不变。若兼见脘闷，恶心呕吐，肢体困重，湿困明显者，加法夏、陈皮、砂仁，苍术易白术，以化湿燥湿；若胁痛明显，嗳气呃逆，脘闷，肝气横逆的，酌加枳壳、白芍、柴胡以舒肝；若头晕头痛，失眠多梦，舌嫩红，肝阴并有不足者，酌加女贞子、旱莲草、白芍、太子参易党参，以养护肝阴；若出现肝硬化腹水的，酌加丹参、首乌、菟丝子、楮实子，人参易党参，以增强健脾除湿柔肝之效，并根据病情延长①方服用时间，待条件许可再予②方；若症见发热，寒热往来，胁痛，黄疸，苔黄厚腻，脉弦滑数的，为湿热内盛，应先予清热利湿之剂，待湿热之邪消退后，方可服用①、②方。

一疗程未愈，复查大便仍有虫卵者（可于第 1 疗程结束后即时及 5 天后各查大便 1 次，连续 2 次），再接服第 2 疗程，服至病愈为止。（4 疗程）

原文中邓老体会：

1. 采用中医中药治疗肝吸虫患者，近期及远期疗效均较满意，未发现有药物副作用，特别是未见有严重副作用，不必住院治疗，简便易行，值得进一步验证，以便推广使用。

2. 肝吸虫病的证候表现多为邪实正虚，故治疗上采取肝吸虫①方健脾扶正，肝吸虫②方驱虫疏肝以祛邪，两方交替使用，标本兼顾，起到协同愈病的作用。

3. 通过临床观察，初步认为，健脾扶正的药物，似可提高机体的免疫功能，造成一个不适于肝吸虫寄生的环境，有利于驱虫药物更好地发挥驱虫的作用。是否如此，有待于今后进一步研究证实。

4. 中药驱虫药，具有广谱的驱虫作用。例如据文献报道，苦楝根皮可治蛔虫、鞭虫、钩虫、蛲虫，预防血吸虫；槟榔可驱蛔虫、钩虫、姜片虫、绦虫、华支睾吸虫，等等。它们有治疗肝吸虫病的作用，但药量宜适当加大使用（文中所述驱虫药中，除苦楝根皮外，均无毒或仅有小毒。但亦有报道鲜苦楝根皮，成人 1 次用至 60 克，而无严重副作用。同时药物亦宜精选，如苦楝根皮一定要用纯净的白皮部分，即去除表皮及木质部分余下的二层皮）；槟榔最好选用枣子槟榔，因其多未切片，其中驱虫的主要成分保存较好；使君子与榧子若发霉，即不宜用，这样才能充分发挥中药的驱虫作用。

5. 在临床实践中，观察到有些患者因肝吸虫所致肝功能损害，服药驱虫后，肝功能亦随之恢复正常，有些患者肝功能严重损害，如肝吸虫性肝硬化患者，仍能耐受驱虫药的治疗，且症状有所好转。可见肝功能损害，不一定是中药驱虫的禁忌证。推想本方可能有促使病变的肝脏组织恢复，改善蛋白代谢，从而促进肝功能恢复的作用。有待进一步研究探讨。

（见《学说探讨与临证》1981 年）

十五、治胆道蛔虫症方（胆蛔汤）

〔组成〕炒榧子肉 15 克，使君子（打）12 克，枣子槟榔（切）12 克，乌梅 10 克，苦楝根白皮 15 克。

〔功效〕驱虫，安蛔，止痛。

〔主治〕胆道蛔虫，肠道蛔虫，亦可治蛔虫性肠梗阻。

〔加减〕腹痛甚者加木香、枳壳、砂仁；热象明显者加黄连、黄柏；大便秘结者加枳实、玄明粉、大黄；脾虚者加四君子汤或参苓白术散；蛔虫性肠梗阻亦可配合针刺四逢穴，或加服生油 50 毫升，口服或胃管给药。

邓老曾讲述过胆道蛔虫症的详细治疗方案及治疗顺序：

（1）选粗针针刺四缝穴，每穴捻转 1 分钟，并挤出水液或血点。同时给予葡萄糖滴注，患者多在输液后开始安静。

（2）食醋 30～50 毫升微温服。如无食醋，可用 30% 醋精稀释 100 倍，每服 30～100 毫升。

（3）煎服胆蛔汤。本方是笔者下乡巡回医疗时所拟，曾刊于 1974 年版《方剂学讲义》中，疗效尚好。本方有安蛔与驱蛔作用，是治疗本病的主方。方药：乌梅 12 克，槟榔 18 克，使君子 30（克打），榧子 30（克打），苦楝根白皮 15 克，郁金 12 克。水煎服。每天 1～2 剂。如患者出现发热、黄疸，可另用鸡骨草、柴胡、茵陈、郁金、大黄之属治之。宜禁食 1～2 天。

从邓老所述和 62 方中之本方用药方法之差别，不难看出哪个更可取，更有可操作性。

十六、治胆囊炎与胆石症方

〔组成〕柴胡 10 克，太子参 15 克，金钱草 30 克，郁金 12 克，白芍 15 克，蒲黄 6 克，五灵脂 6 克，甘草 3 克。

〔功效〕舒肝利胆排石，健脾活血。

〔主治〕胆囊炎，胆石症。

〔加减〕热盛者去太子参加黄芩、栀子；湿盛者去太子参加茵陈、木通；大便秘结者去太子参加元明粉、枳壳或大黄；脾虚较甚者加云苓、白术。

本方见于 1973 年邓老"急腹症"讲稿，邓老在方后记述道：上方可以多服，病人脾得健运，疼痛减少，饮食增加，身体自复。以后可以每月连服五七剂或每半月内连服四五剂，以防胆石停留引起复发。上方已治愈多人，其中有些是手术后疼痛一再复发，拟再进行手术治疗者。

治疗胆石症一般都以柴胡疏肝散为主方加减，本方加入失笑散活血止痛构思巧妙，为宝贵经验。

十七、治阿米巴痢疾方

〔组成〕鸦胆子肉 20 粒。

〔用法〕以滑石粉为衣，空腹吞服。

〔功效〕清热解毒，杀虫止痢。

〔主治〕阿米巴痢疾。注：此方出于张锡纯。

本方非邓老之方，但诸多医家用之有效。

十八、治高血压方

一方：石决牡蛎汤

〔组成〕石决明 30 克（先煎），生牡蛎 30 克（先煎），白芍 15 克，牛膝 15 克，钩藤 12 克（后下），莲子心 3 克，莲须 10 克。

〔功效〕平肝潜阳。

〔主治〕肝阳上亢之高血压病。

〔加减〕苔黄、脉数有力者加黄芩；兼阳明实热便秘者加大黄；苔厚腻者去莲须加茯苓、泽泻；头痛甚者加菊花或龙胆草；头晕甚者加天麻；失眠加夜交藤或酸枣仁。（邓老方解：用介类之石决明、牡蛎以平肝潜阳为主药，钩藤、白芍平肝熄风为辅药，莲子心清心平肝，莲须益肾固精为佐，牛膝下行为使药。）

二方：莲椹汤

〔组成〕莲须 10 克，桑椹子 12 克，女贞子 12 克，旱莲草 12 克，淮山 30 克，龟板 30 克（先煎），牛膝 15 克。

〔功效〕滋肾养肝。

〔主治〕肝肾阴虚之高血压病。

〔加减〕气虚者加太子参；舌光无苔加麦冬、生地；失眠者加酸枣仁、柏子仁。血虚者加首乌、黄精。（1980 年方有生牡蛎 30。邓老方解：以莲须、桑椹、女贞子、旱莲草滋养肝肾为主药，山药、龟板、生牡蛎为辅药，牛膝为使药。）

三方：肝肾双补汤

〔组成〕桑寄生 30 克，首乌 30 克，川芎 10 克，淫羊藿 10 克，玉米须 30 克，杜仲 10 克，磁石 30 克（先煎），生龙骨 30 克（先煎）。

〔功效〕双补肝肾，兼予潜阳。

〔主治〕阴阳两虚之高血压病。

〔加减〕气虚者加黄芪 30 克；肾阳虚为主者，可用附桂十味汤（肉桂、熟附子、黄精、桑椹子、丹皮、云苓、泽泻、莲须、玉米须、牛膝）；肾阳虚甚兼浮肿者，用真武汤加杜仲、黄芪。

四方：赭决九味汤

〔组成〕黄芪 30 克，党参 15 克，陈皮 3 克，法夏 10 克，云苓 15 克，代赭石 30 克（先煎），草决明 30 克，白术 15 克，甘草 3 克。

〔功效〕益气祛痰。

〔主治〕气虚痰浊之高血压病。

〔加减〕兼肝肾阴虚者，加首乌、桑椹子、女贞子；兼肾阳虚者加肉桂心、仙茅、淫羊藿；兼血瘀者加川芎、丹参、田七末等。（邓老方解：重用黄芪合六君子汤补气以除痰浊，配以代赭石、草决明以降逆平肝。）

上述治疗高血压 4 方为邓老先生名方，位列《邓铁涛全集》之首，是邓老中医遗产之核心精华，处方见于《新中医》1980 年第 2 期。

邓老研究高血压从叶天士《临证指南》，王旭高《西溪书屋夜话录》入手，首重调肝，然后为心肾脾。临床分为：肝阳上亢、肝肾阴虚、阴阳两虚、气虚痰浊四个证型，分别用上述四主方治疗。

学习这些名老中医的系列方，有 2 个原则是非常重要的。第一是要会"拆"，就是把一张大方子根据针对不同的情况，拆成小方子甚至是单味药物或者是药物组合，详细分析其方解。第二是要会"合"，就是临床根据患者具体情况，把系列方中之各部分元素进行有机组合。这样才能做到病万变药万变，才能有的放矢，取得临床疗效。

我们分解上述遣方用药：平肝降逆：石决明、生牡蛎、代赭石、草决明；熄风：钩藤、白芍；补心：莲子；补肝肾：桑椹、女贞子、旱莲草；加强补肝肾：山药、龟板；补肾阳：淫羊藿、杜仲、桑寄生、肉桂、附子、黄精；引经药：牛膝。

关于黄芪对血压的作用，邓老有专门论述：高血压，黄芪切勿轻用，必须用 30 克以上时再加生石决明或代赭石 30 克。黄芪轻用 10～15 克，配合其他补药则有升压作用，若重用则能降压。当然还必须辨证属气虚型的高血压才显效，若肝气旺盛之实证热证则不宜用。（见《新中医》1975 年第 2 期）

高血压的中医治疗处方，可谓多如牛毛。所以选方学习必须坚持资料真实可靠，疗效卓著的原则。然后要学会"拆"方，精确到药，才可在临床中灵活运用，提高处方效果。

这里再介绍几张效方：

邓铁涛足浴方：怀牛膝 30 克，川芎 30 克，天麻 10 克，钩藤（后）10克，夏枯草 10 克，吴茱萸 10 克，肉桂 10 克，加水 2000mL，沸后 10 分钟，温泡。

方鸣谦痰热方：生牡蛎、石决明、黛蛤散、龙齿、桑叶、菊花、牛蒡子、瓜蒌子、苏子、竹茹、丝瓜络。

我治疗脾虚痰浊的高血压，一般不用黄芪六君子，重用五苓散合全瓜蒌效果确切。

十九、治冠心病方

〔组成〕党参（或太子参）18 克，竹茹 10 克，法夏 10 克，云苓 15 克，橘红 10 克，枳壳 6 克，甘草 5 克，丹参 18 克。

〔功效〕益气祛痰以通心阳。

〔主治〕冠心病。

〔加减〕气阴两虚者合生脉散；血瘀胸痛甚者加田七末、豨莶草或失笑散；气虚甚者合用四君子汤或重用黄芪；血压高加草决明、代赭石、钩藤、牛膝；血脂高加山楂、布渣叶、草决明，首乌。

邓铁涛老先生在 1977 年《中华内科杂志》新 2 卷第 1 期，有《冠心病的辨证论治》一文，在 1985 年 7 月《冠心病辨证论治的认识与体会》一文中再次提及冠心病的治疗原则、组方和加减。他在 1985 年的原文中说：我觉得本病是标实本虚之证，治标可以恢复胸中之阳气，但不宜久服，故标本同治比较好。李东垣说："相火为元气之贼""壮火食气"，所以桂枝、附子不宜长服。笔者选用温胆汤以治标，党参益气以固本，必要时加入麦冬，这样的配方，便可以长服多服，似优于仲景诸方。……临床实践中再次证明益气、温心阳、除痰或益气、养心阴、除痰是治疗冠心病的大法，兼瘀者稍加三七末或丹参之属即可。至于舌脉瘀证甚者，以川芎、丹参、红花、桃仁之属治之，亦宜与补气或养阴之药同用。

邓老喜用温胆生脉散补心化痰，而在治标方面，焦树德老先生的验方效果也很好：苏木 15 克，檀香 6 克，栝楼 30 克，薤白 10 克，桂枝 6 克，乳香 3克，红花 10 克，赤芍、远志各 9 克，半夏 9 克，茯神木 15 克，五灵脂 10 克，蒲黄 10 克，槟榔 10 克。上海著名民间中医邢斌老师的经验：胸痹气虚患者，用升陷汤（黄芪 60 克，柴胡，升麻，桔梗，知母）加瓜蒌 15 克，薤白 9 克，丝瓜络 30 克，橘络 9 克。益气活血理气之治疗胸痹经验，尽在上述方中。

二十、治风湿性心脏病方

〔组成〕太子参 30 克，白术 15 克，云苓 15 克，甘草 5 克，桃仁 10 克，红花 5 克，五爪龙 30 克，鸡血藤 24 克，桑寄生 30 克。

〔功效〕益气活血。

〔主治〕风湿性心脏病。

邓老在 1987 年 3 月有《治疗风湿性心脏病的经验》一文，原文说：治本首先要补气温阳。本病必有心气虚证，临床表现为心悸怔忡，气短乏力，动则尤甚，面色神疲，或纳呆便溏，舌淡苔白，脉细弱或结代。用四君子汤加黄芪或五爪龙，有时配入少量桂枝、当归或枣仁。若出现肢冷畏寒，面黯汗泄，脉微细或迟虚、散涩等阳气衰虚证候，常在原方再加桂枝、熟附子，或迳用四逆汤加人参。若卫阳不固，汗出如注，虽投参附、四逆而汗出仍不止者，应重用黄芪以补气温阳固表，并助参附之力；并用煅龙骨、牡蛎，重镇潜阳以敛汗。若见心悸怔忡，头目眩晕，颧红烦热，夜卧不安，或见咳痰咯血，此多为阳损及阴，成气阴两虚或阴阳两虚之证。常以生脉散加味，如加入沙参、玉竹、生地、女贞子、旱莲草、仙鹤草之属，可用西洋参或红参参须。

心痛怔忡，面色晦暗，唇甲紫绀，或咯血，或肝脏肿大，舌青紫，脉结代或散涩，均为瘀阻心脉或肺、肝之象，用《类证治裁》之桃红饮（桃仁、红花、当归、川芎、威灵仙），也常加用失笑散。益气用参，祛瘀用五灵脂，是否有碍？我认为，传统认为"人参最畏五灵脂"的说法与临床实际和一些实验室研究结果不相符，当存疑待考。

风心病心衰，全身水肿而以双下肢为甚。若一般症状不重，可在益气扶正的基础上加用五苓散、五皮饮之类，以利水消肿。病重当急急以独参汤（用高丽参）合真武汤浓煎频服，温阳益气，利水解危。

本病患者几次感受风寒湿热之邪，出现发热、关节红肿热痛、屈伸不利，此为风湿痹证复发，可以生脉散益气养阴以固本，酌加威灵仙、桑寄生、豨莶草、木瓜、防己、鸡血藤、络石藤等以祛风湿，并选加桃仁、红花、丹参、失笑散之类以活血祛瘀止痛。

二十一、治慢性心衰方

〔组成〕花旗参 10 克（另炖），麦冬 10 克，炙甘草 6 克，大枣 4 枚，太子参 30 克。

〔功效〕益气生脉。

〔主治〕慢性心功能衰竭。

〔加减〕心阳虚者用暖心方（红参、熟附子、薏苡仁、橘红等），心阴虚者用养心方（生晒参、麦冬、法夏、云苓、田三七等）。除二方外，阳虚亦可用四君子汤合桂枝甘草汤或参附汤，加五爪龙、北芪、酸枣仁、柏子仁等；阴虚用生脉散加沙参、玉竹、女贞子、旱莲草、桑椹子等。血瘀加用桃红饮（桃仁、红花、当归尾、川芎、威灵仙）或失笑散；水肿甚者加用五苓散、五皮饮；兼外感咳嗽者加豨莶草、北杏、紫菀、百部；喘咳痰多者加苏子、白芥子、胆星、浮海石；湿重苔厚者加薏米、扁豆衣；喘咳欲脱之危症则用高丽参合真武汤浓煎频服，配合静脉注射丽参针、参附针，或参麦针以补气固脱。

本方在《邓铁涛全集》中未查到出处，治疗心衰用人参加减无新鲜特别之处。唯在 1987 年 3 月有《治疗风湿性心脏病的经验》一文中说：一些中药新制剂，如高丽参针、生脉针、参附针等，用之效果亦好，而且有起效更快的优点。但须严格遵照中医理论选择使用，若单凭西医"强心"概念孟浪乱投，鲜有不出谬误者。

二十二、治偏瘫截瘫方

〔组成〕黄芪 120～240 克，赤芍 15 克，归尾 10 克，川芎 10 克，桃仁 10 克，红花 5 克，地龙 10 克，丹参 24 克，水蛭 10 克。

〔功效〕益气活血。

〔主治〕卒中（中风）后遗症，外伤性截瘫。

注：此方为补阳还五汤加味。

邓老在《学说探讨与临证》1981 年《中风谈》中讲了治疗中风的系列方剂：分为中脏、中腑和中经络三大类。治疗偏瘫属于中腑，邓老分三个证型，下面是原文：

1. 肝阳亢盛：药治—平肝熄风。用自拟羚羊角骨汤（羚羊角骨 24 克，钩藤 15 克，白芍 12 克，地龙 12 克，石决明 30 克，竺黄 10 克，云苓 10 克，杜仲 12 克，牛膝 15 克）。热甚者加黄芩、莲子心、石膏等；兼痰可加胆星、全蝎、僵蚕等；兼失语的则加至宝丹之类或全蝎、菖蒲等。

2. 气虚血瘀：药治—补气祛瘀。用补阳还五汤，或黄芪桂枝五物汤。兼失语者，可加全蝎、菖蒲、远志等。

3. 阴血亏虚：药治—滋阴养血。用地黄饮子加减。

《新中医》1975 年第 2 期邓老文章："祛瘀法及其应用"中说：补阳还五汤对于偏瘫、截瘫等属于气虚有瘀者，效果甚佳。他曾用此方治疗各种脑血管意外后遗症之偏瘫者，都有不同程度的疗效，有恢复五成的，也有恢复八成、九成的。本方黄芪必须重用，可从 30 克开始，到进步稍慢时增加 15 克。凡偏瘫而脉洪实者，便不能用补阳还五汤。

邓老对王清任是有过认真和全面的研究的，他在《新中医》1975 年第 2 期"祛瘀法及其应用"中，对王氏通窍活血汤、血府逐瘀汤、少腹逐瘀汤、补阳还五汤、开骨散、通经逐瘀汤等处方做过仔细分析和阐述。

更早的时候，邓老在《中医杂志》1958 年第 7 号"清代王清任在临床医学上的贡献"一文中，通过对逐瘀法（8 方）、补气法（11 方）、王氏对天花治疗的贡献等论述，完整的评价了王清任和他的《医林改错》对中医学的贡献。

所以整理邓老学说的后来人，仅用"补阳还五汤加味"和只言片语的描述，根本无法体现邓老对中风的深入研究和对王清任及其学说的深刻理解，可谓"挂一漏万"。

二十三、治咳嗽方

〔组成〕百部 10 克，紫菀 10 克，橘络 10 克，浮海石 10 克，冬瓜仁 10 克，北杏 10 克，五爪龙 20 克，苏子 10 克，莱菔子 10 克，甘草 5 克。

〔功效〕降气化痰，宣肺止咳。

〔主治〕咳嗽。

〔加减〕外感咳嗽加豨莶草 15 克、桑叶 10 克、薄荷 6 克（后下）。食滞咳嗽加布渣叶 15 克、芒果核 10 克。脾虚咳嗽合四君子汤培土生金。暑热咳嗽加莲叶 10 克、扁豆花 10 克、西瓜皮 15 克。秋燥咳嗽加雪梨皮 15 克、沙参 15 克。过食生冷之咳嗽加藿香 10 克、生姜 3 片、苏叶 6 克。痰热咳嗽加黄芩 12 克、瓜蒌 15 克、竺黄 10 克。

治疗咳嗽也算是我的看家本领之一，所以这张治疗咳嗽的方子一看就是"止嗽散"加"三子养亲汤"的加味。确实，古方中论治疗咳嗽的效果没有超过止嗽散的。但咳嗽的情况有多复杂，处方、用药、药量的变化有多大，从《内经》开始到历代医家都有过深入阐释，这个我是知道的，相信邓老也知道。他仅在系统阐述温病学和脏腑辨证论治时，介绍过治疗咳嗽的部分思路和遣方用药经验。

二十四、治肺气肿方

〔组成〕五爪龙30克，太子参30克，白术15克，云苓15克，甘草5克，苏子10克，莱菔子10克，白芥子10克，鹅管石30克。

〔功效〕培土生金，降气除痰。

〔主治〕肺气肿，哮喘之缓解期，慢性支气管炎。

〔加减〕咳嗽甚者加百部10克、紫菀10克、橘络10克。喘甚者加麻黄6克、地龙10克。兼食滞者加木亡果核10克，布渣叶15克。

本方也未在《邓铁涛全集》中找到出处，四君加三子，感觉像邓老风格的处方。鹅管石为珊瑚，温肺化痰。本病治疗原则为健脾化痰、止咳平喘，临床根据患者疾病轻重程度加减用药。

二十五、治支气管扩张症方

〔组成〕百合30克，百部15克，海蛤壳30克，白芨30克。

〔功效〕固肺敛肺，止咳止血。

〔主治〕支气管扩张症，肺结核，百日咳，久咳，咳唾痰血。

支扩的主要症状为咯血，故本方止咳止血。张赞臣和焦树德两位老先生也有类似处方，但用药似乎更全面些，供大家参考：

张赞臣治疗支扩方：三七、炒蒲黄、杏仁、款冬花、川贝、陈皮、阿胶、党参各15，海蛤粉、南天竺、百合、生白术、牡蛎各30，糯米60、白芨120。为末，每日3次，每次2～5克。

焦树德支扩咯血方：栀子炭、生石膏、生地炭、黄芩炭、藕节炭、白芨、生赭石、旋覆花、白茅根、玄参、知母、杏仁。止血加五灵脂，效佳。

二十六、治肺结核方

〔组成〕党参15克，黄芪15克，淮山药15克，知母15克，玄参15克，生龙骨15克，生牡蛎15克，丹参9克，三棱10克，莪术10克。

〔功效〕补气养阴，活血化瘀。

〔主治〕肺结核。

这是张锡纯的十全育真汤，邓老新中国成立前治肺结核，多仿张氏法，用三棱、莪术等祛瘀药于治肺药中，有一定的疗效。（见《新中医》1975 年第 2 期邓老文章："祛瘀法及其应用"）

由于人口的流动，近几年肺结核又有增多趋势，西药抗结核药物虽然疗效肯定，但如果患者不正规服药，结核杆菌产生抗药性后西医往往就束手无策。这时中医就有用武之地了。

我这里记录了几张经过大量筛选抗结核药后，总结的治疗肺结核效方，奉献于同道：

1. 以黄芩、百部、丹参、桃仁组成的"芩部丹"。

2. 以铁包金、穿破石、阿胶、白及、百部、瓜蒌、川贝、紫菀、枇杷叶组成的"铁破汤"

3. 由葎草、百部、白及、夏枯草组成的"葎草合剂"。

这些新处方，已初见成效。

二十七、治神经官能症方

〔组成〕甘草 10 克，大枣 5 枚，面粉一汤匙（冲熟服）。

〔功效〕养心安神，甘缓和中。

〔主治〕神经官能症，失眠。

注：此方即甘麦大枣汤，小麦改为麦面粉效果更好。

本方确为邓老对甘麦大枣汤地发挥，但"妇人脏躁"应该指的是躯体不适或情感创伤后的一种情绪应激。如果针对典型的抑郁、焦虑和烦躁，本方似乎病重药轻。

二十八、治头痛方（加味选奇汤）

〔组成〕防风 9 克，羌活 9 克，黄芩 9 克，甘草 6 克，白芍 12 克，白蒺藜 12 克，菊花 9 克。

〔功效〕祛风，清热，止痛。

〔主治〕头痛，偏头痛，眉棱骨痛，三叉神经痛。

〔加减〕阴虚明显者生地易黄芩，或以磁石朱丸与六味地黄丸以治之。日服磁朱丸以镇摄其亢阳，晚服六味地黄丸以滋其肾阴。血瘀者加茺蔚子 10 克，牛膝 15 克，豨莶草 15 克，或用血府逐瘀汤。

注：磁朱丸本眼科用药，又名神曲丸，出自《备急千金要方》，用120克神曲以配60克之磁石及30克之朱砂，磁石滋肾潜阳，重镇安神，朱砂清心安神，妙在用120克神曲以健运脾气，使石药不致有碍胃气，又能升清降浊。

选奇汤是一张治疗头痛的名方，诸多医家推崇，从配方组合上，我们可以推断是治疗外感头痛尤其是眉棱骨痛疗效确切。

治疗头痛最经典的处方是陈士铎的"散偏汤"（川芎30，白芍15~30，郁李仁6，柴胡6，白芥子12，香附10，甘草3，白芷3。），原方可治偏头痛，加减后效果更佳。另外脾虚用补中益气，头痛呕吐用吴茱萸汤。

这里介绍一张李可老师的"偏正头风散"：红参、五灵脂、制首乌、炒白蒺藜、制川草乌、生石膏、天麻、川芎、白芷、甘草各12克，细辛、芥穗、防风、羌活、辛夷、苍耳子、苍术、全蝎、蜈蚣、僵蚕、地龙、天南星、制白附子、明雄黄（另研对入）、乳香、没药各6克。上药共研细粉，日服2次，每次3克，饭后、睡前淡茶水调服。李老说：当日止痛，1周痊愈。病程10年以上者，20日可获根治，无一例失败，无一例复发。

二十九、治癫痫方

〔组成〕荆芥8克，全蝎10克，僵蚕10克，浙贝10克，橘络10克，白芍15克，甘草6克，云苓15克，白术12克，丹参15克，黄芪15克，蜈蚣2条。

〔用法〕共研极细末，每次3克，每日2次，温开水送服。小儿减半量。

〔功效〕益气祛痰，镇痫安神。

〔主治〕癫痫。

附：治癫痫民间验方：黄豆2500克，地龙干30克，白胡椒30克，水5000克，慢火煲至干水，每天3次，食黄豆一握。

〔功效〕镇痫安神。

〔主治〕癫痫。

《邓铁涛全集》里，唯有一案例记录邓老用通窍活血汤治疗癫痫。诸多医家的常用方为礞石滚痰丸（礞石、大黄、沉香、黄芩），五虎追风散（天麻、南星、地鳖虫、僵蚕、蝉蜕），方鸣谦老师喜用白金丸（白矾4两、郁金4两、乳香2两、没药2两，为丸绿豆大，每日2次，每次30粒。），焦树德老先生的经验方是：南星、郁金、白术、半夏、黄连、全蝎、天竺黄、菖蒲、远志、陈皮、茯苓、蜈蚣、僵蚕、香附。

三十、治甲亢方

〔组成〕太子参 30 克，麦冬 10 克，五味子 6 克，浙贝 10 克，玄参 15 克，生牡蛎 30 克，山慈姑 10 克，甘草 5 克。

〔功效〕益气养阴，化痰散结。

〔主治〕弥漫性甲状腺肿伴甲亢。

〔加减〕肝郁者加柴胡、枳壳、白芍；心悸失眠者加夜交藤、熟枣仁、柏子仁；烦躁惊惕者加麦芽、大枣；汗多加浮小麦、糯稻根；手颤者加钩藤、首乌、白芍、鸡血藤；突眼加木贼、白蒺藜；气虚者加黄芪、白术、云苓、五爪龙；肾虚加旱莲草、女贞子、菟丝子、楮实子；血瘀者加丹参、丹皮。

中医确实认为甲亢是气阴两虚导致的疾病。上方生脉饮玄参益气养阴，浙贝母生牡蛎山慈菇软件散结作用于甲状腺，然后结合患者具体症状加减。

但甲亢患者最难治疗的是严重突眼，影响外观，给患者带来极大的心理负担。下面介绍几张治疗突眼方：

1. 先用白虎汤＋大承气：生石膏 100 克，知母 18 克，生甘草 6 克，生大黄 12 克，芒硝 12 克，厚朴 10 克，枳壳 10 克。后用"舒肺达肝平突汤"：生黄芪、北沙参、川楝子、夏枯草、云母各 30 克，枇杷叶、象贝、射干、生白芍各 15 克，制香附 12 克，甘草 6 克，知母 18 克，治疗 1 月，后服上方散剂 6 月，眼球回缩。

2. 治疗甲亢突眼："甲亢 2 号"：茺蔚子、枸杞子、元参、生地、赤芍、刺蒺藜、昆布、海藻、生牡蛎各等分，为末蜜丸，每粒重 10 克。

3. 夏枯草 30 克，煅牡蛎 20 克，茺蔚子 15 克，黄药子 10 克，川贝 10 克，木贼草 10 克，白蒺藜 30 克，石斛 10 克，菊花 10 克。

三十一、治皮肌炎方

〔组成〕青蒿 10 克，鳖甲 30 克（先煎），地骨皮 30 克，知母 10 克，丹皮 10 克，红条紫草 10 克。

〔功效〕滋阴清热。

〔主治〕皮肌炎，红斑性狼疮。

我老师沈丕安教授毕生研究以红斑狼疮为主的免疫病，和邓老用青蒿鳖甲汤一样，他也是用清热凉血通络的思路来治疗这类免疫病的。沈老独创红斑汤（生地、生石膏、黄芩、忍冬藤、苦参、秦皮、金雀根、莪术、丹皮、赤芍、甘草），加上通络止痛药物：五加皮、徐长卿、威灵仙、鸡血藤，治疗上述疾病。

三十二、治硬皮病方

〔组成〕熟地 24 克，淮山药 30 克，云苓 15 克，山萸肉 12 克，泽泻 10 克，丹皮 10 克，阿胶 10 克（烊化），百合 30 克，太子参 30 克。

〔功效〕补肾健脾养肺，活血散结以治皮。

〔主治〕硬皮病。

〔加减〕心血不足者加熟枣仁、鸡血藤；胃阴虚者加石斛、金钗；痰湿壅肺者加橘络、百部、紫菀、五爪龙；兼血瘀者加丹参、牛膝；肾虚甚者加鹿角胶、鳖甲等；气虚者加黄芪；舌淡者加少许桂枝。

我所掌握的不同医家治疗硬皮病都有效果的方子至少有 4 张：邓老用六味地黄丸加阿胶、百合、太子参；沈丕安教授用红斑汤加威灵仙、落得打等祛风补肾药；熊继柏老先生用桂枝汤加桃仁；上海蔡德亨老师用麻黄附子细辛汤结合活血通络药物。

这个其实就是中医的魅力，很多西医思路的学者，认为中医无法标准化是缺陷之一，但邓老先生认为中医搞标准化是走不通的死路一条！解一道数学题都有几种方法，几种思路，无法标准，面对复杂的疾病，指望处方标准化、辨证标准化、用药标准化，用一本教科书讲完中医治疗，可能吗?!

三十三、治糖尿病方

〔组成〕淮山药 90 克，泽泻 10 克，云苓 15 克，山萸肉 12 克，生地 12 克，熟地 12 克，丹皮 10 克，玉米须 30 克，仙鹤草 30 克，黄芪 30 克。

〔功效〕益气养阴，降糖止渴。

〔主治〕糖尿病。

本方一看便知是六味地黄加玉米须、仙鹤草、黄芪，本方仙鹤草和黄芪的运用，显然是补虚。在《邓铁涛全集》中，未查到他治疗糖尿病的系统经验总结，仙鹤草也只运用于止血。从网上零星的资料中，有记载邓老用仙鹤草和玉米须配伍降血糖。

岳美中老先生也喜用六味地黄丸治疗糖尿病，但他往往加生石膏和附子，用量比例为 5∶1；我的恩师沈丕安教授，喜用鬼箭羽促进胰岛分泌。

糖尿病古称"消渴"，《千金》《外台》《医心方》中，治疗消渴的效方必用：生地、黄连，我临床应用疗效卓著。而消渴之病，本为肾虚，故《外台》中有一张补肾消渴方：菟丝子、肉苁蓉、黄连、蒲黄、硝石，谓：治消渴"无不瘥者"。供参考。

三十四、治地中海贫血方

〔组成〕一方：吉林参6克，鹿茸片3克，炖服。二方：党参18克，白术12克，云苓15克，炙甘草6克，归头12克，熟地24克，川芎10克，花生衣10克，白芍12克，淫羊藿6克，补骨脂10克，杞子10克。

〔功效〕大补气血。

〔主治〕地中海贫血（再生障碍性贫血亦可用）。

邓老全集中未查到此方。在《新中医》1973年第1期，"李东垣的脾胃学说及其在临床上的应用"一文中，邓老说：根据本人不成熟的经验，当归对于血小板减少者不宜，故用黄精、首乌补血养肝肾，再加仙鹤草以止血，此三味主要为血小板减少而设。

二方为八珍汤加补肾药，里面有当归。但根据邓老上文所述，本方来源可疑。

三十五、治血小板减少症方

〔组成〕黄芪15克，党参15克，白术12克，柴胡9克，升麻5克，陈皮3克，炙甘草5克，黄精12克，仙鹤草30克，首乌15克。

〔功效〕益气养血。

〔主治〕血小板减少症。

本方补中益气去当归加黄精仙鹤草首乌，治疗血小板减少。但根据我老师沈丕安教授的经验，如果患者有免疫亢进因素，比如过敏等原因引起血小板减少，不适合补气生血。要用清热泻火法治疗，方用红斑汤（生地、黄芩、生石膏、忍冬藤、苦参）加减。在我治疗的数例免疫因素引起的贫血患者中也发现，只要用温补药物，患者马上出现严重口腔溃疡等症状，贫血加重，而用清泻类药物，甚至生石膏、大黄，反而血象上升。

三十六、治重症肌无力方

〔组成〕黄芪60克，党参18克，白术15克，甘草3克，归头10克，陈皮3克，柴胡10克，升麻10克，五爪龙30克，首乌20克，杞子10克。

〔功效〕补脾益损。

〔主治〕重症肌无力。

〔加减〕肾阳虚加巴戟、肉苁蓉、淫羊藿；肾阴虚者加山萸肉、旱莲草，或加服六味地黄丸；心血不足者加熟枣仁、夜交藤；胃阴虚者党参易太子参，加石斛、金钗；兼湿者加苡仁、云苓；兼痰者加浙贝、橘络；有外感者用轻剂之补中益气汤原方，酌加豨莶草、千层纸、桑叶等。

本方见于《中药药理与临床研究进展》中国科学技术出版社，1992 年 8 月第 1 版，"强肌健力饮（胶囊）治疗重症肌无力的理论、临床与药理"一文，从本方组成、加减和原文对比，应该是邓老原方的改进版。本病治疗周期比较长，一般 3 到 6 个月疗程。

三十七、治血尿方

〔组成〕三叶人字草 30 克。

〔功效〕止血尿。

〔主治〕血尿

〔加减〕泌尿系结石者加海金砂 5 克，金钱草 30 克，砂牛末 3 克（冲）；慢性肾盂肾炎者合自拟珍凤汤（珍珠草、小叶凤尾草、太子参各 15 克，云苓 12 克，白术、百部各 9 克，桑寄生 30 克，小甘草 5 克）；慢性肾炎者加淡豆豉 30 克，田七末 3 克（冲）。

邓老全集中未查到本方，但在他学生（冯重廉、刘成丽等）整理的多篇邓老先生岭南草药运用心得的文章中，可以看到邓老用三叶人字草止血尿、治疗蛋白尿的经验。邓老称三叶人字草为"治血尿之圣药"。

三十八、治血崩方

〔组成〕血余炭末 3~9 克（冲服）。

〔功效〕收敛止血。

〔主治〕妇女崩漏。

〔加减〕月经过多或月经时间过长可合用胶艾四物汤（阿胶、艾叶、当归头、熟地、川芎、白芍）。另一法：直接灸隐白，大敦穴，1~3 壮。

邓老喜用血余炭止血，比如便血、咯血、崩漏。

中医妇科治疗崩漏，方法甚多，比如焦树德老先生喜用茜草、桑寄生、川断炭、炒白术、阿胶珠、棕榈炭、艾炭、当归、益母草、菟丝子、赤石脂等。

从春雨老先生喜用地榆炭冲服。方鸣谦老先生喜用五灵脂蒲黄炭治疗。

三十九、治上消化道出血方

〔组成〕阿胶 10 克（烊化），田七末（炒黄）3～5 克（冲服）。

〔用法〕三七末炒至深黄色，放置冰箱 24 小时即可用。

〔功效〕养血止血。

〔主治〕消化道出血。

参阅邓老 1974 年讲稿"胃、十二指肠溃疡病的辨证论治"一文中，邓老说：清胃热与止血，方用三黄泻心汤加侧柏叶、生地、白芨、阿胶、田三七。后在邓老多个医案和总结中，均提及用阿胶和三七末治疗胃出血的运用经验。

但本方偏热，阳虚患者比较适合，胃热出血还宜三黄泻心加白芨、海螵蛸、瓦楞子等药物。

四十、治吐血咯血方

〔组成〕用 5 岁以下之健康男孩之中段尿，送服止血散（血余炭，煅花蕊石，白及末，炒三七末，等份共为极细末）1～3 克。

〔功效〕引火归原，血归其位。

〔主治〕肺病大咯血或胃病大吐血。

〔加减〕血得止辨证用药以治其本。

另一法：用梅花针叩击人迎穴，以人迎穴为中心，叩击圆周直径 1 寸至寸半（同身寸许），从中心开始圆周扩大。左右各叩击 1～3 分钟，每天 1～3 次。

本方为张锡纯"化血丹"加白及，并用童便送服。张氏谓：盖三七与花蕊石，同为止血之圣药，又同为化血之圣药，且又化瘀血而不伤新血，以治吐衄，愈后必无他患。至血余，其化瘀血之力不如花蕊石、三七，而其补血之功则过之。以其原为人身之血所生，而能自还原化，且之为炭，而又有止血之力也。

四十一、治腰腿痛方

〔组成〕当归 15 克，丹参 15 克，乳香 5 克，没药 5 克，生地 25 克，赤芍 15 克，白芍 15 克，甘草 5 克。

〔功效〕活血化瘀，通络止痛。

〔主治〕腰腿痛，坐骨神经痛。

《新中医》1975 年第 2 期，在邓老的文章"祛瘀法及其应用"中找到了本方出处。本方为张锡纯的活络效灵丹（当归 15 克，丹参 15 克，乳香 15 克，没药 15 克）加味，文中说：笔者用于治腰腿痛多见效。曾治一坐骨神经痛之妇女，每夜痛甚呼叫不已，诊其脉弦稍数，舌质红，为血瘀兼热所致。乃予当归 13 克，丹参 15 克，乳香 7 克，没药 7 克，加生地 25 克，赤芍 15 克，白芍 15 克，甘草 7 克。7 剂痛全止，继服数剂善后，至今 10 多年未再复发。本方明显来源于此医案。

四十二、治风湿性关节炎方

〔组成〕豨莶草 15 克，老桑枝 30 克，宣木瓜 12 克，晚蚕砂 10 克，威灵仙 15 克，赤芍 15 克，甘草 5 克，宽筋藤 24 克，络石藤 24 克，银花藤 24 克。

〔功效〕祛风清热，通络止痛。

〔主治〕热痹，风湿性关节炎。

在 1987 年 3 月，梁德任整理的邓老"治疗风湿性心脏病的经验"一文中，邓老就谈及用上述药物治疗风心病伴关节损害的经验，但未见到完整的经验方。

在《新中医》1990 年 7 期，邓老的"《温病条辨》痹论"中，转载了邓老几个医案，记录了他用本方清热利湿通络治疗风湿性关节炎的经验：

梁某，女，40 岁。因洗地至半，突出髋关节疼痛不能坐，痛如刀刺，不能行又不能食，发病二日来诊。舌质淡黯苔黄，脉数。诊为热痹兼血瘀。处方：宣木瓜、赤芍各 12 克，甘草 5 克，牛膝 9 克，石楠藤、银花藤、络石藤、宽筋藤、丹参各 24 克，当归 15 克，10 剂而愈。

赵某，男，53 岁。亦患颈椎肥大，由上一患者带来求诊，证脉舌大致与上例相同。处方：白蒺藜、首乌、豨莶草、威灵仙各 12 克，宽筋藤、老桑枝各 24 克，赤芍 15 克，甘草 5 克，7 剂。服后证减，手麻减轻，但偏头痛，仍照上方 20 剂，诸证均除。

四十三、肢节疼痛外洗方

〔组成〕海桐皮 12 克，细辛 3 克，蕲艾 12 克，荆芥 9 克，吴茱萸 15 克，红花 9 克，桂枝 9 克，川断 9 克，归尾 6 克，羌活 9 克，防风 9 克，生川乌 12 克，生姜 12 克，生葱连须 5 条。

〔用法〕煎水加米酒 30 克，米醋 30 克，热洗患处，每日 2 次。

〔功效〕祛风活血，通络止痛。

〔主治〕肢节疼痛，风寒湿痹，瘀痹。注：此方为家传方。

本外用方未收录于《邓铁涛全集》，但根据其祛风活血通络的配伍看，应该为祖传外用效方。

四十四、治脱发方

〔组成〕首乌30克，黑豆30克，大枣4枚，甘草5克，黄精15克，熟地24克，桑椹子12克，五爪龙30克，鸡血藤24克。

〔功效〕养血生发。

〔主治〕斑秃，脱发，白发。

外治法：①每天晨起用白兰地酒擦全头发脚，脱发处多擦；②脱发处配合运用毫针平压挑刺患部。其针法是：先用一寸毫针向后斜刺百会穴，并留针至结束；继而选用一寸毫针3～5枚，并排摄在拇、食指间，然后平压在患部皮肤上，再一齐平提起，此时患部的皮肤则被轻轻挑起，如此往返操作，把整个患部的皮肤平压挑刺一遍，每天或隔天1次。

本方来源于《学说探讨与临证》1981年邓老的文章"斑秃的治疗"。原文中对此方的方解为：地黄、黄精、桑椹子以滋肾益精；用黑豆、当归、首乌、鸡血藤、桑椹子以养肝生血。特别是黑豆、首乌、地黄、桑椹子，为治疗脱发的必用之药。在益精补血之药中，常加入鸡血藤等养血活血之品，使滋而不腻，活血生新。补血能为头发的生长提供物质基础，补气则为头发的生出提供推动力。只有既补精血，又补气分，才能相得益彰。笔者常用黄芪、五爪龙、太子参、云苓补益肺脾之气，以达补气之目的。

邓老还强调：肝肾不足者，易导致阴虚内热，临床上多表现为失眠、多梦、烦躁、脉细数、舌红、舌尖有大头针帽样的红点，特别是最后一体征，是判断患者有否阴虚内热的重要依据。如有阴虚内热者，则应养阴清虚热，故用"二至丸"以达此目的。为了防止阴虚内热的出现，补血不宜太温热、补气不宜太温燥。故在补血药中除用温热之性不大的药物外，有时还用生地易熟地；补气药则多选用太子参和五爪龙。

至于针刺和酒搽患部，目的全在于通过局部的刺激，增强局部的血液循环，改善血运，促其生发。

四十五、治慢性咽喉炎方

〔组成〕五爪龙 30 克，玄参 15 克，千层纸 6 克，桔梗 10 克，乌梅 6 克，甘草 6 克。

〔功效〕益气养阴，利咽止痛。

〔主治〕慢性咽喉炎。注：如无五爪龙，可用太子参 15 克代。

本方在《邓铁涛全集》中未曾收录。千层纸又名玉蝴蝶，在上海地区也是一味常用利咽药物。慢性咽炎是一个很顽固很难治疗的常见病，要根据咽喉疼痛、干痒、梅核气等不同情况分别用药，但玄参、桔梗为必用。上海的邢斌老师喜用大剂量玄参、僵蚕、蝉蜕治疗，效果颇佳。如果有咽炎呛咳，我的经验是上方中加入瓜蒌皮、桔梗、牛蒡子利痰。如果表现为梅核气为主，那用威灵仙合半夏厚朴汤效果肯定。

还有一张治疗慢性咽炎的食疗方：每天在绿茶中冲入 1 勺蜂蜜，长期饮用咽炎渐消。

四十六、治过敏性鼻炎方

〔组成〕五爪龙 30 克，木贼 12 克，菊花 10 克，玄参 15 克，白芍 15 克，白蒺藜 12 克，桔梗 10 克，甘草 6 克，辛夷花 10 克，太子参 15 克，大枣 4 枚。

〔功效〕益气固表，疏风通窍。

〔主治〕过敏性鼻炎。

注：如无五爪龙，可用黄芪 15 克代。

邓老喜用五爪龙代替党参黄芪等补气药物，本方木贼、菊花、白蒺藜、桔梗、辛夷花，均为疏风解表，为临床治疗鼻炎缓解症状所常用。但过敏性鼻炎临床症状主要有鼻塞、流涕、喷嚏，此为标；遇过敏源易复发，此为本。如鼻涕多还需在疏风药中加入苏子、白芥子等化痰药。

但用补气药能否降低患者的过敏性，中医界对此观点还有不同看法。上海地区有一张"过敏煎"有降低鼻炎过敏的作用：防风、乌梅、五味子。干祖望老先生有"四草截敏汤"：紫草、豨莶草、茜草、旱莲草。也用养阴清热的方法治疗鼻过敏。

四十七、治牙痛方

〔组成〕旱莲草 15 克，侧柏叶 15 克，细辛 6 克，海桐皮 30 克。

〔功效〕滋阴降火，消肿止痛。

〔主治〕牙龈肿痛，牙痛，牙周炎。

细辛治疗牙痛，诸多医家均有论述。海桐皮治疗牙痛见于《开宝本草》，谓：牙齿虫痛，并煮服及含之。邓老全集中，唯见他用五灵止痛散治疗牙痛的经验，未有此方收录。

一般中医治疗牙痛，内服多用玉女煎、清胃散之类的方子。细辛等药物，多用于煎后漱口。如方鸣谦教授推荐牙痛神效方：花椒、细辛、白芷、防风，浓煎漱口，治疗风火虫牙痛。再如《御药院方》卷九：露蜂房散：大戟150、防风75、炒露蜂房50、细辛50。为末，每次20克水煎，去渣，热漱冷吐。治牙齿疼痛，经验神效。

四十八、治泌尿系感染方

〔组成〕珍珠草（鲜用）30克，小叶凤尾草（鲜）30克。

〔功效〕清热利尿。

〔主治〕急性泌尿系感染。

四十九、治慢性肾盂肾炎方（珍凤汤）

〔组成〕太子参15克，白术12克，云苓12克，小甘草5克，百部9克，桑寄生18克，珍珠草15克，小叶凤尾草15克。

〔功效〕健脾利湿，扶正祛邪。

〔主治〕慢性肾盂肾炎。

邓老先生的学生刘成丽总结：珍珠草（叶下珠）与小叶凤尾草是邓铁涛教授治疗泌尿系统感染的常用药对，简称"珍凤"。"珍凤"为治淋之通药，膏淋、血淋、石淋皆可随证加味。对于初发热淋见于单纯泌尿系统感染，症见尿频、尿急、尿痛，可以独用珍珠草与小叶凤尾草，亦可稍加清热祛湿之品如薏苡仁、车前之属。百部、桑寄生的配伍，邓老常用于治疗肾脏炎症。

五十、治泌尿系结石方

〔组成〕金钱草30克，生地15克，广木香5克，鸡内金10克，海金砂3克（冲服），（或琥珀末或砂牛末与海金砂交替使用），小甘草3克，木通9克。

〔功效〕利水通淋，化石排石。

〔主治〕泌尿系结石。

〔加减〕小便涩痛者加小叶凤尾草 24 克，珍珠草 24 克。血尿者加白茅根 30 克，淡豆豉 10 克，三叶人字草 30 克。气虚明显者加黄芪 30 克。肾阳虚者加附桂或附桂八味丸加金钱草、琥珀末之类治之。肾绞痛或腹痛甚者可当即用拔火罐疗法。此法不仅能止痛，而且能使结石下移，以利排出。拔火罐疗法：痛在上腹或腰背者罐口放在腰背部痛点处（罐口余部偏于下方），痛在下腹部者，罐放腹部痛点处。

邓老在 1973 年"急腹症"讲稿中说：他不喜用八正散等大剂清利湿热之药，原因是往往石未攻下而正气先伤，因而喜用导赤散加减（本方）。生地利水不伤阴，砂牛与鸡内金有化石的作用，宜研末冲服。

拔火罐法治疗效如桴鼓，此法不仅能止痛，而且能使结石往下滑。邓老曾治一病人，3 次绞痛，拔罐 3 次后使结石入膀胱。

但有些病人，因久服清利之剂，反见虚寒之象。此时的治法，则应更改。有些属气虚的要在排石药中重用黄芪；有些肾阳虚的，则需附桂或附桂八味丸加金钱草、琥珀末之类治之。总之应辨证而加减化裁，不可执一。

五十一、治尿毒症方

〔组成〕熟附子 10 克，肉桂心 2 克（焗服）（或桂枝 10 克），白芍 15 克，云苓 15 克，白术 15 克，生姜 10 克，猪苓 30 克，云苓皮 30 克，益母草 30 克。

〔功效〕温阳利水。

〔主治〕尿毒症。

注：宜与灌肠方同用。

五十二、灌肠方

〔组成〕大黄 30 克，槐花 30 克，崩大碗 30 克，苏叶 10 克，益母草 30 克。

〔用法〕煎至 200 毫升，紫金锭 3 片，熔化，保留灌肠。

〔功效〕清热解毒。

〔主治〕尿毒症，昏迷，脓毒血症。

邓老全集里没有介绍尿毒症的论述。但尿毒症方为真武汤合五苓散变方，去泽泻恐伤肾，加益母草扩张肾脏血管增加排毒功能。灌肠方中"崩大碗"又名"积雪草""落得打"，我的老师沈丕安教授也经常用于保肾降肌酐，尿毒症为肾脏后期严重损害的临床表现，西医只能长期血透或者换肾。上述灌肠方为通过大便排毒的方法，非免疫性肾病可通过益气活血增加肾脏通透功能治疗，很多医家喜用补阳还五汤治疗，但免疫性肾病沈丕安教授认为不能用黄芪增加免疫，故他用清热活血方法治疗。活血药物在本病治疗中地位重要，经常用的有：桃仁、红花、赤芍、地龙、丹参、水蛭、丹皮等。

本病建议中药尽早干预，阻止甚至逆转肾脏损害是治疗关键。

五十三、消尿蛋白方

〔组成〕黄芪 30 克，龟板 30 克，淮山药 15 克，苡仁 15 克，玉米须 30 克。

〔功效〕健脾固肾，利湿化浊。

〔主治〕蛋白尿。

本方见于邓老《学说探讨与临证》1981 年"治疗慢性肾炎的经验"，用于慢性肾炎基本控制后，唯蛋白尿长期不消除患者，邓老谓"本方具有健脾固肾，利湿化浊之功，经临床验证效果尚好。"本方原方就有效果，但邓老在临证中，还喜加入杜仲、菟丝子、扁豆、谷麦芽、四君子之类补肾健脾。

五十四、治乳糜尿方

〔组成〕太子参 15 克，白术 15 克，云苓 15 克，甘草 6 克，川草薢 30 克，百部 12 克，台乌 15 克，广木香 3 克（后下），丹参 15 克，珍珠草 15 克，桑寄生 30 克，石菖蒲 10 克。

〔功效〕健脾祛湿。

〔主治〕乳糜尿。

治疗乳糜尿的经典方是草薢分清饮，但草薢分清饮有 2 个方子。《丹溪心法》中收录的《杨氏家藏方》：草薢、益智仁、乌药、石菖蒲，本方为现在《方剂学》所收录。另方见于程钟龄《医学心悟》：草薢、茯苓、白术、车前子、莲子心、黄柏、丹参、石菖蒲。可以看出本方为邓老综合 2 个古方后的加减方。百部、桑寄生、珍珠草的配伍邓老常用于治疗肾脏炎症。

乳糜尿为淋巴丝虫病晚期病变的一种。临床可见腰酸、骨盆及腹股沟内疼痛、发热、尿液乳白色或粉红色。故治疗可从气虚、肾虚、湿浊、活血等多种角度考虑治疗方案。

《新中医》（2）1990 年有"活血分清饮"，就是从多个角度考虑本病治疗，可以和上方的健脾利湿相互参考：桃仁9克，当归9克，赤芍9克，红花6克，川芎6克，川牛膝9克，制香附6克，车前子9克，粉萆薢15克，桑螵蛸6克，益智仁6克。加减：若湿热之象较显著，尿检脓球（＋）以上，去桑螵蛸、益智仁，加瞿麦、山栀子、凤尾草各10克；有红细胞，加生蒲黄（布包）10克；有阴器及下肢肿者，且病程短，加桑叶、槟榔以利水杀虫；久治不愈者，酌加炙升麻、柴胡、黄芪以升提中气。

五十五、治前列腺肥大方

〔组成〕黄芪30克，荔枝核10克，橘核10克，王不留行12克，滑石20克，木通10克，云苓15克，炒山甲15克，甘草5克，两头尖10克，玉米须30克。

〔功效〕益气行气，通利水道。

〔主治〕前列腺肥大。

〔加减〕尿频、尿急、尿涩痛者加珍珠草15克，小叶凤尾草15克；血淋加白茅根30克，三叶人字草30克，淡豆豉10克。

邓老全集中没有查到他治疗前列腺肥大的治疗经验。方中两头尖为一味不常用的祛风湿药，穿山甲目前已经禁用，可以用水蛭、蒲黄、三七替代。补气黄芪效佳，但张锡纯推荐人参、威灵仙的组合似乎更好用些。

五十六、治睾丸炎方

〔组成〕生大黄10克，熟附子10克，黄皮核10克，荔枝核10克，柑核10克，芒果核10克，橘核10克，王不留行15克。

〔功效〕寒温并用，行气止痛。

〔主治〕慢性睾丸炎，附睾炎，睾丸痛。

〔加减〕腰膝酸痛者加狗脊30克。气虚者加五爪龙30克，黄芪30克。血瘀者加炒山甲15克，丹皮15克。热象明显者加生地24克，玄参15克，龙胆草10克，车前子20克。

附子大黄合用，配合橘核荔枝核治疗睾丸痛，是很多医家的经验。龙胆苦寒伤胃，有秘方用贯仲60克，治疗睾丸炎清热时可以参考。

焦树德老先生治疗慢性睾丸炎验方：乌药、小茴香、橘核、吴茱萸、青皮、川楝子、荔枝核、木香、葫芦巴。效果良好且全部为常用药物，值得借鉴。

五十七、治闭经方

〔组成〕晚蚕砂 10 克，王不留行 15 克，益母草 30 克，牛膝 15 克，海螵蛸 18 克，茜草根 15 克。

〔功效〕行血通经。

〔主治〕闭经，月经愆期未至，月经不调。

〔加减〕气虚脾虚者加四君子汤；血虚血瘀者合用桃红四物汤；肝气郁结者合用四逆散；气滞血瘀者合用血府逐瘀汤。

闭经治疗总则分虚实两证，虚责之脾肾，实见于气血，本方为活血通经所设。茜草通经来源于《本草纲目》，蚕砂通经可见自《内经拾遗》。然肾精暗耗，脾虚痰湿引起闭经，非一通可以了之，临床不可不知。

五十八、治子宫脱垂方

〔组成〕黄芪 30 克，党参 18 克，白术 15 克，柴胡 10 克，升麻 10 克，当归 10 克，枳实 5 克，首乌 30 克，甘草 5 克。

〔功效〕补气固脱。

〔主治〕子宫脱垂。

补中益气汤治疗脏器下垂，已经成为中医之经典，本方就是补中益气之加味，邓老谓：加首乌意在养肝肾。但如果患者有内热体质，自不相宜。当用张锡纯之"升陷汤"，李东垣"升阳散火汤"加减运用。

五十九、治子宫肌瘤方

〔组成〕桂枝 12 克，云苓 12 克，赤芍 12 克，桃仁 10 克，丹皮 12 克，三棱 10 克，莪术 10 克，炒山甲 12 克。

〔功效〕活血化瘀，削坚散结。

〔主治〕子宫肌瘤。

〔加减〕月经过多或经期延长可先服胶艾四物汤以止血。腹痛甚可加服失笑散或五灵止痛散。附：宫肌瘤丸：桂枝、茯苓、赤芍、桃仁、丹皮、蒲黄、五灵脂，各等份为末，炼蜜为丸，每丸 6 克，每晚服 3 丸。

本方为桂枝茯苓丸加味。中医治疗子宫肌瘤疗程一般 3~6 个月，瘤体小于 4cm 效佳，越大效果越差，肌壁间肌瘤效果最好。

在《邓铁涛全集》里，虽在论述桂枝茯苓丸的段落中，谈及用本方治疗子宫肌瘤的一些经验。但笔者认为，在子宫肌瘤的治疗中，光一个桂枝茯苓加三棱莪术蒲黄五灵脂，是远远不够的。

六十、治皲裂方

〔组成〕猪肤（鲜）60 克，百合 30 克，黄芪 15 克，淮山药 15 克。

〔功效〕益气润肺，生肌养皮。

〔主治〕手足皲裂。

本方为益气养阴治疗皲裂。同样的方子"当归饮子"为方鸣谦老师推荐：当归、白芍、川芎、熟地、黄芪、首乌、荆芥、防风、白蒺藜、甘草。

但如果患者有内热，则推荐"三物黄芩汤"：黄芩 6 克，苦参 12 克，干地黄 24 克。将上三味加水煎熬，去渣取汁，口服。饭前空腹服用，日 1 次。《千金方》此方用治手足皲裂热痛，入夜灼痛尤甚，难以入眠，口干舌燥，舌红苔黄者，即所谓"富贵手"。

六十一、治肛裂方

〔组成〕煅炉甘石研末 3 份，珍珠层粉 1 份，和匀，凡士林适量，搽。

〔功效〕收敛生肌。

〔主治〕肛裂。

上海地区有用梅花冰片和炉甘石混合外用治疗肛裂的民间方，和本方类似。另外用生肌玉红膏、美宝湿润烧伤膏等外用药物也能治疗肛裂。

六十二、治外痔方

〔组成〕榕树须 60 ~ 100 克，苏木 20 ~ 30 克。

〔功效〕活血，软坚，消肿。

〔主治〕外痔。

〔用法〕煎水熏洗患处。

榕树须外治痔疮，见于《岭南采药录》："煎水熏洗痔疮；浸酒治跌打，能散瘀"。配苏木则有活血消肿止痛作用。民间颇多外用方治疗痔疮，本方亦毫无特别之处。如：

方一：白芷汤：白芷 20、川芎 20、青黛 20、红花 20。以上诸药各 20 克煎水坐浴外洗，内外痔均可治，屡用屡效。

方二：五倍子 7 克，煎汤熏洗。数日效。

方三：上马散：朴硝 60、当归 60、荆芥 60、枳壳 90、木贼 60、甘草 30、五倍子 60 各等分。为末，每剂 60 克，水 600mL，煎数沸，熏洗痔处，不效再用，即愈。

网上流传的"邓铁涛老先生 62 个经验方"已经全部评析完毕。用一个专业中医师的眼光看，这 62 张处方的质量，明显是邓老的学生整理而非邓老本人的总结。

比如胃病方、高血压方、冠心病方、肝病方、尿血方等等，这些经验方的总结，对提高临床中医师的临证水平，有很大帮助。

再如咳嗽方、泄泻方、闭经方等经验方，笔者认为只反应了邓老先生的某些个别经验。从古至今，包括张仲景、李东垣、叶天士在内，从来就没有一个医家能做到用一张方子，少量加减就能够治疗咳嗽、泄泻、闭经等疾病。这些临床复杂疾病，都是需要临床辨证，然后选方用药。固然学习了邓老的经验后，可以帮助我们拓宽选方用药的思路，但我想就算是邓老转世、张仲景转世，也不可能用一张方子治疗上述复杂疾病的。

还有诸如用大黄牡丹汤治疗阑尾炎，补中益气汤治疗子宫脱垂，鸦胆子治疗阿米巴痢疾，这些都已经成为中医界公认的治疗手段，邓老先生只是比较擅长于用这些方子而已。

邓老治疗硬皮病方、皮肌炎方、神经官能症方等这类经验方，是属于还在摸索总结过程中的方子。因为我也在看硬皮病，我也在看神经官能症，这些病要么疑难，要么复杂，上述处方也只能反应邓老的某些经验或者思路而已。

我所拿到的《邓铁涛全集》最后部分，是邓老一生的一个总回顾。邓老不缺荣誉，不缺金钱，但他为了中医的兴旺，以一颗拳拳报国之心奔走呐喊、殚精竭虑。作为一个小字辈的中医，我还在中医药大学吃咸菜的时候，邓老已经隐退江湖了。虽然我福德浅薄未曾面见邓老，但我读他的书，学他的方，懂他的心。想起诸葛武侯《出师表》所言：此诚危急存亡之秋，唯不懈于内、忘身于外者，方可报中医列祖列宗之赤胆爱国之心！

愿我们携手努力，以中医之辉煌，让邓老安息！

一例糖尿病危象的中医介入

孙某某，男性，78 岁。2019 年 11 月 2 日，上海中山医院出诊。

患者平时不注意身体，每次体检也只是把报告一扔了事。家人也没有想到有糖尿病，只是觉得老人特别喜欢喝可乐雪碧等饮料。今年 9 月患者出现肛门脓肿，去普通医院检查治疗也未查血糖，10 月脓肿破裂，自行排脓后结痂。10 月下旬家属发现患者全身情况迅速下降，后出现昏迷，120 急救到六院才发现血糖爆表，肝脏 B 超发现有一液性区，诊断为糖尿病酮症酸中毒，合并严重感染，于 10 月 31 日入住上海中山医院病房。

但从六院到中山的这几天，虽然已经用了胰岛素，但血糖仍旧控制不佳，数值为：22～爆表，故家属比较着急，让我去看看有没有中医的方法辅助。

刻诊：神清，面色潮红，自觉有热但体温正常，便秘 3 天，舌红苔薄黄，脉有力。胰岛素今天注射 20 单位，血糖 20 左右，抗生素用泰能，肾功能受损，已经用利尿剂。经外科会诊，因为患者血糖过高，暂时不考虑肝脏脓肿穿刺引流。西医以降糖、抗感染、保肾治疗为主，并告知患者家属病情危重。

我拟处方一：黄连 6 克，生地黄 60 克，忍冬藤 60 克，僵蚕 30 克，蒲黄 15 克，生石膏 100 克，葛根 60 克，夏枯草 45 克，知母 20 克，熟大黄 15 克，红花 6 克，厚朴 12 克，枳实 12 克，桑椹 30 克。3 付（颗粒剂冲服）。

处方二：僵蚕 20 克，桑叶 30 克，桑白皮 15 克，桑椹 30 克，桑寄生 20 克。10 付（颗粒剂冲稀一点当茶喝 10 天）。

患者 11 月 3 号胰岛素开始起效，早上空腹血糖 12.1，中午空腹血糖 12，晚上空腹血糖 14，然后收到颗粒剂中药 3 号晚上开始服用。

11 月 4 日晨 6 点空腹血糖 10.4，当天大便 2 次，晚 21 点血糖 5.5，当天晚上停用胰岛素。后老人说中药喝了没胃口，中药减半服用，11 月 5 日晨血糖 9.9，21 点血糖 8.2。后胰岛素逐渐调整到位，血糖控制在 8 左右，患者停服中药。

按语：说纯中药能降血糖似乎很多人不信，尤其是一些民间游医，打着中医的旗号往药粉里掺西药降糖，搞得纯中药降血糖似乎名声很臭。但我小试过几次牛刀发现效果非常好，所以我对中药降血糖信心满满。

曾经有报道大剂量黄连能迅速降血糖，用到每天 30～45 克，这样大剂量的黄连是否会引起呕吐，我是比较担心的。但黄连降血糖效果是肯定的，每天 6 克左右，关键是要配合大剂量的生地。在《千金》《外台》中，消渴病几乎都是生地、黄连组合。

我的老师沈丕安教授，喜欢用鬼箭羽，药理试验也证明鬼箭羽有促进胰岛分泌的作用。而糖尿病人日久必瘀，用鬼箭羽活血降糖效果肯定。

岳美中老先生治疗糖尿病的诀窍是石膏附子同用，确实糖尿病人初期是热，而后肾阴阳俱损，会逐渐怕冷，所以在这个时候就要阴阳俱补了。甚至于光用附子还不够，要加上鹿茸。

处方一就是在中药降糖药物的选取上再加上清热解毒抗感染的药物。

处方二是何绍奇老先生的经验方，也是一张食疗方，配合苦瓜汁等作为食疗降糖。

我总结了上述这些名家治疗糖尿病的经验后，也喜用"桑"类药物，包括：桑叶、桑白皮、桑椹、桑寄生、僵蚕，尤其是僵蚕，大剂量应用对缓解糖尿病效果卓著。

虽然本患者也得到了胰岛素注射，但之前一直控制不佳，而加用中药后 1 日内血糖降至正常。所以这张处方迅速降血糖的效果应该是肯定的，只是后来由于种种原因患者未坚持按时按量服药而中断治疗。

本案的临床价值就在于：通过抓住处方的灵光一现而增加自己的处方实力，并最终获得阳光普照的境界。这也是中医与西医在思维方式、学习方式和成长方式的根本不同。

略通八字命理帮助遣方用药

林某，男，37 岁。2018 – 12 – 6 因咳嗽气喘近 2 年前来就诊。

患者 17 年 3 月外感咳嗽，后逐渐加重，凌晨咳嗽明显，每天如此。CT 示：支扩，肺功能不全。予顺尔宁控制。后反复外感反复发作咳喘，逐渐加用阿斯美。在上海某三甲中医医院呼吸科主任处用中药近 1 年无效，经介绍来我处就诊。

现用药：每天服用 1 粒顺尔宁 + 2 粒阿斯美，减药则咳喘反复。

刻下：无喘咳，少量痰，受寒、感冒后有喘咳。素体怕冷，腰酸近期好转。饮食一般，大便 1 ~ 2 次每日，睡眠可。舌暗、紫、瘀斑，舌苔白厚腻，有舌缨线。

分析：观前面处方为健脾化痰止咳平喘，处方工整平和但了无寸功。故索患者八字：

乾造：庚申、戊子、庚辰、癸未，天干两庚肃杀还透癸水，地支申子辰三合水局，整个命局冰天雪地，用神当以调候取火无疑。所以，本患者之寒痰凝滞当法"益火之源以消阴翳"，祭出"火神"宝剑，方可启动脾阳。

处方：附片 20 克，桂枝 9 克，麻黄 9 克，苍术 30 克，姜半夏 30 克，茯苓 30 克，青陈皮各 6 克，厚朴 12 克，杏仁 12 克，地龙 9 克，水蛭 6 克，苏子 30 克，白芥子 15 克，莱菔子 30 克，胆南星 12 克。7 付。

按语：本方二陈三子，配桂附麻黄补火，厚朴杏子地龙水蛭止咳平喘化痰。因了知患者命局之弊，故放手温阳，唯患者大便稍艰，未用干姜。附子半夏虽有传统配伍禁忌，但历来有诸多医家并不认可，从之。

2018 年 12 月 13 日二诊。患者诉服 1 剂即身有暖意，本周 2 次忘记西药，感觉咳喘好转。仍用上方加减，每周 1 次续方，到 2019 年 1 月 10 日六诊时，痰明显减少，苔脉均明显好转，嘱停 1 粒阿斯美。

处方：附子 25 克，麻黄 6 克，干姜 7 克，全瓜蒌 45 克，苍术 40 克，姜半夏 30 克，厚朴 9 克，木香 12 克，砂仁 6 克，陈皮 9 克，杏仁 15 克，紫菀 12 克，款冬 12 克，地龙 6 克，苏子 30 克，白芥子 15 克，葶苈子 25 克。7 付。

按语：本次因为担心停药诱发咳喘，故加紫菀款冬止咳平喘，瓜蒌葶苈子利胸膈之痰。

2019 年 1 月 17 日七诊。停药顺利无咳喘，身体热，动则出汗，痰极少，入睡差。考虑麻黄兴奋所致，故减麻黄，继续上方 7 付。

2019 年 1 月 24 日八诊时，患者诉上周后 3 天去普陀山忘带阿斯美，居然无咳嗽，只是咽喉有些痰堵，所以我就索性让患者停用阿斯美了。

2019 年 1 月 31 日九诊，患者回老家过年，上方 14 付。

2019 年 2 月 14 日十诊，患者年后服药开始腹部不适，2 天后开始痛泻，每天超过 3 次，后引发胃痛停药 3 天逐渐好转，现服保济丸。见风后稍咳嗽，为痰堵咽部咽痒呛咳，平时无。

分析：2 月 5 日为立春八字交年之时，2018 戊戌年，天干地支均为燥土，土为金之母，但命理学有"燥土不生金且伤金"之说，好比孩子需要母亲抚养和关爱，但一旦出现母亲伤害孩子的情况，那就会对孩子产生极大的伤害。故今年出事的一些明星如：计春华、臧天朔、李咏等，均为庚金之日主，而本患者亦是。且患者就诊之时为子丑月寒水当令，故当时之咳喘应有燥土伤金之因，宜直补肾中之火以启脾阳，用暖水入土以生金，首选附子。但立春后为己亥年寅月，太岁燥土变湿土，月令寒水变甲木，故木中之火更相宜，当选桂。

处方：肉桂 6 克，桂枝 9 克，黄连 5 克，半夏 15 克，瓜蒌皮 20 克，党参 15 克，白术 30 克，炙甘草 12 克，陈皮 9 克，僵蚕 9 克，蝉蜕 9 克，旋复花 15 克，杏仁 12 克，地龙 6 克，防风 12 克，黄芪 15 克，牛蒡子 15 克，干姜 5 克。7 付。

按语：本方用肉桂桂枝补火，泻心汤加旋复花护胃降逆，以六君子玉屏风改霸气尽退而王道彰显，佐升降散调气机。

2019 年 2 月 21 日十一诊。上方服后舒适，咳嗽无，胃肠无不适。续方 7 付。

2019 年 2 月 28 日十二诊。一切好，见风稍咳嗽。白苔已化尽。

处方：肉桂 9 克，桂枝 9 克，黄连 5 克，半夏 15 克，瓜蒌皮 20 克，党参 15 克，白术 30 克，茯苓 20 克，炙甘草 12 克，苏子 30 克，陈皮 9 克，前胡 9 克，杏仁 12 克，熟地 30 克，地龙 6 克，防风 12 克，黄芪 30 克，干姜 6 克。7

付。本方加入熟地，取金水六君煎之意，开始补肾而最后收功，并嘱患者停用最后一粒顺尔宁。本案患者治疗基本成功，进入善后调理。

点评：香港著名武打片《一代宗师》中，讲了武学三境界：见自己，见天地，见众生。此语已暗合天意，武学如此，道学如此，中医亦如此。心为内，身为中，境为外；心为自己，身为天地，境为众生。道家以身为枢机，内求于心，外达于境。而中国古代智者，已将心身境的一切精要全部融合于天干地支这二十二个字中，并选择一个特殊的时间和空间的节点，选用其中的八个字，来显现这个生命和他（她）心、身、境的全部信息。这八个字，即是宿命，又是革命。宿命是因为她可以预示吉凶，革命是因为她可以趋吉避凶。风水的着眼点是境，中医的着眼点是身，而最终要解决的问题是心。

不安腿综合征一例治疗

患者凌某某，女性，60岁，2018年10月31日初诊。

患者抑郁症3年，心情差，服度洛西汀。诉双下肢冷，晚上不知道怎么放近1年，并因此影响睡眠。上身不冷，腰冷，偶有潮热。胃寒喜热食，易呕吐胃胀，大便1~2次每天。入睡难，9点上床，2小时后才能睡着，3点醒，醒后极浅睡眠，6点起床，梦多。舌红，苔薄白，脉弦紧，稍缓，左尺沉。

诊断：抑郁症，不安腿综合征。

处方：制附子9克，桂枝9克，肉桂5克，苍术15克，姜半夏12克，厚朴12克，瓜蒌皮15克，丹参70克，乌药20克，白芍30克，枳实9克，柴胡9克，柏子仁12克，青皮9克，炙甘草6克。7付。

按语：研究中药治疗神志病是我的主攻方向，柴胡类、甘麦大枣等流行古方因临床效果较差故基本不用。经我的临床研究：重用活血理气药物效果肯定，但基本方还在做进一步的疗效筛选。目前基本定型的药物有两个，丹参和乌药。当初和乌药同时入选的还有徐长卿，但经过临床观察效果欠佳，已弃之。现在备选的方药有：《千金》古方开心散：人参、远志、菖蒲、茯苓。方氏白金丸：白矾、郁金、乳香、没药。失笑散：蒲黄、五灵脂。升降散：僵蚕、蝉蜕、姜黄、大黄。当然，邢斌老师擅长的平陈宁神汤和学府逐瘀汤也是好方，但用药多的方子选药往往很困难，所以这些方子只能作为临床备用。

本案患者抑郁症状不典型而焦虑明显，故仅用丹参、乌药2味。

黄煌教授治疗腓肠肌痉挛，常用芍药甘草汤，芍药用到60克，这个用药经验是经得起临床检验的。但芍药重用有腹泻的情况，所以大便正常者，我首诊最多只用30克。而本例不安腿患者，其病位在腿而病机在肝，故用四逆散。

所以本方丹参乌药四逆为核心，其余为温阳健脾和胃。

2018年11月7日，二诊。所有症状均好转，腿冷、不安腿好转近一半，胃胀等均除，大便2次每日，寐好转，醒后能睡。舌同前，本次脉稍涩。上方调整：丹参 80 克，乌药 30，去瓜蒌皮、枳实，加干姜 5、夜交藤 12。14 付。

2018 年 11 月 21 日，三诊。怕冷继续好转，唯胸口冷，诉服药后睡眠流涎愈，口干愈。心情好，睡眠好。胃正常，大便 2 次每日。舌淡，苔白，右脉稍涩，左脉可，缓。

制附子 20 克，桂枝 9 克，肉桂 9 克，苍术 30 克，姜半夏 15 克，干姜 7 克，丹参 80 克，乌药 30 克，白芍 30 克，柏子仁 12 克，川芎 20 克，陈皮 9 克。14 付

2018 年 12 月 5 日。患者对疗效满意，最后一次就诊，为善后。胸冷消失，不安腿仅偶尔发作，程度极轻，双小腿畏寒。有头部不适，喜压，类似脑鸣。舌淡苔薄白，脉弦缓。

制附子 20 克，桂枝 9 克，肉桂 5 克，干姜 5 克，白芍 30 克，葛根 50 克，川芎 12 克，丹参 60 克，乌药 15 克，生麻黄 5 克，姜半夏 15 克，薤白 12 克，独活 12 克，大腹皮 12 克，炙甘草 12 克。7 付。

另予泡脚方：干姜 20 克，艾叶 30 克，花椒 15 克。7 付，煎汤泡脚。

总结：本患者抑郁症和不安腿综合征的治疗，整个过程酣畅淋漓，遣方用药能突出体现辨证和辨病相结合，即辨证决定方向，辨病精准用药，故疗效可期。

另外在本人运用中医治疗神志病的临床实践中，发现年纪大的效果好，临床症状不典型、焦虑为主的效果好，抑郁刚开始轻中度的效果好。当然希望在进一步的临床观察筛选药物的过程中，逐步提高中药的疗效，最终造福于抑郁症患者。

急性胰腺炎后期发烧

邓某，男性，65 岁，2019 年 3 月 10 日网络诊疗室初诊：

2 月 21 日急性胰腺炎入住上海某三甲医院，经治疗已经可以饮水，但仍禁食，每天体温变化数次，每天发烧 38.5℃ 左右。电解质低，空腹血糖 8.5，wbc12000，CRP61.97，血淀粉酶稍高，尿淀粉酶正常，低蛋白血症。3 月 6 日 CT：胰腺周围渗出液，胸腔少量积液。输入体白蛋白 3 次，每天营养袋支持治疗，并加用抗生素等补液。前天服大黄粉，每天 3 次，每次 10 克。腹泻严重，第二天服用 5 克，腹泻后不适，停用。精神状态可，睡眠正常。舌红降，苔光，舌中心有一块干燥黄腻苔。

病情分析：中医治疗急性胰腺炎的经典处方为大柴胡汤，其清泻的核心是大黄，但本患者急性期已过，清余热调身体应为主要治疗方向。但西医只是简单地把急性胰腺炎和大黄挂钩，不分病程不问虚实的使用大黄，增加了患者的虚弱状况。故总体治疗原则为清余热、复正气。

处方：柴胡 9 克，黄芩 9 克，姜半夏 6 克，生姜 6 克，大枣 9 克，生晒参 6 克，炙甘草 6 克，生山楂 9 克，鸡内金 6 克，淡竹叶 6 克，生石膏 30 克，知母 9 克，麦冬 15 克，麦芽 12 克，赤芍 9 克，枳实 6 克。4 付。

处方分析：本方小柴胡合四逆散原方，清余热、疏肝胆。竹叶石膏汤甘寒养胃鼓舞正气，并佐山楂、鸡内金、麦芽促胃运化。

药后反应：3 月 11 日下午快递药到，晚上药后就感觉胃舒服，第二天精神明显提升。3 月 13 日，患者开始喝米汤，无发热。下午输营养袋发热 38.3℃。

因患者有腹部和胸部积液，医院要求 CT 复查并考虑穿刺。我根据患者目前的发烧、白细胞和全身情况，不考虑有脓性的积液，考虑低蛋白所致，没必要 CT 和穿刺，建议无损伤的 B 超检查。

2019 年 3 月 14 日二诊：

3 付中药后全身情况好转，胃舒服，虽然发烧但人已经不难受。睡眠正常。

病情分析：首诊思路正确，用药恰当，结合患者发烧时间，考虑发烧为营养袋中脂肪乳剂所致，因患者已可以少量进食，故建议停用营养袋。

处方：柴胡 9 克，黄芩 12 克，姜半夏 9 克，生姜 6 克，大枣 12 克，生晒参 6 克，炙甘草 6 克，生山楂 12 克，鸡内金 9 克，淡竹叶 15 克，生石膏 30 克，麦门冬 15 克，蒲公英 20 克，焦三仙各 6 克，藿香 3 克，佩兰 3 克，陈皮 6 克，炒苍白术各 3 克，茯苓 6 克，石斛 12 克。4 付。

处方分析：我极少开 20 味药以上的处方，本方沿用上方思路，加入芳香开胃消食药物，用量轻、味数多，启脾开胃。

药后反应：患者药后胃口大开，院方说如果再发热，考虑胆囊穿刺。我认为先停营养袋，再观察。当天下午停用营养袋后退烧，全身情况迅速恢复。血糖、CRP、白细胞均逐渐下降。

2019 年 3 月 19 日三诊：

全身情况继续好转，烧退，能进食小米粥和肠营养剂，白细胞稍高，CRP 继续缓慢下降。

处方：柴胡 9 克，黄芩 15 克，姜半夏 9 克，生姜 9 克，大枣 12 克，生晒参 6 克，炙甘草 6 克，淡竹叶 15 克，生石膏 30 克，麦冬 15 克，蒲公英 20 克，陈皮 6 克，炒白术 9 克，石斛 12 克，黄连 3 克，金钱草 30 克，枳实 6 克。5 付。

病情及处方分析：2 次处方，8 付药，已经改变了患者整个全身情况，出院在望。CT 示患者有胆囊的炎症情况，结合患者低热，加入清热利胆药物。

3 月 25 日，CRP31，WBC9.04，病愈出院。

诊后体会：

《伤寒论指归》一书中引了《汉书·艺文志》"有病不治，常得中医"这一句话。这里的"中医"，不是指中医西医的那个"中医"，而是指上中下三等医生中的"中等的医生"。

整句话的意思就是：如果一个医生，知道有些问题不需要处理也会好，那这个医生就是一个中等的医生。也就是说，与其让医生胡乱医一通，没病添病，有病加重，反而把身体给弄坏了，还不如不治。这样的医生虽然不是"上医"，但还不失为中等水平的医生。

这句话在目前经常过度检查、过度治疗的医疗现状下，是极其具有现实意义的。本例患者初诊时，虽然有血糖升高，炎症指标阳性，每天发烧等情况，但这些均是由于胰腺炎逐渐康复，全身情况差等原因造成的，不需要针对性的治疗。甚至每天营养袋中的脂肪乳剂，都没有必要使用。至于 CT、穿刺等损伤性的检查和治疗，更会加重患者的虚弱情况。所以我坚持"有病不治，常得中医"，避开一切损伤性的检查和治疗，处方紧扣"清余热、复元气"的治疗原则，最终迅速取得了治疗效果。

第二点体会是，本次会诊治疗完全是在信息化会诊环境中完成的，我和患者并无见面。网络问诊，远程查看报告、看舌苔，网络处方，物流配送，冲服颗粒剂中药，然后随时微信反馈病情，及时指导用药和起居，整个诊疗过程，数字化中医模式章华尽显。

颗粒剂中药，是中药现代化的革命性产物，工厂化采购可以从源头保障饮片质量可控，可以杜绝硫磺熏制，加工过程可以随时监测有效成分的析出率，所以疗效可靠。在患者角度：免煎煮、携带方便。所以长远看，颗粒剂替代传统饮片为大势所趋。

中医远程会诊最大的缺陷是无法脉诊。但《难经·六十一难》云：望而知之谓之神，闻而知之谓之圣，问而知之谓之工，切脉而知之谓之巧。所以，一个训练有素的中医，脉诊只是证实一下自己的感觉而已，主要的判断靠望、闻、问。该患者也不是我的第一例远程处方患者，从我个人的经验看，只要找到处方感觉，远程和面诊效果是一样的。

最后，急性胰腺炎属于急症、重症，本案中医的及时干预保障了患者的迅速康复，只要处方对路，中药的效果一点都是不慢的！

失眠伴考前紧张

阮某某，女，14岁。2019年10月13日初诊。失眠1年，入睡差，要2小时才能入睡，思虑多，焦虑，考前紧张时失眠加重，每晚入睡时间少于6小时，入睡后寐浅醒多次，一直怕冷，紧张时易心痛，四肢逆冷出汗。月经延后2～4周，无痛经，经期3天。纳稍差，大便1次每日。

舌红苔薄，脉细弱稍缓。

处方：丹参60克，制首乌30克，首乌藤60克，桂枝6克，肉桂6克，五味子9克，柴胡9克，赤芍15克，枳实12克，炙甘草9克，白薇20克，熟地30克，制黄精30克，茯神12克，黄连3克。7付。

10月20日二诊，诸症愈，每天睡眠8小时以上。予续方2周巩固。

按：这是一例干净利落的考前紧张伴失眠的治疗医案，对于这类考前紧张的小孩，治疗几例均效果显著，1周见效，调整处方后2周巩固。所用之方也成为我治疗该病的首选方剂。重用丹参乌药治疗焦虑、恐惧、烦躁，是我的个人经验，但本案例只是稍有焦虑，故只用丹参。然后就是四逆散养肝柔肝解郁，结合养阴安神药物治疗失眠。桂枝和肉桂是温阳气治疗失眠的主要药物，配合在安神药中使用疗效卓著，故本案例收效迅速。

运用《内经》"肺藏魄"理论，治疗各类精神症状，从理论突破到方药组合的各种实践都在迅速成熟。很多精神类疾病患者，都有明显的怕冷或者怕热的症状，"肺和大肠相表里"，所以，宣肺用麻黄附子细辛、麻黄汤都可以，泻肺用礞石滚痰丸、大承气等都可以。或宣或泻，根据患者寒热情况调整，都一样可以起到"散魄"的作用。

本患者丹参调血，四逆"安魂"，加上一些治疗失眠药物即可。

麻黄细辛，鼻炎克星！

袁某某，男，9 岁，80 斤。2019 年 9 月 15 日初诊。

鼻炎 4 年，每天清晨鼻涕多，喷嚏、鼻塞、鼻干、鼻痒，有时候咽痒。纳可，喜甜食，近期稍有咳嗽，大便 2～3 天 1 次。寐可，舌红，苔黄腻，脉滑数。

处方：苍耳子 9 克，辛夷花 9 克，蜂房 9 克，白芷 9 克，麻黄 9 克，细辛 6 克，苏子 30 克，白芥子 15 克，苍术 15 克，姜半夏 15 克，胆南星 12 克，桔梗 9 克，五味子 6 克，茜草 10 克，旱莲草 10 克。7 付。

嘱：忌口油腻、水产、鹅肉、甜食。

效果：服第二付鼻子通，7 付后所有症状基本消失。二诊原方巩固，嘱知柏地黄丸调理。愈。

按语：各种类型的鼻炎，过敏性鼻炎，尤其是数年以上的鼻炎，西医基本属于无药可治的病。我在德国行医时，经常发现有鼻炎手术后，再次鼻塞流涕的患者，手术后再次发作的鼻炎治疗难度极大！

而中医在治疗数年以上的鼻炎，尤其是成年人长期鼻炎患者，也很难取效。经典方为"苍耳子散"（苍耳子、辛夷花、白芷、薄荷）。虽然鼻炎有特效药物"鹅不食草"，内服外用取效很快，但外用辛辣，刺激很大；内服量少效果差，量大对胃有刺激。所以鹅不食草患者很难坚持服用，长期效果也有待于观察。

后来在查阅文献中，发现露蜂房有治疗鼻塞作用，加入方剂中果然提高了疗效。三子二陈，是治疗鼻涕的经典用药，为了精简药物数量，我一般只用苏子白芥子，然后是苍术半夏南星，再用桔梗通鼻宣散，在 1 年以前，我治疗过敏性鼻炎的整个处方就是这样构成的。

这张方子在治疗小孩数月的鼻炎中，效果显著，如果鼻塞严重，那再配合针灸，一般取 7 个穴位：双侧合谷、双侧迎香、双侧风池，加上百会、上星、鼻根三穴取一，基本当场能让小孩鼻子通气，然后配合中药吃 1～2 周就搞定。曾经在德国治疗一个鼻塞 1 年的 9 岁小女孩，用上述方法当场鼻子通，配合中药 1 周治愈。

但针对数年的鼻炎，成人数十年的老鼻炎，用上面的方法治疗效果就差了。最近看到一则医案，医者治疗过敏性鼻炎和荨麻疹合并发病的一个患者，用了麻黄附子细辛汤，效果卓著。这则医案对我启发很大：麻黄附子细辛汤，专治"少阴表证"。其机理是用附子鼓舞肾阳，助麻黄细辛解表。那从我的理解：麻黄细辛的解表力量，应该超过麻黄汤。所以我开始关注用麻黄细辛宣散，来治疗鼻炎。

后来我又得到了干祖望老前辈的截敏汤：紫草、豨莶草、茜草、旱莲草、防风、蝉衣、徐长卿、地龙、乌梅。（组成为四草加过敏煎）这张方子主要通过活血补肾，改善人体过敏体质，这和我原来推荐长期服用六味地黄丸或知柏地黄丸改善过敏体质，是一个道理。但干祖望老先生在中医耳鼻喉科方面临床经验丰富，他总结出来的方子肯定疗效是超过六味和知柏的。

所以，上面这则医案的用方，是我最近治疗过敏性鼻炎的一个临床经验总结。经过数例难治性鼻炎的运用，果然疗效卓著！

用免疫学观点治疗难治性贫血

用免疫学的观点治疗血液病，尤其是各种贫血，为西医血液科常用。比如化疗病人的贫血，用强的松治疗；再如严重的再生障碍性贫血，用环孢素治疗。其实在中药的范畴里，也有很多同时具有抑制免疫和升高血细胞的药物，比如苦参，就经常用于化疗病人的白细胞降低；再如羊蹄根，也用于治疗各种类型的贫血。

但可惜的是，我似乎从来没有看到过一张治疗贫血的中药处方，有过类似的观点和方法。就是一味的补、蛮补、更蛮补。补气、补血、补肾、补精，反正血虚的病人，一直补到死都是不错的。

直到 2003 年我跟随全国中医风湿病顶级专家沈丕安教授，看到他老人家用纯清泻的方法，治疗红斑狼疮患者，并有效地改善各种免疫病的贫血状况。那时候，我才对用免疫观点治疗贫血尤其是难治性的贫血有所体会。

2009 年，一位重型再障的患者，经过中西医治疗数年，疾病没有好转逐渐加重，最后转诊我处，我即用中医免疫学清泻的方法，结合少量补血药物，经过数月治疗后，除了血小板没达到正常外，其余血指标均告正常。

去年 10 月，又治疗了一位比较难治的贫血患者，主要是血色素低。前后经过 4 月诊治，现血常规已经全部正常。这次我把整个治疗过程和用药，详细写个医案，并稍做评述，希望有益于各位同道，并请各位同道斧正。

2018 年 10 月 9 日初诊：

患者 5 年前出现头晕、乏力、神疲，一直未做检查，1 年前体检发现贫血，头晕逐渐加重。考虑缺铁性贫血，补充铁剂发生严重胃肠道反应后停用。这次腹痛 5 天，发烧 5 天，体温 38.2℃，血红蛋白 76 克，前来就诊。患者神疲乏力，偶有黑视，胃口差，饱腹感。有心悸，两三天发作一次，经常发烧，经常口腔溃疡，有腰痛。舌淡，苔薄白，脉稍数，左尺略沉，右弦细寸关弱。

柴胡 12 克，当归 15 克，赤白芍各 12 克，黄芩 15 克，制首乌 15 克，苍术 20 克，生熟地各 15 克，仙鹤草 30 克，生山楂 12 克，莱菔子 12 克，厚朴 9 克，青陈皮各 6 克，瓜蒌皮 15 克，炙甘草 12 克，姜半夏 12 克。14 付。

按语：患者有热象，有虚象，其实我已经考虑有免疫问题了，所以在处方中已经回避了补气类药物比如四君子参芪等等，用逍遥散合养血开胃理气药物，这张方子，还算是比较典型的治疗缺铁性贫血处方。

2018 年 10 月 22 日二诊：

血红蛋白 75 克，口腔溃疡明显，热象明显，入睡难，痛经 2 天。

生地 30 克，黄芩 20 克，生石膏 30 克，忍冬藤 30 克，苦参 20 克，土茯苓 50 克，苍术 20 克，厚朴 12 克，陈皮 9 克，制首乌 20 克，桑椹 15 克，女贞子 15 克，虎杖 20 克，藿香 9 克，炙甘草 6 克。14 付。

按语：本次复查血常规，血红蛋白不升反降，热象加重，证明思路错误。我几乎可以肯定患者的贫血应该有免疫亢进的因素在。所以，嘱咐患者检查所有抗体并同时调整处方，用我们沈老师的"红斑汤"结合二至丸为主清热养血。

2018 年 11 月 5 日三诊：症状均改善，上方继续 14 付。

2018 年 11 月 19 日四诊：

血红蛋白 81 克，无口溃，神疲缓解，近 2 日失眠。舌淡红，苔白厚。

生地 30 克，黄芩 20 克，生石膏 30 克，忍冬藤 20 克，苦参 20 克，苍术 30 克，草果 15 克，虎杖 20 克，姜半夏 15 克，瓜蒌 30 克，制首乌 30 克，女贞子 15 克，旱莲草 15 克，仙鹤草 45 克，鸡血藤 20 克。14 付。

按语：经过近 1 月的清热泻火辅助养血的治疗，患者症状改善，血象开始上升，证明上述处方思路正确。后仔细询问患者，她因害怕抽血，免疫指标未去检测，稍有遗憾。另外有一细节颇为有趣：患者拿着我的处方去医院抄方，抄方医生见了我的方子拒绝抄方，拍着桌子对患者说：你让这个医生过来，当面告诉我为什么这张方子能治疗贫血。

注意哦，这张方子不用黄芪人参，不用四君子，不用四物汤，不用逍遥丸，不用六味地黄丸，不用左归丸右归丸，远离了几乎所有的补气补血补肾补精的流行方，但就是能治疗贫血。

2018 年 12 月 3 日五诊：

血红蛋白 87 克，神疲等症状均好转，大便 2 天 1 次，入睡难。脉稍数。上方加制大黄 6 克。14 付。

按语：这次又要让普通中医大跌眼镜了，我用大黄！大黄！用大黄治疗贫血，听说过吗？

2019 年 1 月 28 日八诊：

血红蛋白 106 克，口溃一处，1 周愈。家中有变故，睡眠差。余正常

柴胡 15 克，茵陈 30 克，土茯苓 30 克，黄连 5 克，姜半夏 9 克，陈皮 9 克，瓜蒌皮 15 克，薏苡仁 30 克，生熟地各 30 克，女贞子 15 克，旱莲草 15 克，黄精 9 克，制首乌 20 克，仙鹤草 30 克，太子参 12 克。14 付。

按语：血红蛋白继续升高，不是说生石膏能补血，也不是说大黄能补血，关键是要会辨证会用，用对了就是会生血，用不对就不会。验血报告摆着呢，你信吗？

这张方子又变方了，其实这是我治疗贫血处方经验的又一次提升。2019 年初，104 岁的著名老中医邓铁涛离世，我得到了他老人家的中医全集，在这本全集里，我看到了他治疗各种贫血的基本方，我把这张方子，融到了我治疗该患者贫血的处方中，其中特别有意思的是"太子参"这个药。邓老先生的深意和苦衷，似乎从这味太子参中，我看懂了。

这张方子，也离开了沈老师的"红斑汤"，红斑汤太过峻猛直折，很多患者肠胃会有抗拒，所以我用柴胡、茵陈、土茯苓、黄连、生地，有抑制免疫之力而无胃肠之抗拒。

2019 年 2 月 18 日九诊：

血红蛋白 129 克，正常，胃肠道均正常，偶有口溃，睡眠正常。

上方 14 付善后。

按语：血象正常，治疗成功。

老年腹痛用儿科方法治

陈某某，男性，76 岁。2019 年 9 月 29 日初诊。主诉：腹痛、腹腔淋巴结肿大近 3 月。现病史：患者 18 年 3 月腹痛，后自行好转。19 年 1 月再次腹痛，又自行好转。19 年 7 月 6 日用餐时再次腹痛，当地腹腔 CT 显示：肝囊肿、小肠淋巴结肿大，考虑恶性淋巴瘤。

后患者腋下也出现肿大淋巴结，杭州 PETCT 示：腹部小肠第 4、5 组淋巴结肿大，右侧腋下淋巴结肿大，考虑恶性淋巴瘤。但患者在腋下取淋巴活检时，腋下淋巴结已经缩小，故取淋巴结失败。后在 B 超定位下腹腔穿刺取淋巴结，但病理阴性，未见肿瘤细胞。医院考虑未取到肿瘤淋巴结，要求患者再次腹腔穿刺。患者拒绝，来我处中医治疗。

体检：一般可，全腹平软，肚脐上 3cm 处有固定压痛，无反跳痛。肝脾肋下未及，双肾无叩击痛。

刻诊：双侧胯骨酸痛，双大腿坐后肌肉酸痛，近 20 天神疲乏力，走路略显沉重。胃无不适，容易嗳气，大便 2 次每日，睡眠可，夏天怕热出汗多，饮水多。舌淡苔白，右脉弱稍数，左稍数。

后反复询问患者病史，该患者诉小时候这个部位就经常疼痛，但基本能自愈。

故诊断为：肠系膜淋巴结肿大

处方：党参 20 克，生黄芪 15 克，苍术 30 克，白术 30 克，茯苓 30 克，炙甘草 15 克，当归 20 克，白芍 40 克，生蒲黄 15 克，五灵脂 9 克，乳香 9 克，没药 9 克，蒲公英 30 克，乌药 15 克，制香附 15 克，佛手 9 克，延胡索 12 克克。14 付。

疗效：3 天后腹痛减轻，2 周后腹痛愈，予上方 2 周巩固疗效。

按：我自己是肿瘤科出身的，所以对各种肿瘤还是大体有些了解的。本案患者根据症状和影像学检查，考虑恶性淋巴瘤，是正确的。但是，恶性淋巴瘤的淋巴结肿大，是不会无故消失的，所以当腋下淋巴结消失无法活检时，就应当怀疑是否是恶性淋巴瘤。最后根据体检，根据详细的询问病史，尤其是患者说他小时候就有该患处的疼痛时，我已经几乎可以肯定是普通的肠系膜淋巴结肿大，而不是恶性淋巴瘤。

肠系膜淋巴结肿大，多见于小儿腹痛，成年人少见，但本案就是。治疗为四君子，或香砂六君子，加用当归芍药缓急止痛，本案因为疼痛比较剧烈，而且时间比较长，故再加入清热、理气、止痛药物，所以效果显著。

无论是中医还是西医，只要是用心用脑，认认真真看病，老老实实问病史、做体检，真真切切的寻找合理治疗方案解决患者痛苦的，我一概致以敬意。但乱检查、乱诊断，甚至编造一些故事恐吓患者，让其进行昂贵而没有必要的检查，购买昂贵而无用的药物，通过过度检查，过度治疗谋取私利，我一概鄙视，一概呵斥。

作为医生，我们当然要生活，要养家糊口，但"君子爱财，取之有道"，看病凭良心，挣钱靠技术，在这个世界上是不可能挨饿的，这样的来钱，也能让我安心入眠，为后代积累点福报。

一例非常有意思的嗜睡病案

2019 年 1 月 9 日，来了一位俏丽的妈妈，带了一个半大的男孩，14 岁，初二。说是主要来看小孩子神疲嗜睡。

治疗神疲嗜睡，我的第一反应是《伤寒论》的"麻黄附子细辛汤"。然后我就开始问他的病史。

患者 2018 年 9 月带状疱疹，用中药前后治疗 2 个月，痊愈。然后 11 月出现心悸，心律最高到 130 次/分，西医做了全部的心脏检查，排除心肌炎等所有心脏疾病，用西药控制心律药物效果不佳。因为他妈妈在自学中医，所以想到用"生脉饮"（人参、麦冬、五味子），于是从市场购入 2 盒生脉饮，共 20 支 2 天内服完。心动过速得到了控制，但仍时时心慌。因为这时候西医已经没有什么药物可用，患者就找多位中医治疗，但效果一般。

患者妈妈也挺牛的，自己网上查资料，后来查到陈士铎《辨证录》里的一张方子：制忡汤：人参 5 钱，白术 5 钱，白芍 1 两，当归 1 两，生枣仁 1 两，北五味 1 钱，麦冬 5 钱，贝母 5 分，竹沥 10 匙。感觉和自己小孩的证，就给用了原方。感觉心悸的情况是控制了，但后来就逐渐出现了神疲嗜睡。

患者就诊时，自我描述每天睡 10 小时，需要家长叫醒，不然 24 小时都能睡。神疲明显，情绪差，易激动，有时候还有心慌发作。燥热明显。胃口差，大便 1～2 天 1 次，额头痤疮，四肢冷，身体热。

舌红，苔薄白，舌前部有芒刺，右脉滑数，左脉稍滑。

全部诊察结束后，我毫不犹豫地放弃了原先预设的"麻黄附子细辛汤"的方案，患者的全身应该说是"一派热象"。首先是带状疱疹，带状疱疹本身就是一个热毒病，虽然痊愈，但后来出现的心动过速，应该是"热毒"侵入心脏的一个表现。后来用参麦饮强行收敛，虽然压服了症状，但热毒一直没有得到有效的疏泄，这应该也算是"关门缉盗"了。陈士铎的方子我素来是非常喜欢的，尤其是《辨证录》，里面的方子配伍奇特不拘一格，往往原方应用就会有非常好的疗效。但这张制忡汤明显也是"益气养阴收敛"的方子。应该说整个患者的热毒情况，就是"人参和五味子"的问题！

所以，整个治疗方案，应该以清热泻火作为总纲。但神疲嗜睡怎么办？毕竟传统上中医治疗神疲嗜睡，一般是用补气升阳作为大纲的。但后来我想到在《医学衷中参西录》中张锡纯的一个医案：某男，20岁，嗜睡，也是遍服益气升阳药物无效，张锡纯观其脉两尺洪滑有力，用黄柏、知母、茯苓、泽泻，四剂愈。

就算这个小患者的神疲嗜睡，确实是需要益气升阳，那也应该在清泻热毒之后，再考虑补益的。所以我最后下定决心，开了如下处方：

生地黄40克，玉竹30克，鬼箭羽30克，丹参60克，黄连5克，黄芩9克，生龙骨30克，生牡蛎30克，鸡内金9克，生山楂15克，莱菔子15克，砂仁6克，石菖蒲20克，姜半夏12克，炙甘草9克。7付。

整张方子分2部分，前半部分清心火，宁心神，后半部分开胃降浊，开心窍。

药后第一天，患者半夜起来滑泻一次，大便臭秽，第二天神疲嗜睡仍严重。我让他妈妈继续观察。后2天他妈妈没和我联系，我微信问情况，他妈妈说每天大便稍多，但症状一天比一天减轻，感觉人活过来了。

1月16日，患者复诊，诉所有症状均减轻。神疲明显好转，睡眠已经基本正常，四肢冷好转，情绪也明显改善，大便每日1次，有口臭，痤疮增加。

我知道这是心火从肺和胃往外散的情况。既然症状已经好转，这次就放心大胆的继续用清热药物了。

这例患者的这次治疗经历，极大地震撼了自学中医的他的妈妈。她真正看到了，一个中医，是如何丝丝入扣的分析病情，并且通过审证求因，最后找到了整个病程的"病机"，从而借助合理的方药，迅速地解决了患者的疾患。

《素问·至真要大论篇第七十四》云：余欲令要道必行，桴鼓相应，犹拔刺雪汗，工巧神圣，可得闻乎？岐伯曰：审察病机，无失气宜，此之谓也。

这里《内经》特别强调了"病机"的重要性！所谓病机，现在的中医教科书只是简单的解释为"疾病的病理过程"。这种解释我认为是不恰当的！请问一个"病理过程"能达到"桴鼓相应，犹拔刺雪汗"的境界吗？解释一个"病理过程"就能做到"工巧神圣"的境界吗？

显然不是！所谓的"机"，我认为是整个疾病的关键点，也是治疗的一个着眼点，一个医生掌握了当下患者整个疾病的"病机"，就好比掌握了打开治疗大门的钥匙，只需轻轻一拨，就能"桴鼓相应，犹拔刺雪汗"！

当然，要做到这点，就需要一个临床中医师不仅有扎实的中医理论功底，深入经典，博览群书，还要有丰富的临床经验，从而才能在面对每一个患者时，找到正确的"病机"，合理方药，取得满意的疗效。

方鸣谦老先生一则抑郁症病案辨析

因为最近一直在研究抑郁症的中医治疗，所以特别关注一些治疗抑郁症的成功病案。虽然有很多中医号称能治疗抑郁症，但比较靠谱的，能经得起临床检验的配方，几乎还没有发现过。虽然我以重用丹参为主要药物的"开心散郁汤"核心配方已经浮出水面，但还有待于大量的临床验证，并在临床验证中不断优化处方配伍。所以在现阶段，研究每一个确认成功的医案就显得尤为重要。

方鸣谦老先生是和刘渡舟、秦伯未齐名的顶级中医大家，曾任北京中医学院院务委员会委员、学术委员会委员、内外科教研组组长。在那个中医人才辈出的年代，光这些头衔，就足以证明其中医功力。方老先生之所以没有象刘渡舟、秦伯未这样名声显赫，在我看来，完全是因为他老人家一心扑在临床，无暇著书立说的缘故。就算是我现在拿到的《方鸣谦临证实录》这本书，也仅为他学生临证后所记录之整理，而非老先生自己所系统论述。这确实给我们研究方老先生的学术思想、用药经验、临床遣方带来了不少困难。确实有点遗憾！

在本书的第167页，记录了一则方老先生治疗抑郁症的病案，颇值玩味。因为在当前中医临床中，排除各种干扰因素，在确信其真实性的前提下，能找到一例用纯中医手段成功治疗抑郁症的病案极为不易。所以，本案值得细细品味。

医案全文如下：

褚某，男，34岁。病人对什么都没兴趣，成天不痛快，联想翩翩，萎靡不振，睡眠差。脉弦细，舌质淡，白苔。西医诊为抑郁症。据我看为肝肾虚，肝气郁结，脏躁。处方：

熟地5钱，木香5分，砂仁5分，淫羊藿4钱，香附4钱，柴胡3钱，合欢皮3钱，合欢花3钱，补骨脂4钱，石菖蒲3钱，炒栀子3钱，青皮2钱。

水煎服，5 剂。

二诊：病见轻，但痰盛失眠，脉弦，舌质淡，薄白苔。此由肝胃不和，痰热内扰，虚烦不眠，惊悸不宁，应理气化痰，清肝胆和胃。用温胆汤加味：

法半夏 2 钱，陈皮 2 钱，茯神 5 钱，生甘草 2 钱，橘皮 2 钱，竹茹 3 钱，茯苓 3 钱，夜交藤 3 钱，酸枣仁 3 钱，郁金 2 钱，青皮 2 钱，乌药 2 钱，水煎服，5 剂。

三诊：病见轻。脉弦细，舌质淡，薄白苔，应豁痰安神通经开窍。用百金丸加味：

白帆 5 分（分冲），郁金 3 钱，乳香 2 钱，没药 2 钱，柴胡 2 钱，香附 3 钱，酸枣仁 4 钱，合欢皮 2 钱，茯神 4 钱，莲子 2 钱，山萸肉 3 钱，熟地 3 钱，陈皮 2 钱。水煎服，5 剂。

四诊：病人精神大见好转，能睡三四个小时觉。脉弦滑，舌质淡，薄白苔。应疏肝解郁，养血健脾，安神益智。用逍遥散加味：当归 3 钱，白芍 3 钱，柴胡 3 钱，茯苓 4 钱，茯神 3 钱，白术 2 钱，炙甘草 1 钱，生姜 3 片，薄荷 2 钱后下，浮小麦 1 两，大枣 6 枚，酸枣仁 3 钱，夜交藤 3 钱，合欢皮 3 钱，合欢花 2 钱。5 剂。

并嘱咐多与人交谈，或到树林河边释放心中不悦。晚上服六味地黄丸。早上服清心滚痰丸 2 个星期。告曰一切正常。

本案辨析如下：

首先从几张处方的总体感觉看：每张处方 12～15 味药，用药精当，遣方合理，自拟方、经典方运用娴熟，随证加减，用药合拍。整个方子错落有致，轻重到位，进退有章，丝丝入扣，给人赏心悦目的感觉，不愧为顶级名医之手笔。

但可惜的是，处方以外的病情辨证用方的描述，虽能看到方老点拨的痕迹，但关键之处遗漏甚多，还有一些牵强附会，所以这部分内容，应该是方老的学生自己根据临证记录和记忆所整理，其西医和中医的功底都还处于学习的阶段。如果根据这些内容照本宣科、按图索骥的学习照搬，往往会进入学习误区而最终无所获，这在学习学生整理的名家中医医案中尤为重要。

比如患者发病时间和病程文中缺失。抑郁症如果未经治疗，有逐渐缓解自愈和逐渐加重两种情况，这两种情况会导致用药难度和效果迥然不同。所以，根据病程判断患者病情是逐渐加重还是逐渐自愈很重要，可以作为本病案有无参考价值之关键。

　　再如就诊时间缺失。方老 1987 年离世，而抑郁症的病名、诊断标准、用药规范，在国内八十年代中后期才在精神病界逐渐被普及，而之前或者之后的一般西医，是否有能力正确诊断这个疾病，我是怀疑的。但从其抑郁心境、睡眠障碍、兴趣淡漠、焦虑烦躁的症状描述看，我认为该患者抑郁症的诊断可以成立，这也是我特别关注这个医案的原因。所以，这则医案的发生时间，应该在方老离世之前的数年内。而一共四诊每诊 5 付药，共 20 天就能基本治愈这样的患者，其效果我是怀疑的。当然我不是说怀疑处方用药的精妙和疗效的真实性，只是根据我自己治疗抑郁症的经验，感觉似乎时间不会那么短。比较合理的解释是：患者应该有续方操作，大致 30 天后有比较明显的缓解，似乎更合理些。当然这些猜测是否符合实情，需要医案记录者提供具体的就诊时间，但文中没有提及。

　　所以碰到这种描述有缺陷的医案，就需要我们根据自己的用药思路和经验，以医案中的方药，来推处方者的用药经验和用药思路，最后找到他的用药经验，提高自己的处方水平。

　　本案初诊：方老用的是自拟方，用药分以下几组：

　　熟地、淫羊藿、补骨脂为补肾，柴胡、香附、栀子、青皮为疏肝，合欢皮、合欢花、石菖蒲为安神，木香、砂仁为开胃。结合学生的记录：肝肾阴虚对应熟地、淫羊藿和补骨脂，柴胡香附栀子青皮对应肝气郁结，安神药物针对患者失眠的症状，而木香砂仁则应该是化湿开胃用。问题是脏躁呢？稍微学过一点《伤寒》的人都知道，脏躁的经典方是"甘麦大枣"，但整张处方没有甘麦大枣。而且，处方中回避了四逆散、逍遥散、桂枝龙牡、百合地黄等传统经典抗抑郁处方，用柴胡香附青皮，取柴胡疏肝散之意，再用栀子除烦。这四味药物，应该是本方抗抑郁的核心。所以，文中"脏躁"二字，如果真的出于方老之口，那也是随口应付学生的，处方中并无具体体现。我也抄过方，现在也在带学生，所以知道这种随口应付一下学生的情况经常出现，正常。另外，从方老刻意回避这些经典方和最后仅取用这四味药抗抑郁的用药，可以判断，方老治疗过抑郁症，也和我初期的摸索一样，碰到过不止一次的失败。所以，抑郁症真的不好治。

　　二诊：重点是痰盛失眠。抑郁症的一个主要"摸得到"的症状，就是失眠。所以，这里失眠没有缓解并还出现了"痰盛"的情况，说"病见轻"，我就有点怀疑了。如果是真"病见轻"，那应该在石菖蒲这味药。曾经查到唐代有一张"开心散"的处方，收录于《千金方》和《医心方》：人参、菖蒲、远志、茯苓。我也正在研究用人参菖蒲远志来优化我的"开心散郁汤",这里用方老的方子验证一下也是收获。

显然,在二诊中,方老对初诊的效果是不满意的。因为他既没有"效不更方",也没有"上方加减"。他替换了几乎所有的药物,第一是因为他对疏肝散不满意,第二是因为他看到"痰盛"了。本方明显是温胆汤加味:半夏、陈皮(青皮橘皮)、茯苓(茯神)、甘草、竹茹,然后用夜交藤酸枣仁乌药郁金。夜交藤酸枣仁是安神助眠,这也反过来也印证了上方的石菖蒲合欢皮合欢花效果不满意。然后有意思的就是郁金和乌药,因为我也在研究乌药这个药,已经发现乌药行气散郁效果很好,和丹参一温一凉也合拍。郁金这个药我一直不注意,也没什么用药体会,《方剂》《伤寒》里也没有涉及郁金的常用方,但方老的下方:白金丸(百金丸为笔误)的运用也提醒了我,可以在临床中尝试用郁金散郁。

三诊:又是一个"病见轻",除此之外没有任何描述。唯一客观的显现还是处方的大幅更改:抛弃温胆汤,再用柴胡香附陈皮,然后豁痰用白金丸,加安神补肾药物。方老再三选用补肝肾的药物,说明该患者的确有肝肾不足的症状,但文中缺乏描述,颇为可惜。值得注意的是这次方老加入了理血药物乳香没药,说明他也考虑到抑郁症的因可能和血瘀有关,这和我找到大剂量丹参治疗抑郁的思路不谋而合。

四诊:"病人精神大见好转",这回我信了。一方面是描述不含糊,另一方面结合三诊的用药和我自己的用药经验,感觉这次有效果是靠谱的。

通过这个医案的学习,并结合我自己的经验看,活血理气治疗抑郁症应该成为中医治疗抑郁症的基本原则,当然选择合适的药物非常关键。在患者伴随气虚、肝肾不足的情况下,用人参、地黄等药物少量补益亦为考虑。本案四诊的逍遥丸甘麦大枣均为善后用药,不做详评。

"清心滚痰丸"为礞石滚痰丸加味而成,为现代中医治疗包括精神分裂在内的各种精神疾病常用中成药,主要处方思路为豁痰重镇清热,暂时我还没有这个药物的使用经验。

治疗一例满头冒黄水的银屑病

王某，男，19岁，2019年5月2日初诊。

主诉：满头红疹、渗液、瘙痒、头皮屑多5年。

患者从小过敏体质，皮肤经常有过敏性皮疹。发育后即头屑多，头皮痒，5年前开始头上起红疹，瘙痒、溃破后有黄色液体流出，头皮屑极多。外院诊为银屑病。食欲好，喜肉食，大便稍干结，睡眠可。舌红，苔白厚。脉稍沉数。

内服处方：苍术30克，威灵仙30克，白鲜皮25克，苍耳子20克，生地黄50克，黄芩30克，丹皮12克，赤芍12克，忍冬藤30克，土茯苓60克，菝葜60克，板蓝根30克，陈皮6克，甘草6克，凌霄花12克。14付（颗粒剂）。

外用处方：苦参60克，土茯苓30克，虎杖30克，百部30克，生大黄30克。7付（颗粒剂，泡水纱布湿润后外敷）。

因为患者在上大学，所以间断服药，间断使用外用药。到现在头皮瘙痒皮屑已经全面好转，无渗液，红疹已经全部发暗结疤。

按语：银屑病，俗称牛皮癣。其根本病理为全身免疫系统亢进造成的皮肤改变。有些患者脱屑严重，有些患者红色丘疹明显而脱屑不严重。有些患者瘙痒明显而有些患者瘙痒不明显，男性多于女性。

激素类药物可以迅速取效，但停药后往往复发加重，所以西医对本病的长期治疗效果差。

我的老师沈丕安教授，潜心研究红斑狼疮40年，毕生的总结为红斑汤（生地黄、黄芩、生石膏、忍冬藤、苦参、秦皮、金雀根、莪术、丹皮、赤芍、甘草）。这张红斑汤的核心功效是清热解毒凉血，有温和、强大而持久的抑制免疫作用。

"红斑汤"我认为是划时代的方剂，运用于所有西医需要用激素治疗的疾病都有效果，所以在皮肤病的治疗中我经常运用，银屑病、荨麻疹、湿疹，各种不明原因的皮肤瘙痒、红疹，都是以红斑汤为首选加入其他对症药物。红斑汤有激素的治疗作用但没有激素的副作用，虽然效果慢一些，但长期疗效稳定可靠。

再扩大一些，凡是西医用免疫抑制剂可以有效治疗的疾病，用红斑汤都有效果。比如重型再生障碍性贫血，西医最后用环孢素治疗，这时候用补气补血补肾类药物，往往很难取得效果，而用红斑汤加味运用则可以升高血细胞。

再如各种免疫性肝病、免疫性肾病、类风湿、神经炎，红斑汤都可以作为核心处方加减运用。

本案的处方核心就是红斑汤，苍术土茯苓萆薢利湿，为治疗银屑病特效药物，威灵仙白鲜皮苍耳子凌霄花止痒，整张处方就根据这几方面组成。所以本方为辨证与辨病相结合的组方思路，是"模块化辨证论治"的具体体现。用药思路清晰，经验可靠，故疗效明确。

其中苦参苦寒易败胃，不易被年轻人接受，只在外用药中作为核心药物放入。

用《内经》魂魄观治疗一例儿童恐惧症

马某某，男，10岁，小学4年级，体重70斤，2019年9月8日初诊。

患者1周前梦见妈妈死了，然后妈妈让他把她埋了，后同学借他"故宫鬼魂"之类的书，看书后1周，恐惧、噩梦、想哭、怕死，怕妈妈死，特别害怕。他问妈妈：人死后有没有鬼魂。妈妈说，有的。他去问学校心理老师，老师说：人总是要死的，要相信科学。

患者平时体质偏热，但恐惧发作时有怕冷，神情稍呆滞，语言减少，学习、生活无兴趣。近期纳差，近一周易干呕。平时大便1次，今天大便2次。睡眠减少。舌淡、苔白，右脉稍细滑。诊断：儿童急性恐惧症。

处方：丹参60克，乌药20克，菊花12克，川芎20克，麻黄12克，制附子6克，桂枝12克，细辛6克，柴胡12克，白芍20克，枳实9克，泽泻20克，羌活15克，苍术15克，陈皮6克，炙甘草6克，姜竹茹6克，姜半夏6克。5付。（颗粒剂冲服）

药后随诊：第一副药晚上喝一半有点反胃，无呕吐，早上喝一半胃不适，呕吐，小孩说不喜欢这个药的味道。嘱：将药稀释，分几次喝，喝后嚼一片生姜。

4天后家长反馈：方医生，现在小孩和以前一样了，谢谢您！（痊愈）

按语：

《内经》创立了以五脏为核心的中医整体观，那既然是整体，也就包括了物质和精神两个层面，而且这两个层面是息息相通的。所以，《内经》中五脏各有其相关的神智属性，称为："五志"。从这个观点也能引申出，现代中医普遍从肝论治情志病，普遍用柴胡类、甘麦大枣类治疗情志病。这种方法从理论来看，有严重欠缺；从疗效来看，极少幸中！

我在研究用中医治疗抑郁症和伴随的恐惧、焦虑、烦躁的过程中，首先找到了大剂量丹参、乌药的组合，从气血观点治疗，虽然在临床疗效上有了很大突破，但还有效果不稳定，症状有反复，针对儿童用药效果差等缺陷。故一直在寻找理论和用药配伍方面新的突破。

查阅北京已故某老中医研究精神疾病 50 年，总结的经验是：丹参、乌药、菊花、川芎，四味药作为核心处方。在结合抑郁烦躁患者中，多有头部胀闷不适的症状，所以我最近治疗情志病，多用此 4 药，在观察疗效是否有提高。

后来接触到包括李可老先生在内的多位临床中医大家的经验：四逆汤、麻黄附子细辛汤，据说治一个好一个，但这些处方辛燥刚烈，故临床不敢随便使用。

最近在给学生上"中医基础理论藏象"课的过程中，为了详细解释《内经》"肝藏魂，肺藏魄"的理论，专门对"魂"和"魄"的定义查阅了一些资料，结果让我大开脑洞！原来古人认为，"魂"是指自己的灵魂，也就是自我生命的主体，是藏在肝里的。而"魄"，是古人在指"非人"，也就是"鬼魂"，这些东西（民间称为：脏东西）进入人体时，是藏在肺里的！

所以，在对《内经》的魂魄理论充分理解后，整个治疗抑郁为主的神志病处方架构，就呼之欲出，我起名为：安魂散魄汤：

1. 如果判断是自己魂不守舍，从肝论治，基础方：四逆散

2. 如果判断非人干扰，从肺论治，基础方：麻黄汤加附子细辛

3. 如果感觉都有问题，上面两方合用。

4. 无论有变故或无变故，哭哭啼啼，为"脏躁"，从脾论治，大枣 30 克即可。

5. 安魂散魄的通道，在气血，所以大剂量的丹参和乌药必用。

6. 胃喜凉润，热性药物经常会引起肠胃不适，本方适当稀释并加入和胃药。

这是用《内经》魂魄理论创立的一张处方，已经在我临床运用近月，疗效卓著，本案例只是最近诸多案例中一个。至于人死后有没有灵魂，环境中是否有非人的存在，这个命题应该留给科学。

"无神论"的定义来源于西方，"神"特指"上帝"，无神论反对的是超自然、和人永远不平等的"神"的存在。而东方的神，有其他定义比如，神通、鬼神、精神等。中华传统文化的"儒释道"从来不认为有一个超自然的"神"的存在。比如道家：人可以修神仙。佛家：人可以成佛。这就好比人只要努力，文盲是可以做教授的。在因果法则中，否认超自然。

儿童眨眼非眼病

　　胡女士最近有些心烦，因为她 10 岁的女儿近几年不自觉的眨眼睛越来越频繁，甚至已经开始颈部不自觉的抽动，偶尔口中还会出现一些怪声音。

　　当年胡女士带孩子去眼科就诊，经过一系列检查并没有发现有任何的眼睛疾病，最近因为知道我对于小儿的一些常见病，有一些治疗经验，就来求治于我。

　　我在微信上听说了她女儿的情况后，第一反应就是"抽动－秽语综合征（TS）"，这是儿童精神类疾病中的常见病。儿童和青少年都会发作，首发症状就是不自觉的眨眼，眼科检查排除眼科疾病。

　　TS 现在考虑和生活环境紧张、压力大有关系，但也存在原因不明的发作。症状轻的仅仅就是眨眼，严重的会逐渐发展到面部、脖子甚至全身其他地方的抽动，并出现一些特殊的声音。

　　当然，改善生活环境，减轻小孩压力后，症状可以不发展，并有逐渐自愈的可能。

　　这个病的治疗，西医经典用药是氟哌啶醇，该药可以控制症状，但副反应较大，从我个人的观察，长期应用会影响智力发育。而中医中药治疗应该是一个比较好的选择。

　　上述女孩舌稍淡，苔稍白，脉无特殊，处方如下：丹参 30 克，乌药 9 克，白芍 30 克，柴胡 6 克，枳壳 6 克，龙骨 15 克，牡蛎 15 克，党参 6 克，炙甘草 9 克，玄参 30 克，蝉蜕 6 克，僵蚕 6 克。21 剂后诸症平复。

　　处方分析：丹参和乌药的组合，是我研究中医治疗抑郁症的最早心得，也是突破口，关键是大剂量！成年人丹参 90 克起用，乌药 30 克起用，发现抗焦虑、抗恐惧效果特别好，1 周见效。但抗抑郁却效果不稳定，总的来说老人效果好，儿童效果差，或许和其他组方药物还没有到位有关。本方用丹参和乌药为主，加上僵蚕、蝉蜕，取升降散的意思，辅助行气。四逆散重用白芍，加强养肝敛肝柔肝，柴胡枳实辅助疏肝；再用龙骨牡蛎收敛，苔白用党参健脾。这就是我治疗小儿抽动的基本方，结合辨证加减，该方的疗效已经在临床中得到了验证。

这里需要补充的是：作为一个临床中医师，一切要以临床效果为第一要求，不停地看书，不停地总结，不停地否定自己。在研究抑郁症的中医治疗方案的过程中，我也在接触各种不同的理论，不同的经验，已经否定了很多自己原来的用药经验，虽然效果在不断提高，但在临床还是经常会碰到束手无策的案例。

非常希望把这个方法介绍给大家，帮助大家最终提高临床疗效，帮助到更多的患者，最终为中医的复兴出点微薄之力。

直面桥本

桥本甲状腺炎，又称自身免疫性甲状腺炎或慢性淋巴细胞性甲状腺炎，是西医内分泌科的常见病，也是疑难病。本病的发病机理，是由于甲状腺抗体阳性后，造成甲状腺细胞过分活跃，逐渐破坏正常甲状腺细胞，最终导致甲状腺功能的损害。本病起病隐匿，发展缓慢，开始会有不同程度的甲亢表现，后期甲状腺功能损害后，则往往会有甲减。

本病的诊断，一般依靠触诊和甲状腺抗体的实验室检查。触诊主要是甲状腺呈弥漫性、质地硬韧的、无痛的轻度或中度肿大。抗体实验室检查主要是：甲状腺球蛋白抗体（TgAb）、抗甲状腺过氧化物酶抗体（抗TPO-抗体）、甲状腺微粒体抗体（TmAb）阳性。

西医认为本病无需特殊治疗，其实这种观点也是来自于"无法治疗"这四个字，然后定期监测甲状腺各项指标。如果有甲亢伴随，那就按照甲亢治疗，如果有甲减伴随，那就按照甲减治疗。抑制免疫的糖皮质激素，西医也不建议随意使用，因为其用量不易把握，且常伴发心脏受损、胃溃疡、肾上腺皮质萎缩、骨质疏松等一系列反应。

所以，从西医的角度看，本病不治。

我跟师3年的上海市中医医院顶级专家"沈丕安"教授，从研究红斑狼疮入手，倾其毕生精力研究各种免疫病，前后历经四十余年，创立出"红斑汤"这一划时代的效方，并完全靠他的临床业务功力，最后任中华中医药学会风湿病分会副主任委员。

然后从我的职业经历看，"红斑汤"确实是一张可以和"桂枝汤"媲美的效方，可传子传孙，可广泛弘扬，可流芳千古。无论是免疫病、风湿病、皮肤病、神经科疾病、血液病，只要西医是用免疫抑制剂解决问题的疾病，用红斑汤或者加入红斑汤治疗，均有效果。正如当年沈老师所说：有激素的作用，而无激素的副作用。红斑汤就这么牛！

纵观当今中医内分泌这一领域，运用抑制免疫的观点治疗桥本，从思路上就是匮乏的，至于有效方剂的组合，用药经验的总结，直至临床成功案例的积累，更无从谈起经不起推敲。

所以本文，旨在将我跟师时沈老师运用红斑汤治疗桥本的一些经验和用药法则，结合我自己治疗桥本的临床实际经验，完全真实的呈现在诸位同道面前，希望对中医治疗桥本这个疑难病有所裨益。

沈老师医案及辨析：

2004 年 5 月 13 日，董某某，女，51 岁，桥本甲状腺炎合并干燥综合征。

生地 30 克，黄芩 30 克，忍冬藤 30 克，龟板 12 克，生石膏 30 克，广郁金 12 克，苦参 30 克，五味子 9 克，白僵蚕 30 克，丹皮 12 克，青龙齿 30 克，川连 9 克，炮姜 12 克，陈皮 6 克，佛手 6 克，芦根 30 克，夜交藤 30 克，甘草 3 克，大枣 15 克。14 付。

按：桥本和干燥综合征，均为免疫系统疾病，所以红斑汤通治。

红斑汤：生地 30 克，黄芩 30 克，忍冬藤 30 克，生石膏 30 克，苦参 30 克。

此方一看就是沈老师传承体系的方子。沈老师的处方，有他自己的一套"君臣佐使"的体系，其核心是辨证和辨病相结合，所谓辨证论治决定方向，辨病论治选择用药。君：为辨证论治；臣：为辨病论治；佐：为缓解症状；使：为保护脾胃。

学过中药的行家都能看出，红斑汤是一张纯清泻的方子。2008 年有一次在一个民间中医的学习班上，我讲解了一下这张红斑汤和治疗红斑狼疮的一些经验，结果台下就有"火神派"的传人拍案而起，骂娘后愤然离去！呵呵，我所崇敬的"火神派"，应该是会用火，而不是只用火、乱用火，不过符合这个"火神派"定义的用火之神，我真的还没遇到。

沈老师认为：这类影响全身的免疫病，其核心是热毒壅盛，所以会有血热伤津等各种热象，故需要红斑汤这类纯清泻的方子，方为对证。在免疫病的整个治疗中，应避免使用补气类的中药：如黄芪、党参、人参、白术等等，中医有行话：气有余便是火，用在此处最为恰当！

如果患者有寒象，直接用桂枝等通络；如果有虚象，用仙鹤草、熟地、山药、仙灵脾、巴戟天等补肾药物改善症状，而不用补气药。这就是辨证结合辨病，最后落实到选择药物的精准。

上海市中医医院免疫风湿科，曾经做过红斑狼疮的中药组和激素组的疗效对比，发现前 3 月，中药组效果劣于激素组；用到 6 个月时，疗效基本持平；6 个月后逐渐中药组疗效超过激素组，3～5 年后，中药组明显效果优于激素组，患者恢复工作，正常生育。而激素组无 1 例生育。这就是红斑汤临床应用的疗效规律。

讲透了红斑汤，上面医案的整个配方思路就清晰了：主方为红斑汤，龟板五味子芦根，是针对干燥综合征的用药，郁金白僵蚕，调整气机作用于颈部，其他就是缓解症状，保护脾胃的药物，毕竟药那么苦，没有保护脾胃的药物是不行的。

2004 年 9 月 2 日，卢某，女，40 岁，确诊本病。

生地 15 克，忍冬藤 15 克，黄芩 15 克，白芥子 12 克，猫爪草 30 克，莱菔子 12 克，黄精 15 克，金雀根 30 克，陈皮 6 克，佛手 6 克，土茯苓 30 克，甘草 3 克，大枣 15 克。14 付。

按：本患者甲状腺肿胀比较明显，用白芥子、猫爪草、土茯苓软坚散结。

2004 年 11 月 25 日，闵某某，女，45 岁，本病诊断明确。有关节痛，晨僵不明显、口腔溃疡。

生地 15 克，黄芩 30 克，忍冬藤 30 克，五加皮 30 克，土茯苓 30 克，岗稔根 30 克，生石膏 30 克，猫爪草 30 克，郁金 12 克，川芎 12 克，丹皮 12 克，徐长卿 15 克，川连 9 克，炮姜 12 克，甘草 3 克，大枣 15 克。14 付。

按：本患者用土茯苓为治疗口腔溃疡特效药物，岗稔根、五加皮为治疗关节痛药物。

沈老师治疗桥本，一般按照下面的用药原则进行加减：

1. 补肾：炙龟甲、仙灵脾、巴戟天等。阳虚用附子、桂枝、鹿角，阴虚用生地、知母、玄参。

2. 甲状腺肿大可用软坚散结药：猫爪草、象贝母、南星、半夏、山慈菇等。并加用两三味免疫抑制、抗变态反应药：广郁金、丹皮、黄芩、土茯苓、虎杖、苦参、忍冬藤、莪术等，可较快将 TGAB 和 TMAB 降至正常。

3. 不宜使用一些影响甲状腺功能的药（抑制甲状腺分泌）：紫草、苏子、白芥子、葶苈子。

4. 不宜使用影响肾上腺皮质功能药如黄精。

5. 不宜使用含碘中药如海藻、昆布、牡蛎等。

6. 黄药子传统上治疗甲状腺肿，但有肝毒性，慎用。

下面是我自己最近治疗的 2 例桥本案例：

程某某，女，29 岁，2018 – 9 – 4 初诊。患者诊断出本病 2 年，TPO –Ab296.8。桥本症状不明显，痛经，入睡难。舌淡苔白，脉弱。

处方：桂枝 6 克，仙灵脾 12 克，巴戟天 12 克，黄芩 20 克，生地 20 克，丹皮 10 克，苍术 20 克，丹参 20 克，制香附 10 克，山茱萸 20 克，淮山药 20 克，制首乌 12 克，郁金 9 克，炙甘草 6 克。7 付。

按：患者虚寒明显，故用红斑汤加肾气丸治疗，苍术运脾而不补，此时可用。

2018 年 12 月 4 日，患者热象明显，全身热，牙龈出血。脉象细弱带数。

处方：生地 20 克，黄芩 20 克，苦参 10 克，丹皮 10 克，丹参 20 克，土茯苓 15 克，柴胡 9 克，山药 20 克，山茱萸 20 克，菟丝子 10 克，制首乌 10 克，旱莲草 10 克，茯苓 10 克，白芍 10 克，枳壳 6 克。14 付。

按：本方清热用红斑，补肾用左归，疏肝用四逆。前后调理至 2019 年元旦，查 TPO – Ab 为 200，下降近 1/3。

诸某，女，34 岁。2018 年 9 月 13 日初诊。桥本 6 年，遍访浙江名医无果，来我处诊治。

患者情绪急躁，胸痛心悸，神疲怕冷明显。面部皮肤红疹褪皮干燥。入睡难，易便秘，经前腰酸明显。舌红苔少，脉细数弱。

处方：附子 9 克，桂枝 9 克，生地 20 克，黄芩 30 克，熟地 15 克，玉竹 20 克，丹参 40 克，土茯苓 30 克，虎杖 20 克，川断 15 克，杜仲 15 克，制香附 12 克，山茱萸 15 克，佛手 9 克，炙甘草 6 克。7 付。

按：患者寒热共见，所以我寒热共用。患者虚实并现，所以我补泻同用。但患者身体极其敏感，每次处方前 3 天效果尚可，后 3 天必然出现新的不适。且患者家住杭州，每周高铁跑上海看病着实不易，所以也不方便随时变方，只能每周 1 次，不停地换思路、换方子、换用药，越换越没有感觉，越换效果越差，曾经一度把我逼到无方可用，无药可换的窘境！

好在患者对我极其信任，虽然我的中药在她这边屡战屡败，但她自我感觉还是要好于其他所有她经历过的中医。所以，我也只能屡败屡战，我们整个 2018 年的治疗，就像 2018 年的股票，高开低走、低开低走，唯独不翻红！直到年底，我排除各种干扰，紧盯抑制免疫和养心强心两大主线，治疗方有起色。

2018 年 12 月 31 日处方：生地黄 50 克，玉竹 30 克，鬼箭羽 30 克，赤白芍各 20 克，山茱萸 30 克，巴戟天 20 克，川怀牛膝各 9 克，淫羊藿 15 克，姜半夏 12 克，炙甘草 15 克，薤白 12 克，大腹皮 12 克，全瓜蒌 45 克，鹿角霜 12 克，龟板 12 克，桂枝 6 克，威灵仙 12 克，防风 9 克。5 付。

以此为主方，患者病情逐渐稳定。

2019 年 1 月 21 日患者外出过年 4 周左右，东南亚，天气暖和。处方：生地黄 40 克，玉竹 30 克，炙甘草 15 克，瓜蒌 30 克，丹参 60 克，乌药 20 克，生龙牡各 30 克。25 付。

2019 年 2 月 20 日左右，患者查抗体下降近 1/3，甲状腺结节消失，继续治疗。

从我自己学习和临证研究桥本的经历就能看出，跟师和实战有多重要。因为一个个患者坐在你面前描述她用药后的反应，这是没法造假的！有了这些经历后，在看这些文献，看这些经验总结，就好比你有了一双慧眼，这些经验方里面有多少真实成分，有多少值得学习的闪光点，一目了然！

比如我摘录王玫优老师的方子：香附 10 克，木香 10 克，川芎 10 克，郁金 15 克，柴胡 10 克，研末，3gtid po。加服地黄丸或肾气丸。我觉得这张方子就可以参考使用。

再如上海某三甲中医医院中医外科主任的方子：生黄芪 30 克，太子参 30 克，丹参 30 克，白术 15 克，茯苓 15 克，白芍 15 克，黄精 15 克，何首乌 15 克，生地黄 18 克，天冬 12 克，枸杞 12 克，玄参 12 克，夏枯草 9 克，浙贝母 9 克，甘草 6 克，红枣 6 克。据说总有效率 95%，你信吗？反正我是不信的。

唐代著名医家孙思邈在《千金方》的开篇就说"大医精诚"。所谓精者，精湛其医技；所谓诚者，诚信于患家。只有诚信于患家，建立良好的医患沟通关系，方能在不断的临床实战中磨砺自己，提高自己的业务水平。故"精"得之于"诚"。老老实实的面对自己的窘境与失败，兢兢业业的去钻研去感悟，我相信苍天终不会负有心人！

治咳中的王道与霸道

只要是看病用脑子的中医，其实都有处方境界的问题。治疗方法单一，就不存在处方境界，但医生选择越多，就越需要经验和感觉，慢慢就会产生处方境界。比如治疗咳嗽，中医要求从上百味药物、众多的方剂中，选择出恰当的组合，尽量用最短的时间治愈患者，没有一定的处方境界肯定是不行的。

一开始我也追求经验方。能拿到一张好的、有传承、受到广泛追捧的经验方，显然是可以少走很多摸索和积累的弯路。比如清朝程钟龄的止嗽散（桔梗、荆芥、紫苑、百部、白前、甘草、陈皮），上海市中医医院的佛戴合剂（佛耳草、戴菜、炙地龙、炙百部、车前草），这种方子可以说只要掌握1张，就可以非常有效的治疗咳嗽，尤其是小儿感冒后的咳嗽。现在体制内的中医呼吸科各类专家，基本都是这样看病的。

正因为开这种方子不用动脑筋，所以就谈不上处方境界，也不可能说"没有治不好的小孩咳嗽"之类的豪言壮语。谁说打谁脸！

我后来配出了一张治疗小儿咳嗽基本方后，我说了：天下没有我治不好的小孩咳嗽！结果最近还是被打脸了！治了2个咳嗽数年的小孩，家长都忘记小孩不咳嗽是什么样子的，居然我换了4次方子才有效果，而且是彻底抛弃我的基本方才见效的。虽然家长对我还很客气，但我还是觉得脸被打得生疼！

痛定思痛，是需要面壁和忏悔的。这两位患者，最后都是用了补益的方法取得了疗效，一个是仙鹤草，一个是增液汤加味。回想方鸣谦老先生喜用六君子，张锡纯偏好山药牛蒡子。我忽然想到了王道与霸道的用药法则。

治病、调身如治国：以力服人者霸，以德服人者王。止咳药物为霸道，如：麻黄、杏仁、紫苑、款冬、牛蒡子、五味子、诃子、罂粟壳等等；调身药物为王道，如：党参、白术、甘草、熟地、山药、仙鹤草、玄参、麦冬、沙参等等。所谓的处方境界，就是根据患者的具体情况，调配好处方王和霸的比例和用药，如乱世要武将，治世需良臣。如何调配，没有标准，靠经验，靠感觉，在乎心。

欣赏一则我学生邱琦医生的医案：

某男，6岁，60斤，2019年9月初诊。咳嗽近2月，发烧1天，38.5℃，外院用抗生素，声哑，干咳，有痰难出。晨咳明显。大便每天有，出汗多。舌尖红，苔白略腻。

处方：桔梗9克，紫苑6克，款冬6克，杏仁9克，白前9克，半夏9克，陈皮9克，蒲公英30克，鱼腥草20克，白术12克，茯苓15克，炙麻黄3克，白芥子6克，蝉蜕9克，僵蚕6克，玄参20克。5付。

效果：3付愈。

按语：邱琦同学酷爱中医，勤学好问，主攻妇科，已经在沪上数位知名民间中医处抄方学习。今年初在我这里学习后，进步非常快，已经基本掌握了我治疗呼吸科疾病的基本遣方用药。该患者咳嗽2月后急性发烧，故霸道为主，用我的基本方止咳：杏仁、白前、紫苑、款冬、桔梗、半夏、陈皮、甘草。加蒲公英鱼腥草清热，麻黄蝉蜕僵蚕调气，佐白术茯苓玄参，这就是王道用药了。整张处方霸道王道配合得当，有境界，故效果卓著。

治疗一例严重崩漏

李某，女，50岁，2019年9月16日初诊。

患者崩漏2年，行经则血崩，经停则每日漏下不止直到第二次血崩。服避孕药则好转，月经也规律，但因乳房胀痛而停用。本次月经行经20天，近10天量少，每天和姜水。大小便正常，无腹痛，无神疲，无腰酸。身体怕热，出汗正常。血常规显示有贫血，子宫内膜9.7mm，子宫肌瘤4.3□3.7□3.2，寐差热醒。舌红，苔薄白有齿痕。左脉稍沉细，右脉稍沉。

诊断：崩漏、贫血。考虑为热迫血妄行。

处方：丹皮12克，赤芍15克，生地黄30克，桑叶20克，三七粉冲服3克，生地榆30克，贯仲45克，白头翁60克，桑白皮20克，益母草30克，阿胶冲服12克，当归15克，红花9克，冬瓜子15克，制首乌20克，海螵蛸30克，首乌藤50克。7付。

9月26日二诊：出血停，贫血改善，睡眠改善。舌稍暗，苔白有裂纹，脉缓（服高血压药）上方去：桑白皮、红花、冬瓜子、首乌藤。加：茜草20、柴胡9、制大黄9、地骨皮20。14付。后用丹栀逍遥散＋二至丸为底方调理2月，患者月经正常，血红蛋白正常，乳房胀痛基本消失。

按语：在妇科方面，我真的没有跟过任何一位名家，所有的临床经验都是自己看书、自己体会、自己摸索的。

从我妇科的成长经历看，敲门砖是痛经。因为痛经的处方相对固定，虽然用药有轻有重，但思路基本一致。

调经的重点就是看闭经和崩漏，能把闭经和崩漏看好，各种月经病基本心里就会有底。

最后是不孕症，但不孕症的治疗，情况复杂偶然性大，有问题很多但还是怀上的，也有查不出什么问题就是不怀孕的。需要具体情况具体分析，或许是我信佛的关系，在国外治疗的几个不孕症都怀上了。

至于孕期安胎、产后调理，只要内科功底扎实，难度都不是很大。

目前妇科的疾病谱中，崩漏患者已经大大减少，原因是避孕药物的广泛使用和睡眠时间的普遍延后和减少。阴血被消耗的结果，当然是崩漏越来越少，而月经延后、量少甚至闭经就越来越多。本例崩漏是比较严重的，但患者精神好、无虚象、怕热，所以处方就应该以清热凉血加止血药物为主。地榆、贯仲、白头翁，就是清热治崩漏的代表药物。

阿胶、海螵蛸、当归、红花（原方为藏红花）、三七、冬瓜子，为崩中效方"胶红饮"。药尽四味，疗效甚奇。蒲辅周云："此方对骤然血崩，非癥瘕出血，投之多见效，我也用于久漏不止，某患漏下五十多天，用此方治疗，排出血块而愈。"虽然整张处方偏温，但诸多医家喜用此方治疗各种崩漏，而观整张处方凉血药物已经到位，故还是用此方治崩漏之标，取速效。

1 周血止后，就重点调整患者偏热体质，用丹栀逍遥散＋二至丸，再加点地榆白头翁，辨证论治加特效药物，所以效果卓著。

中医治疗小叶增生

女性乳房小叶增生的发病率奇高，但西医对此只有一个病名"乳腺囊性增生"，并无有效的治疗方法，甚至也不推荐止痛药物治疗。所以西医所谓的"乳腺小叶增生不需要治疗"的观点，应该指的是"不需要西医治疗"。如果对这个观点进行进一步的解读，那就是：小叶增生的妹妹啊，哦，痛啊，忍忍吧！呵呵，我想说这话的医生，应该是男性吧。反正不是自己痛，看看热闹，做个吃瓜群众也很逍遥。

但中医治疗乳腺小叶增生效果真的好！从我大学抄方开始，一直到我现在自己治疗这个病，发现只要一个中医能掌握几张治疗小叶增生的方子，有那么一点点的治疗经验，都是一拿一个准，暂时缓解症状甚至彻底消散，几乎没有失手的。

说到中医治疗小叶增生，在上海滩就不能不提陆德铭教授。我在九十年代初拿着学生证闯过去跟他抄方的时候，他已经是上海中医乳腺病的顶级教授了，现在说他是全国中医乳腺病的泰斗都毫不过分。陆教授毕生精力研究中药治疗乳腺病，最后总结出两张光芒四射的方子：小叶增生方和乳癌术后方。而且，陆教授堪称桃李满天下，现在包括上海市中医医院、龙华医院在内的沪上几乎所有的中医乳腺病顶级专家，大多都是他老人家的弟子。他们都在用陆教授的这两张方子结合不同程度的加减，利益无量女性患者。

陆教授的小叶增生方：仙茅9克，仙灵脾30克，鹿角片12克，山茱萸9克，苁蓉12克，山慈菇15克，海藻30克，丹参30克，桃仁15克，三棱15克，莪术30克，制香附9克，玄胡12克。

在陆教授的更早一辈，上海滩还有一位顶级中医外科专家叫顾伯华。说起顾老先生，他的爸爸就更有名，是上海四大名医之一的顾筱岩。上海的顾家也有一张家传的小叶增生方子。但可惜的是顾老弟子不多，他的儿子顾乃强现在是上海天山中医医院的顶级专家，他女儿顾乃芳现在是上海市中医医院的顶级专家。非常巧的是，我在中医医院工作时，也跟这位和蔼可亲的顾奶奶抄过几天方子。

顾家小叶增生方：仙灵脾 15 克，鹿角片 10 克，益母草 20 克，香附 10 克，山慈菇 10 克，生山楂 15 克，柴胡 10 克，青皮 10 克，天冬 10 克。加减：乳胀：王不留行。疼痛：延胡索 10 克，血竭 10 克，徐长卿 15 克。肿块大而硬：土鳖虫 10 克，蜂房 10 克，三棱 15 克，莪术 15 克。溢乳：炒麦芽、生山楂。

千方易得，一效难求。陆家的方子，顾家的方子，包括以后查资料追文献所得到的各种治疗乳腺小叶增生的方子和用药经验，如何在临床治疗中灵活应用，最终以疗效说话，这里面确实有很深的学问。从我个人的体会，其核心有两条：一为辨证，二为轻重程度。

小叶增生的中医辨证，目前比较流行和有代表性的观点，主要有两个证型：肝气郁结和冲任失调。肝气郁结稍轻，为经络病；冲任失调稍重，为脏腑病。唐代王冰注释《内经》时，首先提出了"冲为血海，任主胞胎"的观点。所以，中医学说中的"冲任"直接和妇科相关。那么我将冲任的观点引申到小叶增生的治疗中，就是根据患者有无肝、肾、妇科的一些症状作为辨证区分点，如果有就这些脏腑症状，就考虑冲任失调，如果没有那就是肝气郁结。再根据上述区分点，结合临床用药经验，灵活的选用各种方法和处方，选择有效果的药物组成方剂。

在临床中，只要掌握这种正确的处方思路，几乎所有的经验方都可以被我所"化"，为我所"用"。比如针对非常轻微的小叶增生，只要用一个常规的中成药"逍遥丸"就能解决问题，一般疗程 3 个月左右。如果稍重一些，再加中成药"乳癖消片"，和逍遥丸一起吃 3 个月。基本能解决轻度的小叶增生问题。

在临床方药处方中，轻度的小叶增生我只用 2 个药：青皮和王不留行。如果不行，第三个药就是瓜蒌皮。这三个药效果非常好，加入处方也不臃肿，非常好用。

如果是严重的小叶增生，那就需要专治，那我就用上面的两张方子进行综合加减：里面的核心药物是：养阴用天冬，补肾阳用鹿角片、仙灵脾，软坚散结用山慈菇、三棱、莪术，疏肝再加用柴胡、香附。再结合患者肠胃、睡眠、月经等具体情况加减一些药物，一张错落有致、轻重分明、疗效卓著的小叶增生方就呼之欲出了。

最后再附上何绍奇老先生的两则医案，他又是从不同的角度，选择不同的处方治疗了小叶增生，供大家赏析。一个顶级中医，需要的是大开脑洞而不是闭门造车，所谓行方思圆，从不同的临床经验中汲取用药闪光点，在提高自己处方技巧中尤为重要。

医案：

罗某某，女，39岁，工人。1987年9月12日门诊。患糖尿病5年，目前渴、饮、多尿症状明显。近一年余两乳疼痛，可扪及包块，脉弦细，舌尖红，苔薄黄。拟疏肝化痰散结：潼白蒺藜各10克，当归10克，赤白芍各10克，香附10克，青皮6克，桃仁10克，法半夏10克，丹参15克，山茨菇15克，莪术10克，天冬30克，夏枯草12克，六味地黄丸4盒9月26日复诊：右侧包块消失，脉左滑，有痰。予上方加炒白芥子6克。消渴丸4盒。10月10～31口，仍用上述方药，左侧包块逐渐缩小，以至完全消失。

王某，女，65岁，安徽省退休干部。1990年7月5日。双侧乳房乳腺增生，颈椎病，常有上肢发麻、头晕等症状。诊脉沉细，舌淡。予阳和汤法：熟地15克，鹿角胶10克，老鹿角15克（先煎），麻黄3克，炒白芥子6克，干姜3克，肉桂4.5克，葛根15克，川芎10克，红花6克，制香附10克，赤芍10克。服20剂后，肿块全消。（其间曾加服片仔癀5支）。按：乳癖（乳腺小叶增生）有虚实之分，实证多见于青年妇女，多由肝郁气滞，瘀血痰浊凝聚，治宜疏肝理气、活血化痰。虚证多见于中老年患者，多由冲任亏虚，不能煦荣，阴寒内生，痰瘀凝滞；治宜补肝肾，调冲任，用阳和汤加味。

一例神经炎治疗验案

浦某某，女性，66 岁。2019 年 3 月 11 日初诊

患者 2017 年 9 月腰部带状疱疹，经过各种治疗 3～4 月愈，后右脚趾尖开始麻木，麻木逐渐加重并面积扩大，半年后影响到左脚，2018 年 10 月整个腰以下麻木，坐立不安，影响行动。2018 年 10 月 5 日华山医院肌电图示：多发性周围神经损害，下肢部分运动和感觉神经轴索损害为主，右下肢为主。诊断为：轴索损伤性神经炎。2019 年 2 月 12 日免疫检查 NK 细胞增高。2019 年 2 月起用强的松 6 粒每日，无效，就诊时已减撤至 4 粒每日。医院建议患者用硫唑嘌呤，患者拒用。华山医院多位神经科专家表示此病无法治疗。患者求助于中医。

2019 年初，在某民营中医门诊部就诊于一位高龄老中医处，处方为黄芪桂枝五物汤＋四妙散＋活络效灵丹＋虫类活血药物。前后 3 月，无效。

刻下：双下肢蚁走感，到胯部，并有继续向上肢发展趋势，坐立不安，无明显怕冷，无腰酸，无神疲。胃纳可，大便 1～2 次每日。睡眠差，服安眠药物，无焦虑烦躁。舌红，苔黄腻，无口苦无口臭，右脉有力，稍滑，小数。左脉寸稍弱。

处方：丹参 90 克，乌药 30 克，桂枝 9 克，川牛膝 15 克，怀牛膝 15 克，全蝎 9 克，蜈蚣 2 克，水蛭 9 克，白芍 45 克，威灵仙 30 克，独活 12 克，鸡血藤 30 克，山茱萸 30 克，苍术 30 克，泽泻 20 克。7 付（颗粒剂）

二诊患者诉药后第三天即感觉麻木好转，后用本方加减，1 月左右麻木退至足踝以下，嘱患者逐步减撤激素，但每减半粒激素症状即有反复，最严重时麻木至大腿，用中药数周后麻木又退至足踝以下，如此调整处方至 2019 年 8 月中旬，激素彻底停用，麻木降至足底，但发现有轻度肝损，转氨酶 90。嘱患者中药间隔服用，并减量，每日服用枸杞保肝治疗。至今观察 2 月，神经炎症状无反复，病情基本治愈。

按语：我治疗的第一例麻木患者是在我读大二期间，为格林巴利综合征患者瘫痪好转后出现的下肢神经麻木，这是我学中医后的第一个治疗成功病例，因我考虑麻木为严重血瘀所致，方用桂附地黄＋血府逐瘀＋水蛭，也是患者一周后麻木明显减轻。人生第一次用水蛭出奇制胜，让我对此药印象深刻。而全蝎治疗各种神经性疾病效果卓著也是我自己的体会，包括面神经麻痹、三叉神经痛，臂丛神经炎等等全身各处神经损伤引起的麻木疼痛，全蝎都是一味非常好的药。蜈蚣运用较少，但本患者病情严重且逐渐加重，故三个虫类药同时使用，为本方核心。阴虚则肝风内动，故养肝活血祛风，为本方基本思路，丹参、桂枝、川怀牛膝、白芍、鸡血藤、山茱萸，皆为此设。苍术、泽泻为苔黄腻所设，丹参、乌药、白芍，为缓解心神不安的经验。

这张方子的配方思路也是我经常用的，就是直接根据患者脏腑气血虚实，脱离一切古方，用自己对药性的理解，直接配方，模块化用药。

西医对于整个神经炎的治疗，基本是无能为力的，激素和免疫抑制剂取效少、减撤困难、不良反应大，本案例的激素应用属于成事不足败事有余。

这里主要要讲中医治疗，那位老先生的方子，其实是训练有素的，黄芪桂枝五物汤加味也是很多顶级中医治疗神经炎的杀手锏，但为何本案例无效？因为我特别注意到本患者无虚、无寒，NK 细胞高！所以该患者有免疫亢进的嫌疑，西药用激素和化疗药物也是抑制免疫治疗神经炎，而免疫亢进和神经炎和麻木的症状之间的关系，显然不是因果关系，只是有影响的关系。所以，抑制免疫未必能治，但在中药中忽视了免疫因素或许治疗就不会成功。这就是我跟师沈丕安教授 3 年后的最大收获。

该老中医的处方中，黄芪的量从 30 加到 60 再加到 120，而我判断他的处方无效的原因，也就是这味黄芪用坏了。一颗老鼠屎，坏了一锅粥！在剔除补气药物后，照样活血养血祛风通络，处方疗效就得到了迅速体现。这就是在临床中药处方中圆融西医药理研究和用药思路加减药物，提高疗效的具体实践。该患者今年 7 月出现了汗多燥热等症状，结合暑湿天气，我还在处方中加入白虎汤，在减撤激素过程中麻木反复和暑湿症状均迅速得到控制。要是墨守成规的一味黄芪桂枝五物汤补气活血，很难想象她的疾病会康复。

最后谈一下肝损。这位患者的肝损我是没有想到的，虽然问题不严重，肯定可以通过中药保肝治疗彻底缓解，但总要分析原因。整个处方让我感觉有问题的应该是虫类药，蜈蚣排第一，全蝎排第二。因为其他药物我经常使用，好多年了，没出过问题，全蝎有偶尔皮肤过敏和诱发咳嗽等情况，但蜈蚣只用过不到 5 次吧，缺乏长期足够病例观察，所以肝损有可能是这些药物引起。当然这些小状况比起西药副反应安全太多了。

因为我最近正在做"五味子中医学堂"，这个案例的成功治疗其实引发了我很多思考。未来中医怎么培养？未来中医是不是要学西医？怎么学？学到什么地步？回顾我的中医成长经历，我学西医是在中医医院学的，学中医是跟师学的，中医的成长是在德国和中国体制外，在中医药大学其实什么都没学到。如何培养中医，没有答案，需要我们自己摸索、创新、突破，好在否定亦是一种前进，至少知道什么样的路我们不能走。

最近治疗的一个舌癌患者

有个朋友知道我以前肿瘤科工作过 6 年，问我能不能治疗舌癌。

其实对于舌癌，我还是很熟悉的。那时候有个病人，80 岁，男性，我到现在还能清楚地记得他的名字：季某某。他女儿推着轮椅车把他推入病房，诊断是舌癌。我让他张口，看到他的舌底已经明显肿胀，开始填塞整个口腔。上海第九人民医院的主任就看了一眼，明确说百分百舌癌！但不建议做病理穿刺，因为一旦肿瘤受到刺激，生长的速度会非常快。80 岁的老人，心脏也不好，无法手术，无法化疗。所以就直接打发他回家，让他想干吗就干吗。

后来他就被收入我们医院的肿瘤科病房。

其实患者心里也清楚，这个逐渐长大的舌头会逐渐填满他的口腔，导致最后无法进食。或许他还不清楚，但我清楚，这个舌头会疼痛，溃烂，出血……最后不可收拾。

后来我想到了一个民间治疗肿瘤的药物：黄药脂。这是一个非常好的抗肿瘤药物，但是有肝毒性，曾经有肿瘤科的专家大剂量长期使用最后导致患者肝衰竭死亡的案例。但我还知道，这个药可以外用，而且外用的效果还超过内服！

所以，我想用黄药脂给这位患者试试。我就以黄药脂为主，选了 3~4 个抗肿瘤药物，配出处方，让患者煎汤含漱，每天 2 次，每次 20 分钟左右。同时定期监测肝肾功能。

结果奇迹出现了！1 周左右肿瘤的生长得到了控制，3 个月左右肿瘤开始逐渐枯萎缩小。然后慢慢患者恢复了正常的言语功能！

整个的治疗过程大约 1 年半。最后患者出现了肺转移，死于心肺功能衰竭，是死在我的床位上的。那天晚上是我给他送的终，他临死的最后一句话是：方医生，谢谢你！你是我的救命恩人！

一个医生能做到这个地步，确实是很有成就感的，和能挣多少钱真的没什么关系！

所以，这个舌癌病人，我终生难忘。

至于患者后期发生的肺转移，我认为是内服中药没到位，和不注意忌口造成的，这和医保中药的质量有非常密切的关系。

所以，这次朋友问我能否看舌癌，我直接就答应了。

后来了解了一下这个患者的情况，她也是舌下一个小肿块，在上海做了个简单的手术，手术后的病理是恶性腺癌。但是切缘阳性，表示这个手术没做干净。上海的医院让她重新入院做大手术。

我就直接让她用了我的舌癌漱口方，并嘱咐忌口鱼虾蟹，牛羊肉，葱蒜。还开了扶正祛邪的草药，当然，这个患者全身情况很好，所以方子也不复杂。

患者连续用了 2 个月，这周来上海检查，磁共振和血液检查均未发现肿瘤迹象。

或许我又救了一个人的命，真的很欣慰！

耳鸣一例治验

患者：许某某，男性，55 岁，2020 年 1 月 15 日初诊。

患者主治是焦虑、恐惧 2 年，开车时伴心慌气急，工作压力大。在上海精神卫生中心被诊断为"综合性焦虑"，服用阿普唑仑每晚 1 粒，后加到每晚 2 粒。睡眠可以，无怕冷怕热，无腰酸，偶尔头晕。另外患者诉有耳鸣 3 年半，胃口大便均正常。舌暗，苔白，脉偏数，右脉寸稍弱，左脉稍弱。

处方：丹参 90 克，乌药 30 克，菊花 15 克，麻黄 6 克，桂枝 6 克，细辛 6 克，骨碎补 60 克，柴胡 9 克，赤白芍各 15 克，枳实 20 克，佛手 6 克，炙甘草 15 克。14 付，颗粒剂。

二诊 1 月 28 日。诉：效果不错，焦虑、耳鸣均改善，要求续方。上方赤白芍加到 20 克，枳实加到 30 克。14 付，颗粒剂。

1 月 31 号，患者特地微信感谢：方医生：高手！医术精准，能力超强，我的耳鸣基本无碍。感恩。

按语：患者为律师，工作压力大，故这次就诊主要是焦虑和恐惧。这些问题我处方已经非常成熟，自拟"安魂散魄汤"，信心满满没什么问题。但后来患者又诉 16 年 9 月起开始耳鸣，想同时治疗耳鸣，我一口回绝。

耳鸣这个病不好治。当初学方剂的时候名方"耳聋左慈丸"，据说是治疗耳鸣的效方，但我从来就没有碰到过 1 个真实案例用这个方子有效果的。说是肝胆郁热的患者用"龙胆泻肝汤"有效，曾经听说过某医生治好过 1 例，但也没有碰到过第二例治好的。广告上吹得神乎其神的李东垣的"益气聪明汤"能治耳鸣，我试过几个也没有效果。国医大师熊继柏老先生用通气散合温胆汤治疗过一例耳鸣，他应该不是吹牛的，但这张方子似乎考虑痰浊能用，而耳鸣极少有痰浊的。还有李东垣的"升阳散火汤""苍耳子散"，干祖望老先生的"冲击方"、药物性耳鸣方等。上海国医大师张境人老先生喜用大剂量葛根治疗，但也是有时有效，有时无效。

对于治疗耳鸣，我总体的感觉是：千方易得，一效难求！

直到我的老师沈丕安教授传给我一个药：30 克骨碎补，我治疗耳鸣才有了一点把握。骨碎补是个补肾药物，最早是在治疗药物性耳鸣研究中发现有治疗作用，后来我老师发现对于其他耳鸣也有作用。沈教授治疗耳鸣，只用骨碎补一个药，每次 30 克，基本第二周就有效果。后来我在临床实践中，把骨碎补用量提高到 60 克，发现疗效有提高。

但是，骨碎补治疗耳鸣只是对于 1 年内的耳鸣患者有用，超过 1 年的耳鸣患者我治疗过数例，没有发现有效果的。所以对于本案的患者，我一看 3 年半的耳鸣，知道治不好，就直接回绝了。但患者无论如何让我加点药治疗一下耳鸣，我就加了 60 克骨碎补，本来也没想到有效果，但居然有效了！在 20 天内居然治愈了！

所以，从我对临床处方的敏感，我感觉这张处方能够治疗 3 年半的耳鸣，光是一个骨碎补肯定是不够的。麻黄、细辛、菊花的发散，桂枝、丹参、赤芍、白芍活血，用这些药物辅助骨碎补，应该是取得这次 3 年耳鸣患者治疗成功不可缺少的部分。

这里把我治疗耳鸣的全部经验体会和盘托出，希望给同道增加一些临床参考的资料。

一例急性乳腺炎的速愈看四诊合参

刘某，女性，31岁。2020年3月18日初诊。为网络诊疗室远程诊疗。

患者双胞胎女儿出生4月，喂奶中，近2天单侧乳房红肿热痛，逐渐加重，昨天起发烧，影响睡眠。自用卷心菜土豆泥等外敷，无好转，症状继续加重，求治于我。舌脉不详。

处方：牛蒡子20克，蒲公英60克，忍冬藤90克，全瓜蒌45克，皂角刺30克，红花9克，赤芍15克，白芷12克，连翘20克，生甘草15克。5付。因为网络诊疗室颗粒剂中药快递要第二天送到，嘱附近药房购买"蒲地蓝口服液"2~3倍剂量服用。

效果：18号晚上患者继续发烧，39~40℃，外用、内服药物如上。19号上午收到药，当场半付下去开始退烧，当天晚上半付药后37.5℃。2剂药后烧退神清，局部病灶红肿热痛基本消失，乳房有点硬块，结合催奶师手法，5付药后痊愈。总共花费：300挂号费+260药费。

按语：急性乳腺炎属于非常经典的外科感染，这位患者如果去医院就诊白细胞必定明显升高，2万以上都是正常的。西医经典治疗是大剂量青霉素冲击治疗，如果脓腔形成就要切开排脓辅助换药。但现在临床青霉素价格太低，又要皮试折腾护士，在繁忙的医疗机构，青霉素的使用率并不高。对阳性菌同样敏感的一代头孢也不大用，估计会用克林霉素、舒普深、阿奇之类，用四代头孢是需要资格认证的，比较麻烦。而选其他阴性菌抗生素就基本属于乱用了。抗生素的水其实也是很深的，临床医生选错抗生素也常见，无非是折腾患者，最后反正有外科切开兜底。

从我自己的临床经验看，就算是细菌感染，中药的治疗效果一点都不比西药差，如果西医临床医生选错抗生素，那西医治疗的效果会更糟。比如本例的急性外科感染，只要掌握一张"五味消毒饮"，结合乳房具体部位的活血通络，一定是可以迅速治愈的。这里的关键是清热解毒药物的量要到位：重用蒲公英、忍冬藤。

但本文的重点是通过本案讨论中医的四诊合参是否必须。现代社会是信息社会、网络社会、大数据社会，中医要生存、要发展，必须要现代化，要适应这个社会环境，不然中医必然会被淘汰。当然中医的现代化不是指跟风西医，搞中西医结合，其实中医诊疗本身对仪器的低依赖性，对比西医更适合网络、大数据社会环境。

现在国内的中医网络诊疗平台红红火火，而西医网络诊疗却举步维艰。里面的道理是很简单的：要是患者在家里网络诊疗，你还要他去医院排队抽血检查，同样要去医院我为什么还要家里看？所以，西医的远程诊疗只能做到 B to B，而中医能做到 B to C。

比如上述病例：急性乳腺炎专病专方，远程问诊、远程收费、物流配送、免煎颗粒，这其实已经可以作为未来新中医的一个发展方向。

中医远程诊疗唯一的问题就是：无法脉诊。

这里的牵扯就是另一个问题：中医诊断脉诊是否必须？在这点上老中医流派和新中医流派观点激烈冲突。某些老中医曾说：一个中医如果不会脉诊，一定不可能成为好中医！

此观点我不敢苟同，因为我就是一个"不会脉诊"的中医。当然也不是绝对不会，比如体会一下寒热虚实，简单分一下脏腑，这是会的。但要脉诊非常细致，号出有头痛、子宫肌瘤、肾结石，这个本事我是没有的，虽然我见过这样的脉诊。所以在老一辈的中医大德眼里，我这点脉诊一定算是"不会号脉"。但我有我的"秘密武器"，我的秘密武器可以让我虽然不会号脉，但在治疗的综合疗效上，还是可以出去走一走的！

在中医的四诊合参中，脉证不符常常出现，所以这里就有"舍证从脉"和"舍脉从证"之间的取舍，讨论这个问题是很困难的，因为没有标准答案。

《难经·六十一难》"经言：望而知之谓之神，闻而知之谓之圣，问而知之谓之工，切脉而知之谓之巧。"这里就是中医四诊"望闻问切"的来源。许多医家对这句话的着眼点在于"望闻问切"本身，或"神圣工巧"之间的排序，但从我的临床经验看，着眼点在"知"。

也就是说：当你知道处方怎么开的时候，望闻问切少一个、少几个都是无所谓的。当你不知道处方怎么开的时候，可能"望闻问切"都用上还不够，需要看三大常规、生化、全套免疫、B超和CT，甚至在网络上查资料。所以这里的关键就是"知"，难者不会，会者不难。

　　比如上海的邢斌老师，就总结过"血府逐瘀汤"的面容表现，他只要看到脸上有这些标志，甚至都懒得问你是来看什么病，直接就是血府逐瘀汤。我上面的案例，听到"急性乳腺炎"时，其实已经知道用什么方了，也知道如何配量，所以这种情况下看不看舌苔，知不知道脉象都不重要。用这样的观点，其实也就能解答网络诊疗脉诊是不是必需的问题：找到处方感觉了，就可以远程诊疗，找不到处方感觉，必需面诊。

　　中医讲究"医者意也"，四诊如何合参取舍，各种实验室检查，影像学检查如何取舍，其实最终都体现在这个"意"。没有丰富的临床经验是很难体会到这个"意"字的，脱离临床，在书本上讨论四诊如何取舍、合参，没有丝毫意义。

一例极其复杂的小儿调理

潘某某，男，3岁。2019年10月24日初诊。

该患者的初诊是因为肝功能受损，10月21日肝功能GPT187，GOT131，因为我这边还没有调整不好的肝功能（晚期严重肝脏疾病除外），所以患者经人接受来我处就诊。但仅3岁的幼儿为何为肝功能受损？我也有这样的疑问。

经详细的问诊，才知道该小患者的身体和用药确实不一般。他幼儿时患慢性肉芽肿，后基因检测为"免疫缺陷病"，易外感，近期有间质性肺炎，有干咳，气急气喘但无痰。胃口一般，容易呕吐，大便2~3次每日，粘。睡觉磨牙，盗汗明显。

患者颈部淋巴结肿大，腋下淋巴结穿刺发现结核菌用异烟肼、利福平，这应该是小孩肝损的直接原因。

患者睡眠可，容易口溃，舌红苔薄舌当中有一块白腻。脉弱稍数。

诊断：肝损、免疫缺陷、咳喘

处方：柴胡4克，郁金4克，白芍9克，枳壳3克，鸡骨草12克，蒲公英9克，五味子3克，女贞子5克，旱莲草5克，山茱萸9克，麻黄3克，黄芩6克，苍术9克，茯苓6克，全瓜蒌12克，半夏6克，苏子9克，白芥子6克，莱菔子12克，太子参9克，熟地15克。7付（颗粒剂）。

按语：整张处方分2部分，到山茱萸为止是降酶调整肝功能，这张是我调整肝功能的必效方，无严重原因的肝功能受损基本1周见效，鸡骨草、叶下珠、蒲公英为特效药物，但上海地区叶下珠少见故基本不用，五味子调整肝功能是特效药，但缺点是停药后容易反弹故轻易不用，但该患者为了迅速取效，我还是用了五味子。

处方后半部分为止咳平喘药，因为咳喘不甚严重，仅用麻黄平喘加三子二陈化痰。

二诊：2019年10月31日。

睡眠磨牙改善，气急气虚明显，稍鼻塞，无咳嗽，干呕好转，纳一般，大便 2 次每日。盗汗好转。舌红苔白厚，脉细弱。

上方去麻黄、黄芩，加山药 20 克、白扁豆 12 克。17 付。嘱患者口服紫河车粉每天 2 克。

按语：气急气虚者不宜耗散，况无咳喘，故减麻黄黄芩，加山药白扁豆专心健脾化痰。哮喘缓解期应通过健脾补肾方法治疗，紫河车为强力补肾平喘药物，并嘱下次复查肝功能。

11 月 13 日，患者腹泻 6 次蛋花样，伴呕吐。患者妈妈诉上次类似情况出现后被诊断为轮状病毒感染，医院输液治疗。后我拟山楂、陈皮、生姜煮水后放红糖，1 剂愈。

三诊：2019 年 11 月 17 日。

腹泻愈，11 月 13 日检查肝功能 GPT64，GOT62，气急，抗结核药物仍在服（颈、腋下淋巴结肿大），出汗手脚冷，舌红苔薄白，脉细数。

处方：柴胡 4 克，郁金 4 克，白芍 10 克，枳壳 4 克，鸡骨草 12 克，五味子 2 克，女贞子 6 克，旱莲草 6 克，人参 3 克，苍白术各 12 克，茯苓 9 克，姜半夏 6 克，制南星 5 克，苏子 9 克，白芥子 6 克，莱菔子 9 克，桔梗 3 克，干姜 5 克，地龙 3 克，杏仁 3 克，厚朴 3 克，陈皮 3 克，猫爪草 10 克。14 付（颗粒剂）。

按语：患者肝功能明显好转，趋正常，但抗结核药物的持续应用对肝脏仍然会产生持续损害，经详细询问病史，发现结核感染证据不直接，且异烟肼使用已经 1 年，故考虑用中药治疗淋巴结肿大，并嘱患者去西医处明确结核感染情况，考虑停用异烟肼。

处方中加入猫爪草并增加化痰药物治疗淋巴结肿大。

四诊：2019 年 12 月 5 日。

患者自行停用抗结核药物，一般可，颈部淋巴结缩小，夜间呼吸音大。舌淡苔白厚，脉细数。

处方：柴胡 4 克，郁金 4 克，女贞子 6 克，旱莲草 6 克，参 3 克，苍术 20 克，茯苓 9 克，姜半夏 9 克，制南星 6 克，苏子 15 克，白芥子 9 克，莱菔子 9 克，干姜 6 克，厚朴 4 克，陈皮 6 克，山药 9 克，肉桂 3 克，浙贝母 6 克。14 付（颗粒剂）。

按语：因为西医呼吸科专家对该患者是否继续用抗结核药模棱两可，几位专家观点不一致，考虑患者服药有 1 年，故患者母亲予自行停药观察。

五诊：2019 年 12 月 22 日。

12 月 20 日患者复查血象：肝功能正常，白细胞 19.2，嗜酸性细胞 2440，CRP10.86。12 月 22 日再次复查血常规白细胞 22.6。嗜酸性细胞增高。患者近 3 天下午发热 37.7～38.0℃，有盗汗略喘，余无任何感染症状，舌红苔白当中稍厚，脉细滑数。

鉴于患者白细胞高，有低烧盗汗，抗痨药物停用 1 月，无明显其他脏器感染症状。故嘱患者需要进一步排除结核病，并去血液科做进一步检查。但患者家属说去年也有类似情况，用大剂量抗生素后反而引起高热，并且还是找不到感染源，故不愿意接受西医检查及治疗，要求继续中医治疗并观察。

处方：柴胡 9 克，黄芩 9 克，蒲公英 15 克，百部 6 克，丹参 9 克，桃仁 5 克，天葵子 6 克，夏枯草 9 克，麻黄 4 克，桂枝 4 克，浙贝母 4 克，白芥子 6 克，百合 9 克，地龙 3 克，益母草 9 克，僵蚕 3 克，鱼腥草 9 克，金荞麦 9 克。7 付（颗粒剂）。

按语：相信上海市所有的中医小儿科专家，碰到这样的病人都是不敢接手的，当然我也不敢！这样高的白细胞，且原因不明，再高上去到底会发生什么样的事？抗结核药物是否停用过早？我当然希望做骨髓检查排除血液病同时中医介入治疗，但患者家属在我这边治疗几次后，对我产生的信任和对体制内医生的不信任，导致患者家属不愿意去外院做进一步检查而愿意在我这里寻求中医治疗。

处方中加入益母草、僵蚕、天葵子等为治疗间质性肺炎药物。

六诊：2019 年 12 月 29 日。

持续低热 37.5℃ 左右，稍喘、自汗、盗汗，身体热，白细胞 22.1，CRP9.25，纳便睡眠均可，舌红苔薄黄，脉稍细数。

该患者到底是结核还是间质性肺炎？我选择了一些两者均可治疗的药物，组成下方：

柴胡 15 克，黄芩 9 克，天葵子 6 克，浙贝母 3 克，猫爪草 10 克，蜈蚣 1 条、夏枯草 15 克，地鳖虫 2 克，百部 6 克，丹参 9 克，桃仁 6 克，石膏 20 克，知母 9 克，人参 3 克，山茱萸 9 克，鸡内金 3 克，三棱 3 克，莪术 3 克，穿心莲 15 克，牵牛子 3 克。14 付。并嘱咐患者用民间治疗肺结核的偏方：山海螺煮水喝。

按语：无论是间质性肺炎还是肺结核，中医都是从肺论治，清热养阴活血排毒，这是精确的劣势也是模糊的优势，柴胡黄芩清热，白虎人参山茱萸止汗，猫爪草蜈蚣牵牛子为治疗颈部淋巴结的特效组合。

这里介绍 2 张治疗肺结核的经验方：

1. 芩部丹：黄芩、百部、丹参、桃仁。这 4 味药为抗结核中药筛选后的组方。

2. 邓铁涛治肺结核方：党参 15 克，黄芪 15 克，淮山药 15 克，知母 15 克，玄参 15 克，生龙骨 15 克，生牡蛎 15 克，丹参 9 克，三棱 10 克，莪术 10 克。为邓铁涛老先生治疗肺结核经验方。

七诊：2020 年 1 月 16 日。

患者热退，白细胞正常 8.6，CRP1.11 正常，嗜酸性细胞 1090。稍有外感鼻涕，予治外感方 5 付，并予上方去石膏知母加碧桃干止汗。

按语：这次看到小孩的白细胞正常了，终于心里松了一口气，虽然该患者还要继续调理，基因缺陷的患儿能否用中药进行适当补偿？结核是否基本治愈还是必须造血干细胞移植才会有根治可能？这一切都有待于我进一步的临床摸索。

一例极难治的小儿咳嗽

陈某某，女，10岁。2019年12月29日初诊。

患者咳嗽3月，干咳为主，咽痒呛咳无痰。纳便正常，寐可。舌红苔白，脉稍细滑。

处方：麻黄6克，杏仁9克，白前9克，紫菀9克，款冬9克，诃子3克，玄参30克，南沙参20克，瓜蒌皮15克，僵蚕9克，蝉蜕3克，山药30克，牛蒡子12克，仙鹤草30克，陈皮9克，炙甘草9克，生姜6克。10付。

按语：我在体制外医馆执业，就是靠看小儿咳嗽起家的。当初为了招揽顾客，也号称"没有看不好的小孩咳嗽"，但没有一定的临床功底，也没说这个话的胆量。回顾这十几年治疗的小儿咳嗽，只有换2~3次处方患者没信心继续治疗下去的情况，还没有换方换到我自己焦头烂额，最后无方可换请患者另请高明的情况。

总的来说，小儿咳嗽有痰好治，无痰难治，无痰咽痒呛咳最为难治。本方为一张治疗咽痒呛咳、干咳的基本方，已经算是面面俱到了。

我治疗咽痒咳嗽的经验主要来源于三位医家：

1. 上海的邢斌老师经验方：玄参30~90克，僵蚕15克，蝉衣15克，生甘草9克，桔梗9克（排痰）、薄荷3克，木蝴蝶12克。这张方子的底方为：玄麦甘桔汤和升降散，再加上邢斌老师自己的体会而进行了加减。重用玄参主要是针对咽干的情况，如果没有咽喉干，可以不用。

2. 江苏名医干祖望：干老前辈为当代中医耳鼻喉科泰斗，他治疗喉源性咳嗽喜用三拗汤加味：麻黄、杏仁、甘草、射干、莱菔子、苏子。据说此方治疗咽痒呛咳几乎百发百中。但我在临床应用后，感觉确实是好方，但也会有失手的时候。

3. 四川名医何绍奇：何老先生有过专篇写咽痒呛咳，他喜用祛风药如荆芥、防风、薄荷、牛蒡子、蝉蜕都可以止喉痒。清热如射干、苏子，降痰如橘红、半夏，有时也用僵蚕、蜂房。其实熟悉药性和方剂的内行也能看出里面有邢斌老师和干祖望前辈的用药法则。

我治疗咳嗽的基本方为：杏仁、白前、紫菀、款冬、桔梗、甘草。然后根据风寒、肺热、痰湿、咽痒、鼻炎等症状加入不同的药物组合，很少有一次无效的。本方久咳考虑体虚，加入仙鹤草，牛蒡子山药的组合为张锡纯经验，临床应用也有非常好的效果。瓜蒌皮加入僵蚕蝉蜕，可以利咽喉之痰，为我治疗咽痒呛咳所必用。诃子利咽稍带收敛止咳，但又不似五味子有敛邪嫌疑，为我治疗干咳喜用。所以这张处方治疗该小女孩咽痒呛咳是有非常大的把握的。

2020年1月9日复诊。患者咳嗽改变，每晚5~9点必咳，这4小时咳嗽几乎不停，也是咽痒呛咳干咳，咳嗽厉害时伴咽痛，但说话打游戏不咳，时时清嗓子。饮食大便睡眠正常，舌尖红，苔薄白，脉稍细弱。

病情分析：按照我的标准，初诊的治疗是失败的，是无效的。为什么？不知道。这就是临床！一张头头是道，赏心悦目，来源清晰，经验丰富的处方，在患者面前最终是要用疗效说话的！这张专家能给100分的方子，如果用效果说话那只能10分！

问题是除了这张方子我已经肯定开不出比这张处方更好的草药方，剩下的变方只能是瞎撞，抓阄、跳大神、装神棍怎么都可以，反正西医和中医在这个时候是差不多的，张文宏的焦虑和我是一样的。做西药的有双盲对照的严谨和科学，但不会跳大神，所以他们没有资格考临床医师的执照。

好在我有平时积累的处方库，我查到了一张我收录的冬季咳嗽秘方：麻黄10克，白果6克，藕节10克，土虫3克，桔梗10克，杏仁15克。水煎服日一剂。原文说：一般患者不超两剂就愈，儿童减半。

我当初收录这张处方的初心就是因为我看不懂这张方子而又感觉会有效果。麻黄白果是平喘药，说是"咳嗽变异性哮喘"用这两个药物平喘止咳或许还有些道理，但地鳖虫呢？还有藕节？治咳嗽用藕节闻所未闻，但看描述似乎又疗效肯定，所以我决心一试！

处方：麻黄9克，白果6克，藕节10克，地鳖虫3克，桔梗9克，杏仁12克，五味子6克，诃子6克。4付。

1月13日三诊：咳嗽基本愈，唯有清嗓子声音。上方加木蝴蝶9克，5付。善后。

按语：这例咳嗽患者的治愈，完全不是我临床处方水平有多高，而全部来自于平时有效处方的点滴积累。学中医其实是做学问，要用严谨的治学态度来研究和体会的，而现在信息技术的发展，又可以帮助我们通过编程和使用一些工具告别遗忘处方，从而更快的提高临床疗效。用现代信息技术帮助顶级中医师缩短培养周期，提高处方水平，提高临床疗效，我一直在做这方面的尝试和实践，也有了一些收获和体会，希望有朝一日能大规模的推广。

一例焦虑、抑郁患者的治疗

贾某某，男性，59 岁，2019 年 2 月 27 日初诊。

主诉：抑郁、烦躁加重 2 周。

现病史：患者 2009 年第一次抑郁，西医治疗 1 年后停药。2015 年复发，治疗 4 月后停药。每次发作均有背部烧灼痛，2019 年 1 月 7 日再次出现背部烧灼痛，伴烦躁焦虑，1 月 14 日就诊精神病院，抗抑郁抗焦虑治疗，症状加重，2 月初适应，后逐渐缓解。现用西药：度洛西汀、盐酸曲唑酮、米氮平。

刻下：心烦明显，头痛，每天痛，位置不定，口苦，异味感。咽干黏稠，眼睛冒火，情绪低落，兴趣淡漠。寐可，有盗汗、乏力、晨起情绪差。胃纳可，有嘈杂，大便稍干，1～2 次每日，无怕冷热，无腰酸。舌淡、苔白、燥。右脉弦细，寸沉弱，左脉弦细。

诊断：抑郁症

处方：丹参 90 克，乌药 30 克，郁金 30 克，人参 9 克，川芎 30 克，玄参 30 克，瓜蒌皮 20 克，桂枝 6 克，柴胡 15 克，白芍 30 克，蔓荆子 30 克，僵蚕 9 克，蝉蜕 5 克。7 付。

2019 年 3 月 6 日二诊：症状缓解明显，烦躁焦虑基本消失，眼睛冒火、干涩、兴趣低落基本消失，清晨抑郁消失。盗汗明显好转，头痛头胀少量。纳可，大便 1～2 次每日，通畅。舌红苔薄，右脉稍弦，左脉带滑。处方：上方去桂枝，加石菖蒲 30。14 付。

后以上方加减病情一直稳定，西药逐渐减撤，唯有头胀闷。

2019 年 5 月 22 日。患者 5 月 9 日又心烦、失眠、乏力、神疲。加服艾司唑仑每晚 1 粒，米氮平每天半粒，但烦躁无明显改善。腹泻每天 5～6 次，自服藿香正气后好转。

肩膀热，背发凉，神疲、纳差，大便 2～3 次每日。头痛头胀，睡眠可，口苦口腻，异味感。

舌红苔黄腻剥，右脉稍弦、弱、稍数，左脉弦。

处方：丹参 100 克，乌药 30 克，郁金 30 克，人参 9 克，川芎 30 克，麻黄 9 克，桂枝 9 克，柴胡 15 克，蔓荆子 30 克，僵蚕 9 克，蝉蜕 6 克，石菖蒲 30 克，黄连 3 克，青皮 6 克，陈皮 6 克，姜半夏 9 克，生山楂 15 克，鸡内金 6 克，瓜蒌皮 15 克。7 付。

2019 年 5 月 30 日。上方效果差，神疲、烦躁、怕冷、胃堵胀痛、纳差、后背凉。大便 2～3 次每日，睡眠一般。舌红苔黏腻稍黄厚，燥。左右脉细濡，稍数。

处方：丹参 120 克，乌药 40 克，麻黄 12 克，白芥子 15 克，熟地 30 克，鹿角片 10 克，肉桂 6 克，炮姜 6 克，制附子 9 克，细辛 5 克，川芎 30 克，菊花 15 克，青皮 9 克，三棱 15 克，莪术 15 克，姜半夏 15 克。7 付。

2019 年 6 月 6 日。症状好转：神疲、怕冷、烦躁均好转，脚冷。胃肠症状好转，纳改善。大便 1～3 次每日，服艾司唑仑，白天神疲。舌红、苔根腻，右脉细稍弦，左稍涩。

处方：丹参 120 克，乌药 40 克，菊花 15 克，川芎 30 克，麻黄 12 克，桂枝 6 克，肉桂 6 克，制附子 6 克，细辛 6 克，三棱 15 克，莪术 15 克，炮姜 6 克，巴戟天 9 克，五味子 3 克，泽泻 20 克，苍术 15 克。7 付

2019 年 6 月 13 日。烦躁好转，神疲、头痛。脚凉。睡眠一般。大便 1～2 次每日，口苦咽干。舌红苔白舌根腻。右脉稍细数，左脉稍滑。

处方：丹参 120 克，乌药 40 克，菊花 15 克，川芎 30 克，麻黄 9 克，桂枝 6 克，肉桂 6 克，制附子 6 克，玄参 30 克，黄连 5 克，炮姜 6 克，人参 9 克，石菖蒲 30 克，苍术 30 克，泽泻 30 克，青皮 12 克，瓜蒌皮 12 克。7 付。

上方服用后症状稳定，5 周末大换方。

2019 年 7 月 21 日，网诊。患者症状再次反复，烦躁、胃堵，3 点早醒，白天困乱难入睡。西药服米氮平、艾司唑仑。舌暗、舌根稍黄腻。

处方：丹参 100 克，乌药 30 克，菊花 15 克，川芎 30 克，三棱 20 克，莪术 20 克，丁香 3 克，柿蒂 6 克，麻黄 15 克，桂枝 15 克，制附子 6 克，细辛 6 克，羌活 15 克，白芍 30 克，蔓荆子 30 克。14 付。

2019 年 8 月 29 日。患者稍烦躁、双足背怕冷、右脚明显、时腰酸头胀、头痛偏右侧，寐可，浅，饮食可，大便不规律，口苦咽干。舌暗、苔黄、燥，脉稍数。

处方：丹参 90 克，乌药 40 克，麻黄 30 克，桂枝 30 克，肉桂 9 克，细辛

6 克，羌活 30 克，独活 30 克，菊花 15 克，川芎 30 克，制附子 20 克，柴胡 12 克，黄连 6 克，牡蛎 30 克，川牛膝 20 克，怀牛膝 30 克，枳实 15 克，白芍 30 克。7 付。

2019 年 9 月 26 日。诸症平，夜醒 3 次，胃纳正常，偶头痛，大便 2～3 次每日，脉稍数稍弱。

处方：丹参 90 克，乌药 40 克，菊花 15 克，川芎 30 克，麻黄 20 克，桂枝 20 克，附子 30 克，细辛 9 克，肉桂 12 克，苍术 20 克，泽泻 40 克，黄连 6 克，柴胡 12 克，白芍 30 克，枳实 9 克。14 付。

2019 年 11 月 21 日：症状平稳，患者自行中药减半，无不适，寐欠安引起头痛，头胀闷改善，不热，脚凉、背凉消失，饮食可，大便 1～3 次每日。舌红，苔薄根黄腻，脉稍弱带细滑。

处方：丹参 60 克，乌药 30 克，菊花 15 克，川芎 30 克，麻黄 6 克，桂枝 9 克，肉桂 9 克，制附子 30 克，细辛 6 克，柴胡 12 克，白芍 30 克，枳实 9 克，制首乌 30 克，首乌藤 60 克，五味子 6 克，制黄精 20 克。14 付。

2019 年 12 月 6 日。患者 12 月 2 日起又心烦，情绪低落，5 日情绪下降明显，头痛、后背冷、纳差，大便可 1～2 次每日，睡眠可。舌红、苔前少后黄腻，右脉细滑、数。

处方：丹参 90 克，乌药 30 克，白芥子 30 克，泽泻 30 克，麻黄 30 克，桂枝 20 克，细辛 15 克，制附子 60 克，羌活 30 克，肉桂 10 克，牛膝 20 克，赤芍 20 克。14 付。

2019 年 12 月 19 日。患者烦躁无好转，稍加重，头胀痛，西药加量，纳差，后背发凉好转，寐可，怕冷又怕热，大便每天有，量少，神疲。舌稍淡，苔白，脉细弱。

处方：丹参 90 克，乌药 40 克，麻黄 30 克，桂枝 30 克，羌活 30 克，菊花 15 克，川芎 30 克，制附子 30 克，人参 9 克，柴胡 15 克，白芍 30 克，枳实 30 克，肉桂 9 克，细辛 6 克，苍术 30 克。7 付。

2020 年 1 月 2 日。近 2 周进步不大，背冷无，口苦有怪味，不喜辣、兴趣淡漠。胃不适，大便 1～3 次每日，神疲。舌脉同前。

处方：丹参 90 克，乌药 40 克，麻黄 30 克，桂枝 30 克，羌活 30 克，独活 30 克，菊花 15 克，川芎 30 克，制附子 20 克，柴胡 12 克，黄连 6 克，生牡蛎 30 克，川牛膝 20 克，怀牛膝 20 克，枳实 15 克，白芍 30 克，肉桂 9 克，细辛 6 克。7 付。

2020 年 1 月 9 日。烦躁缓解，时轻时重，纳差无精神，怕冷无，睡眠一般。口中怪味。

处方：上方去牛膝、川牛膝、独活，加灯芯草 10 克，白豆蔻 12 克，苍术 20 克。14 付。

2020 年 1 月 23 日。症状改善，服人参后神疲好转，怕冷，后背不冷，大便 1 次每日。口怪味好转，舌红苔根腻。右脉稍弦、左稍弱。

处方：丹参 90 克，乌药 40 克，麻黄 20 克，桂枝 30 克，羌活 30 克，菊花 15 克，川芎 30 克，附子 30 克，柴胡 12 克，黄连 6 克，生牡蛎 30 克，白芍 30 克，枳实 12 克，肉桂 12 克，细辛 9 克。28 付。

2020 年 3 月 6 日。怕冷怕热均有，烦躁、纳差，有时候失眠，但近期可。大便可，头胀痛。舌红、苔根黄腻，右脉细弱，左细。

处方：丹参 90 克，乌药 30 克，川芎 30 克，制附子 60 克，麻黄 20 克，桂枝 30 克，细辛 12 克，肉桂 20 克，生石膏 30 克，川牛膝 30 克，干姜 15 克，枳实 12 克。14 付。

2020 年 3 月 26 日。患者缓解，双手麻痛，腿麻痛，纳便可，寐可，无怕冷热。

处方：上方加炒白芍 30 克，熟地 40 克。21 付。

后至今病情稳定，心烦无发作。

按语：本例患者治疗 1 年余，从迅速起效，然后逐渐减药，再复发，再加药调整处方，稳定后再次复发，最后处方和疗效稳定。期间我自己处方几次升级，最后受李可老先生影响，祭起火神大旗，才找到目前为止最靠谱的方案。这样我治疗精神类疾病中药武器库又增加了一类新"兵器"：麻黄附子桂枝细辛！这样：四逆散安魂、麻附细辛桂枝散魄、丹参乌药里气血，大枣治疗脏躁，似乎效果也越来越好。

一例严重呼吸窘迫治验

李某某，女，44 岁。2019 年 10 月 26 日初诊。

患者体质极易外感咳嗽。2018 年 8 月吃烧烤喝王老吉后咳喘，西药缓解。2019 年 9 月 18 日吃烧烤后又咳喘，西医治疗 1 月无效，现痰在咽喉窒息感，咽痒呛咳，不喘，左鼻不通。头晕，站不直。4 天前行激素雾化，血压偏低 85/65mmHg。一般情况：神疲明显，冬天怕冷夏天怕空调怕风，近期尚可。嗜睡乏力，手心热舌热。胃口一般，大便 1～2 次每日，稍稀。

易多梦、易醒、醒后累。舌淡苔白，右脉细滑，左脉细滑弱，月经提前 1 周，经期 8～10 天，量少。

处方：麻黄 9 克，制附子 15 克，细辛 6 克，黄芩 20 克，地龙 9 克，水蛭 6 克，蜂房 9 克，桂枝 6 克，肉桂 6 克，苍术 40 克，泽泻 30 克，人参 9 克，干姜 9 克，杏仁 12 克，玄参 40 克，牛蒡子 15 克，僵蚕 9 克，瓜蒌皮 20 克，姜半夏 30 克，苏子 30 克，五味子 9 克，紫菀 15 克，桔梗 9 克。7 付（颗粒剂）。

按语：本案为呼吸窘迫，窒息感。其实应该是哮喘的严重阶段，朱丹溪云：无痰不作哮，故化痰为治本，止哮为治标。而本患者素体虚寒明显，最近不冷是因为痰火掩盖，所以温阳稍佐清痰火又为必须。整张处方 23 味药，接近大方了，学艺不精甚为惭愧！

本方上手麻黄附子细辛汤宣肺平喘，用黄芩清肺痰火，辅佐麻黄减毒增效是沈丕安教授的临床经验。胡希恕老中医治疗哮喘的经验：一是以痰为主；一是以瘀为主。以痰为主，见证为喘兼痰；以瘀为主，见证为喘兼无痰。本案明显为无痰之喘，故必须以重手活血化瘀，地龙、水蛭、蜂房为活血而设。然后就是用桂枝肉桂佐附子温阳，下面尽是化痰止咳利咽之药。

2019 年 11 月 2 日二诊：症状改善 50%，仍有咳嗽，稍喘，咽喉刺痒呛咳。胃口可以，大便 3 次每日，恶臭。睡眠可，头晕好转睡眠好转，神疲好转。舌淡苔白厚腻。脉细弱。

处方：上方不动，苍术改苍白术各 30 克。7 付（颗粒剂）

2019 年 11 月 9 日三诊：咽喉刺痒改善 70%，白天无痰，晚上咳痰不爽，时松时粘，下午症状略重，咽痒呛咳，口苦不干。咳嗽时仍有窒息感，气管粘住的感觉，无法呼吸。入睡可，起夜 4～5 次，稍怕冷，肠胃可，大便 1～2 次每日。舌淡苔白厚，左右脉弱。

处方：制附子 30 克，肉桂 15 克，细辛 6 克，干姜 20 克，厚朴 9 克，杏仁 12 克，黄芩 20 克，地龙 9 克，水蛭 9 克，蜂房 9 克，僵蚕 15 克，莱菔子 30 克，沉香 2 克，全瓜蒌 30 克，人参 9 克，苍白术各 30 克，苏子 30 克，姜半夏 30 克，桔梗 9 克，紫菀 20 克，白果 9 克，海浮石 30 克，巴戟天 12 克，紫河车 6 克。14 付。（颗粒剂）

按语：此方继续温阳化湿止咳平喘。用巴戟天紫河车补肾缩尿，同时有平肾喘之功。

2019 年 11 月 23 日四诊：药难喝，影响胃口！咽痒明显好转，少量咳嗽，偶尔喘不过气，晨有果冻样黏痰咳出，人懒散无力，怕冷，但手心热，舌根热。大便 1～3 次每日。舌红苔薄白，脉细弱稍数。

处方：上方去黄芩、水蛭、地龙、蜂房、紫菀、白果、海浮石、厚朴。加：牛蒡子 15 克，射干 9 克，熟地 40 克，砂仁 6 克，陈皮 6 克，佛手 6 克。12 付。（颗粒剂）

按语：中药难喝举世闻名，而我出手重、下药狠，所以我的药更难喝一些。地龙水蛭等药还腥臭，所以容易伤脾胃。本次处方 12 付为患者要求喝 6 天休息 1 天，太难喝受不了，要休息一下调整情绪。

治疗哮喘三部曲为：止咳平喘、健脾化痰、健脾补肾收功。本案患者咳喘基本平复，可以进入健脾补肾为处方主体，利咽为辅助治标的处方架构阶段。

2019 年 12 月 14 日五诊：药后胃痛，嘱稀释后好转。咽喉刺痒呛咳每天 2～3 次，痰极少，怕冷，寐浅，舌淡苔厚腻。脉细弱。

处方：制附子 9 克，肉桂 9 克，桂枝 6 克，麻黄 6 克，杏仁 12 克，皂荚 12 克，苍术 60 克，白术 30 克，姜半夏 60 克，浙贝母 15 克，制南星 15 克，苏子 40 克，白芥子 20 克，瓜蒌皮 20 克，僵蚕 9 克，干姜 15 克，桔梗 9 克，人参 9 克，巴戟天 12 克，紫河车 6 克。12 付（颗粒剂）

按语：本次处方健脾化湿为主，温阳补肾辅助。后以此方为主随证稍做加减，正气渐渐复，顽痰渐渐消，患者逐渐康复。

患者到 2020 年 1 月 11 日，其间就是不停的健脾化痰补肾，每次仅根据一些临时的症状稍微调整一下处方，逐渐所有症状消失，全身情况恢复。1 月 31 日为最后一次诊疗，全部症状消失，身体完全恢复正常，康复停药。

治疗体会：比较严重的呼吸窘迫，我已经治疗过几例了，基本都是用上述方法治疗的。每例必愈，没有失过手。这个病西医除了用顺尔宁、阿斯美控制轻症，激素吸入甚至口服控制重症外，几乎没有好的方法。但中医治疗此病疗效甚佳！

正因为我有类似的临床经验，所以这次武汉新冠肺炎的重症患者，也是类似的呼吸窘迫。所以这里把所有的处方原则和用药经验这里公布出来，希望可以利益更多的人。

一个临床中医师，太需要严谨的治学精神了！

一例青春期焦躁治验

杨某某，女，14岁。2019年11月1日初诊。

患者1年前开始脸色惨白，伴严重神疲乏力，无法上体育课，后服用红参后好转。近半年情绪容易失控，易突然悲伤流泪。同时伴有失眠、头痛、胸闷心悸、恐惧。服用天王补心丸和维生素B族2月后好转。但碰到反感的事仍容易情绪失控，甚至打架，有记忆力下降和反应迟钝。

刻下：面色青白，神疲乏力明显，跑步只能300米左右，饮食大便正常，痛经严重，舌瘀紫，苔薄，脉略数。

处方：丹参90克，乌药30克，徐长卿60克，麻黄6克，细辛6克，白芥子9克，柴胡12克，白芍30克，炒枳实12克。7付（颗粒剂），并嘱患者服用红参，每天2~3片。

2019年11月16日，二诊。患者症状好转明显，舌瘀紫明显改善，情绪稳定，记忆力好很多，能接受不喜欢的事物，体力改善明显，能跑2500米以上。吃睡都香，痛经也改善。但药太苦，患者不接受，后母亲装胶囊吞服。

处方：丹参90克，乌药30克，徐长卿60克，麻黄6克，细辛6克，白芥子9克，柴胡12克，赤芍30克，枳实12克，人参9克，远志12克。14付善后。

按语：临床中医治疗情绪疾病普遍用柴胡类、甘麦大枣等方剂，或从肝论治，或从脾胃论治，普遍效果差。后来陕西的王幸福老师发现，情感容易投入，容易哭哭啼啼的患者，适合用"妇人脏躁"的经典方：甘麦大枣汤。王老师继续研究后发现，甘麦大枣汤中的核心药物是大枣，符合"妇人脏躁"的患者，仅仅每天嚼服15颗左右大枣，亦会取得明显效果。邓铁涛老先生运用本方的经验是小麦直接用面粉，生面粉倒入药内冲服。但我把本方应用于临床后，发现对其他精神症状无法改善。

大剂量丹参、乌药、徐长卿治疗焦虑烦躁，是我自己的经验用药，临床运用效果卓著。但对非常经典的抑郁症效果欠佳。后来发现很多抑郁恐惧的患者，普遍有怕冷的情况，结合《内经》"肝藏魂，肺藏魄"的理论，将麻黄附子细辛桂枝白芥子用于"散魄"，柴胡芍药枳实甘草用于"安魂"，再结合上面的丹参乌药徐长卿，从肺肝入手理气血之通道，创立"安魂散魄汤"，根据患者的寒热气血情况加减运用，用于治疗包括抑郁、焦虑、恐惧、烦躁等各种神志病效果显著。

如果患者怕冷明显，则散魄组合的药量要大一些，我临床最大量麻黄桂枝均用到 30 克，细辛用到 12 克，但麻黄量大有兴奋作用会影响睡眠，所以麻黄改在清晨一次顿服则基本无影响睡眠的情况。

如果患者怕冷不明显，甚至有怕热的情况，这时候麻黄细辛的量要小。本案患者住在深圳，气候较热，故麻黄细辛白芥子用量均比较小。

人参菖蒲远志，古代就用于改善记忆力。如古方"开心散"（人参、远志、茯苓、菖蒲，古人开心解释为：开心智），《证治准绳》读书丸，均用这些药物增加记忆力。

儿童感冒 1 剂退烧案

患者陈某某，女，5 岁。2021 年 6 月 9 日初诊：网诊。

患者入幼儿园后频繁感冒、咳嗽，5 月份来我处治疗咳嗽，后调理身体。但身体情况改善后小孩调皮不肯喝中药，6 月 8 日幼儿园开空调后，小孩感觉后背冷，回家后咽喉痛，家长给服用一支双黄连，晚上手脚身体冷，开始发烧，夜间小便 3 次，早上体温 39.1℃，咽痛、痒，咳嗽频繁，鼻塞清涕，流少量鼻血。昨天未大便，胃口一般。舌红苔薄。

处方：柴胡 9 克，黄芩 3 克，天竺黄 15 克，青蒿 15 克，板蓝根 15 克，白茅根 15 克，芦根 12 克，牛蒡子 9 克，杏仁 6 克，熟大黄 6 克，藿香 6 克，甘草 9 克，生姜 2 克，陈皮 5 克，马勃 5 克。4 剂。

2021 年 6 月 13 日复诊：上方 1 剂退烧，晚上 39℃，第二天早上 37℃，背上出汗咳嗽，不出汗不咳，稍微鼻塞，无鼻涕，咳嗽有白痰，喝药吐，不习惯藿香的味道。纳便正常。舌红苔薄白。

处方：杏仁 6 克，白前 6 克，紫菀 15 克，蜜款冬 6 克，牛蒡子 9 克，桔梗 4 克，清半夏 6 克，陈皮 6 克，芦根 12 克，浙贝母 6 克，生龙骨 15 克，生牡蛎 15 克，苏子 12 克，山药 15 克，生甘草 9 克，生姜 3 克。4 付善后。

按语：我在民营医馆体系工作，主打科室其实是小儿科。小儿咳嗽、小儿感冒、儿童哮喘、小儿鼻炎，曾经是我的主要患者来源，所以在这些病种的治疗上积累了大量的经验。

中医的两大体系：伤寒和温病。其实都是治疗感冒的，两者在感冒退热方面完成了整个对因治疗的理论体系，后世医家在临床实践中又积累了大量的经验。所以我在感冒治疗中可以说把古人在这方面的积累运用到得心应手。

中药治疗感冒发烧，唯一麻烦的地方是煎煮麻烦，但现在的中药颗粒技术完全解决了这个问题，包括石膏先煎，肉桂后下等复杂煎煮方法，颗粒剂都能最大程度的解决问题。用颗粒剂中药治疗感冒发热，还不会出现解热镇痛药物退热后反复的问题，这就是对因治疗和对症治疗的根本区别。

惊恐发作一例

王某某，男，38 岁，2021 年 4 月 1 日初诊。

主诉：焦虑惊恐发作 8 年。

现病史：患者长期服用西酞普兰，神疲，肥胖 20 斤。现主要问题为入睡难，3am ~ 11am 睡眠。2012 年春节惊恐发作，濒死感，全身发麻，窒息，大脑空白，5 分钟后自行恢复。逐渐频繁每天发作，同年 3 月开始服用西酞普兰，8 年内停药 2 次均复发。服药后高血压，现服降压药物。

刻下：身体热，出汗正常，情绪易怒、急躁，无腰酸，体力可，晨全腹胀气，肠胃可，大便 1 ~ 2 次每日。舌红苔少，口干，饮水多。右脉滑数，左脉沉数。

处方：柴胡 15 克，升麻 15 克，葛根 60 克，人参 9 克，防风 12 克，羌活 15 克，独活 15 克，桑叶 30 克，丹皮 15 克，赤芍 20 克，白芍 20 克，枳实 30 克，五味子 9 克，蔓荆子 30 克，麻黄 3 克，细辛 3 克，丹参 40 克，制大黄 9 克，黄连 6 克，黄柏 6 克。14 付。

二诊：2016 年 4 月 15 日。睡眠较前改善，全身发麻的情况较前改善，怕热好转，心烦，压力大，伴有头晕头痛，头部疼痛为整头部痛，神疲明显，大便服用中药后日行 2 - 3 次；纳可，舌暗红苔薄白略湿；右脉弦数，左脉稍弱。血压：130/90mmhg；西药：西酞普兰 2 日 1 次；最开始 1 日 1 次。

处方：柴胡 15 克，升麻 15 克，丹参 90 克，人参 12 克，防风 20 克，桑叶 30 克，赤芍 30 克，枳实 30 克，炒白芍 30 克，川芎 50 克，细辛 9 克，五味子 20 克，陈皮 15 克，麻黄 6 克，蔓荆子 30 克，茵陈 30 克，石膏 30 克。14 付。

2021 - 5 - 6 复诊。主诉：4 月 30 日自行停用西药西酞普兰，停用后于 5 月 4 头晕、头重、眼花，眼花呈醉酒状，不能久站，烦躁，影响工作，自诉隔日一次西酞普兰服用中药效果不错，惊恐目前未发作过，无腰酸，睡眠入睡困难早醒，较怕热，纳可，大便日行 2 - 3 次较软；

血压：150/100，最近未服用降压药。

处方：姜半夏 30 克，泽泻 30 克，茯苓 60 克，独活 30 克，柴胡 15 克，升麻 20 克，丹参 90 克，蔓荆子 30 克，枇杷叶 30 克，钩藤 90 克，五味子 30 克，葛根 50 克，全蝎 9 克。14 付。

按语：现在惊恐发作的患者越来越多，普遍用西药治疗，一般用所谓的"五朵金花"，包括西酞普兰、舍曲林都是治疗惊恐发作的常用药物。但西医一般认为要终身服药，停药后极少不复发，而且这些药物有体重显著增加、高血压、糖尿病等一系列的副反应。

但我治疗这类疾病的数例患者都取得了很好效果，均已停用中西药物而且至今未复发。当然按照一般的精神科标准，要停药 2 年稳定才算临床治愈，但半年到 1 年未复发，再过 1 年复发的概率就会低很多。所以我对中药治疗惊恐发作，甚至彻底治愈，是有信心的。

EB 病毒高热案

尹某某，女 14 岁，45kg，2021 年 3 月 2 日初诊。

主诉：发热 16 天。现病史：患者 2 月 15 日发热 39.3℃，自购连花清瘟颗粒 + 西药退烧，2 月 17 日就诊查血小板、白细胞降低，转上海某顶级三甲医院血液科骨髓检查排除再障等疾病，入住感染科病房，后明确为 EB 病毒感染，用阿昔洛韦抗病毒无效，并出现肝损，AST、ALT 均 400 以上，逐渐出现全身淋巴结肿大、扁桃体化脓性肿大、肝脾肿大。近几日发热白天 37.5 以上，晚上 38.2 左右。

刻诊：胃纳可，大便 1~2 天 1 次，口干不欲饮。舌红紫稍暗，苔薄黄腻偏燥。睡眠精神可。

处方：柴胡 30 克，黄芩 30 克，青蒿 30 克，生石膏 30 克，制大黄 15 克，板蓝根 40 克，忍冬藤 60 克，人参 9 克，土茯苓 60 克，荆芥 12 克，陈皮 9 克，炙甘草 9 克，姜半夏 9 克，马勃 9 克，牛蒡子 30 克，升麻 12 克。2 付（颗粒剂）

效果：患者收到药的当天，医院开始用丙种球蛋白，药后提问升到 38.6℃，医院考虑用退烧药，患者家属犹豫，问我，我说上方用后一般 2 小时退烧。患者晚上十点半用药，十一点半退烧到 37.2℃，第二天早上 36.8℃，2 付药后体温正常稳定，扁桃体开始缩小，全身淋巴结缩小，肝脾缩小。稍咽痛，大便 2 次每天，苔黄腻。

3 月 4 日，网络复诊处方：柴胡 12 克，黄芩 30 克，姜半夏 9 克，赤芍 15 克，丹皮 15 克，土茯苓 60 克，板蓝根 30 克，连翘 30 克，猫爪草 30 克，蜈蚣 1 克，人参 9 克，苍术 20 克，生甘草 15 克，生姜 3 克，大枣 9 克，牛蒡子 30 克，陈皮 6 克，佛手 6 克。3 付。

烧退神清，淋巴结肿大，扁桃体肿大均明显改善，3 月 5 日出院。门诊调理。

按语：我极少说"我救了某某的命"，因为有吹牛的嫌疑。但这次，在这例患者这边，无论是我、患者本人和她家长，都非常明确地知道，是我救了这位尹某某的命。

答案就这么简单，但很多人，包括上述患者的家长开始都不相信这点。以致在女儿服药前一再质问我：你懂 EB 病毒吗？你治疗过 EB 病毒吗？我说：研究 EB 病毒是生物学，我是医生，我能退烧。然后患者家属又问：退烧以后，病毒怎么办？我说：中医是对因退烧，烧都退了，还会有病毒的问题吗？

好在患者家属逻辑还是清晰，在研究病毒的医学让他走投无路签署病危通知书时，还是决定给他不了解的医学一个尝试的机会，最后 1 小时退烧，3 天出院。

那么一个专门研究病原体的医学，为什么解决不了病原体的问题，而一个绕过病原体，研究疾病症状和现象的医学，却可以解决病原体的问题？

因为病原体有几个特点：种类繁多、不计其数。变化快且无法预测。进入人体后与人体复杂的免疫系统会产生更复杂的各种变化。

何绍奇老先生的四桑降糖苦瓜饮

入行中医 30 年，对于学习中医的一个很重要的体会就是：要跟对老师！

这不但是我的体会，熊继柏老先生和邓铁涛老先生也是这样认为的，不仅如此，几乎从古到今，所有的顶级中医都是这样践行的。

但是现在整个中医行业，经过近 60 年的"西化洗礼"，处方水平高的中医已经凤毛麟角，这也造成了很多莘莘学子虽然有志于学习中医，但已经很难找到合格的带路人。

所以，我一再让刚入门学习中医的同学读山东中医药大学编纂的《名老中医之路》这套书，只有读了这套书，才会对中医这个行业产生感情，产生理解，产生共鸣。

读这套书的另一个好处就是，可以按图索骥的学习这些老先生的著述，迅速的提高自己的临床水平。最大限度的避免因为无法跟师，带来的提升业务空间的瓶颈。

得知何绍奇老先生，要感谢我上海的同道邢斌医生。他赠我的那本《半日临证、半日读书》全部看完后，我才知道他的很多经验，来自于何绍奇老先生和他的著述《读书析疑与临证得失》。

邢斌医生的首推书目自然是不能错过，购买、细读后顿觉相见恨晚。本来何老先生准备继续临证 20 年后再写续篇的，但可惜老人家 2005 年作古，终成抱憾！

何老先生是四川梓潼县人，梓潼人杰地灵，蒲辅周等顶级中医名家辈出，他 16 岁拜师学医，临床十余年后任梓潼卫校教师、绵阳卫校西学中班教师。1978 中国中医研究院首届中医硕士并留院任教，1990 年晋升副教授，主讲《金匮要略》《中医各家学说》等课程。1994 年～1996 公派荷兰，被聘为欧洲中医进修培训中心终身教授、荷兰中医学会学术部专家。2003 年到香港浸会大学中医药学院任教。

他一生为人正派，性格爽直，学风严谨，精通医理，书读万卷，堪称"中医活字典"；他医德高尚，医术精湛，用药果敢，屡起疑难大症。中国中医药报从2002年起为其开设《绍奇谈医》专栏，刊载了他的治学心得和临床经验80余篇，文笔犀利，文风朴实，内容涉及医理、临床、医史、医话、中药等，字字珠玑，见解独到，吸引了大批读者。他在香港任教期间，忘我工作，贡献良多，深受学生和同事的爱戴。

这里我特地介绍他老人家的一张糖尿病食疗方：四桑苦瓜饮。现在糖尿病患者越来越多，中医降糖虽然疗效卓著，但普遍大剂量使用黄连，虽然"苦口良药"，但不易被接受，更不易被坚持，而"四桑苦瓜饮"，口感清香，苦而清凉，药食两用更容易被推广和接受：

处方：桑叶30克，桑白皮30克，桑椹30克，桑寄生30克，苦瓜1根切片。

做法：全部药物煮水半小时，每天喝汤或当茶饮。

简便做法：用颗粒剂配伍四桑，直接炖苦瓜汤冲泡饮用。

方解：桑叶：甘寒微苦，古方如桑杏汤、清燥救肺汤都用它来治疗燥热伤肺。现代药理研究认为其所含脱皮固酮能促进葡萄糖转化为糖原，可降血糖。

桑椹：甘寒，滋肝肾，补阴血，润肠道。《本草经疏》云："甘寒益血而除热，为凉血补阴之药，"唐以前即用它治疗消渴。

桑白皮：性寒凉，有清泻肺火之功，《别录》说它能疗"热渴"，宋人方书中常用以之治疗消渴。

桑寄生：苦而甘平，除了可祛风湿、补肝肾、降血压、抗病毒外，还有活血化瘀的作用。

苦瓜：苦瓜不仅可降糖，也能降压、降脂，苦而不燥，凉而不凝，可用鲜者榨汁，1次1~2根，1日2次服用，怕苦者以之入煎剂中。

何老先生经十多年使用，初步验证了此方对降低血糖、改善症状有一定作用。配合其他中药，针对2型糖尿病患者若能坚持服药2~3个月，可停用西药降糖药，血糖恢复正常，症状也相应得到改善。当然在治疗过程中，应适当地控制主食、戒酒，适当体育运动也很重要。

何老医案：

李某，男，52岁，2000年7月23日初诊。既往有高血压、哮喘、冠心病病史，近两个月来体重骤减，乏力，口干，常有饥饿感，大便干，尿多。查空腹血糖15mmol/L，餐后血糖24mmol/L，面色黧黑，舌红，脉滑数。

拟养阴益气、清热活血方：生地 15 克，黄连 6 克，天花粉 15 克，知母 10 克，丹参 15 克，益母草 20 克，僵蚕 10 克，山药 30 克，黄芪 30 克，党参 12 克，桑白皮 30 克，川芎 10 克，赤芍 10 克，鬼箭羽 15 克，石膏 30 克，五倍子 10 克，12 剂水煎服。另用苦瓜汁，1 日 2 杯。

2 诊：药后空腹血糖下降到 8.2mmol/L，餐后 2 小时血糖为 17.9mmol/L，舌净红，口渴减轻，上方加麦冬、枸杞子、五味子，12 剂水煎服。苦瓜汁 1 日 2 杯。

3 诊：空腹血糖及餐后血糖分别为 5.7mmol/L 和 13mmol/L，舌净，口不渴，无他苦。原方加葛根 30 克，玄参 12 克，12 剂水煎服，苦瓜汁照服。

4 诊：疲乏，舌红，眼眶周围黯黑，空腹血糖及餐后血糖分别为 5.7mmol/L 和 13.9mmol/L，口已不干，腹部受凉后腹泻，此时重点改为治气虚：黄芪 50 克，枸杞子 15 克，黄精 15 克，丹参 15 克，鬼箭羽 30 克，葛根 30 克，益母草 25 克，苍白术各 10 克，熟地 12 克，石斛 30 克，煅牡蛎 30 克，党参 20 克，五倍子 10 克，山药 30 克，赤芍 10 克，桑白皮 30 克，12 剂水煎服，苦瓜汁照服。

5 诊：精神、体力见好，大便次数减为 1 日 1~2 次，脉转缓柔，舌红，眼眶黑渐退，空腹血糖 4.3mmol/L，餐后血糖 7.7mmol/L。上方加桑椹 20 克，桑寄生 15 克，鸡血藤 20 克，继续服药 80 剂，血糖已恢复至正常水平。

停汤药及苦瓜（因时已冬季，苦瓜较贵），服六味地黄丸，早晚各服 9 克。随访至本文成文之时，血糖稳定，精神、体力好，体重亦稳定。

儿童胸痛伴鼻炎案

2021 年 5 月 15 日慕名来了一个小朋友，8 岁男孩，是从嘉兴做高铁赶过来看病的。因为他的一个亲戚上海的老板在我这边看病效果不错，听说我特别擅长治疗小儿科，就推荐他过来看一下他儿子的问题。

这是个胖墩墩的小男孩，体重 70 斤，平时比较容易感冒，一感冒就鼻炎，好好坏坏。但最近一个月胸痛，开始左边，最近右边也开始痛了。外面医院除了冠脉造影，把心脏查了个遍，胸部 CT 也拍了，都没有任何问题，而小孩每天都要痛好多回，到处看都看不好，托人想找中医就找到了我。

我详细问了一下情况，患者胸痛没有伴随心悸，与情绪也没关系，没有胸口憋闷，喘息，晚上不痛，疼痛为刺痛。这种胸痛肯定排除心脏问题，也排除支气管哮喘，何况孩子那么小，又做了胸部 CT，肺部的占位病变也能排除。

所以，这样的胸痛非心脏、非肺，那么会是什么病因呢？

我想到了一个病：肋间神经痛！

其实这个病，就是民间所说的"岔气"，但很多岔气都是胁肋部刺痛，但这位小患者却发病在胸肋，治疗这个病用张锡纯《医学衷中参西录》里的一张名方就能治：活络效灵丹。

本方的组成是：丹参、当归、乳香、没药。刺痛主血瘀，而活络效灵丹就是根据血瘀而设。

在黄煌老师讲的《伤寒论》中，也特地提到了一张非常好的缓急止痛的方子：芍药甘草汤。

更何况芍药本身也是活血化瘀药。

所以，针对这个胸痛，上面几味药物就成为核心药物了。

另外，患者有咳嗽和少量鼻炎的症状，治疗咳嗽鼻炎，那就是"五味子中医学堂"的拿手好戏。

我经常和我同学说：所谓中药处方，就是拿一张白纸，凑十几味药上去。

或者说，就是调兵遣将，根据各种药性组合，去完成治病任务。正如《素问·至真要大论》所言：谨守病机、各司其属。

这位小朋友，胸痛为瘀，舌淡苔白，咳嗽鼻炎为痰湿，结合上述情况，辨证就为痰瘀互结，处方如下：

炒白芍30克，枳壳15克，白芥子9克，制香附9克，丹参20克，乳香6克，没药6克，柴胡9克，生姜3克，板蓝根20克，白前9克，牛蒡子15克，麻黄6克，细辛6克，川芎9克，瓜蒌皮15克，生甘草15克，炙甘草15克，桔梗6克，辛夷9克。共7剂，日2服，冲服。

这是将3张不同诊断的处方，在统一辨证的前提下，药性不对冲的组合。

虽然每个疾病分开都好治，但要在十几味药的选择范围内精简药物，还是有点难度，这也就是本文分析本案的原因。

后续：患者回家后，还未服药咳嗽加重，晚上咳嗽带喘。第二天体温37.7℃，嘱：中药减半，加用双黄连口服液，成人量，看3天。

3天后患者家属汇报：体温当天正常，第二天咽痛消失，但今天又有微痛，哮喘无，咳嗽减轻，胸痛缓解很多，痛的次数和程度降低，鼻涕多。头晕无缓解，胃口稍差。嘱：停用双黄连，中药仍旧减半3天。

3天后患者家属汇报：咽痛无、咳嗽无、胸痛缓解90%，鼻涕多，头晕无缓解。胃口稍差。嘱：恢复中药正常剂量，结束后复诊。

有些中医很怕儿科疾病，而掌握了儿科疾病的特点后，我就很喜欢看儿科。儿科的特点就是变化快，但所谓的变化也就是这几种。本案患者就是药后又发生了风热感冒。那么掌握了这些变化，正确处理后，儿科的另一个特点就是恢复快。小儿科中药只要处方对路，基本几副药就能搞定。家长、患儿、医生皆大欢喜，这也是我喜欢小儿科的很重要原因。

再说马兜铃酸

作为当代临床中医，如果不熟悉马兜铃酸，不熟悉著名的"马兜铃酸事件"，那或许就会对中药的安全性一无所知。

现在的所谓"很多中药都含马兜铃酸"的原始文档，来源于著名的"某香医生"，其原文是：

"已知或怀疑含有马兜铃酸的药材：马兜铃、关木通、天仙藤、青木香、广防己、汉中防己、细辛、追风藤、寻骨风、淮通、朱砂莲、三筒管、杜衡、管南香、南木香、藤香、背蛇生、假大薯、蝴蝶暗消、逼血雷、白金果榄、金耳环、乌金草等。

可能与上述药材混用而掺杂马兜铃酸的药材：木通、苦木通、紫木通、白木通、川木通、预知子、木防己、铁线莲、威灵仙、香防己、白英、白毛藤、大青木香等。

含有以上药材中成药：龙胆泻肝丸、耳聋丸、八正丸（散）、纯阳正气丸、大黄清胃丸、当归四逆丸（汤）、导赤丸（散）、甘露消毒丹（丸）、排石颗粒、跌打丸、妇科分清丸、冠心苏合丸、苏合丸、辛黄丸、十香返生丸、济生桔核丸、止嗽化痰丸、八正合剂、小儿金丹片（丸）、分清五淋丸、安阳精制膏、辛夷丸、儿童清肺丸、九味羌活丸（颗粒、口服液）、川芎茶调丸（散）、小儿咳喘颗粒、小青龙合剂（颗粒）。"

科普文章含有大量"已知或怀疑"，"可能……混用而掺杂"，最后出了一个"含有以上药材中成药"列表……这本事就是不严禁的文字。

这种逻辑就好比在问：你杀人了吗？杀了人就是杀人犯，没杀人你就是"疑似杀人犯"。反正就是要让你和"杀人"扯上点关系。

这篇所谓的"科普文"，已成了各种利用马兜铃酸抹黑中药的原始引用文。

最近，笔者查阅到资料：台湾林口长庚医院、新加坡大学及美国约翰霍普金斯大学合作研究，查验 98 位台大医院与长庚医院的肝癌病人，发现其中有 76

位病人带有马兜铃酸代谢物与基因具嘌呤核的碳基化合物结合而成的"马兜铃酸基因突变指纹"，因此认定"台湾近八成的肝癌是由马兜铃酸引起的"。而新闻记者及许多网页作者便开始大力宣传"很多中药材及中药方会导致肝癌"。

事实果真如此吗？

这次研究新加坡方面是国立癌症中心教授郑敏展，他一直在做马兜铃酸和肝癌、肾癌方面的研究，2013 年 8 月在《科学转化医学》（Science Translational Medicine）上刊发论文表示：含有马兜铃酸的中草药可以引发肾部的基因突变，进而导致肾癌。他还认为：马兜铃酸很有可能与肝癌存在联系。

台湾林口长庚医院，是台湾最大肿瘤医院，其研究人员冯思中于 20 世纪 90 年代在瑞典结识相识郑敏展，当时二人在同一实验室从事与肾癌相关的研究。此后二人联合研究专题：马兜铃酸诱发肾癌和肝癌。

至于美国约翰霍普金斯大学何时介入？研究经费从何而来，多少，不得而知。

最近他们的论文号称：通过基因检测，研究者发现大陆 47%，台湾 78%，东南亚 56% 的肝癌样品都明确显示与马兜铃酸诱导的细胞突变相关。

但我们只要用简单逻辑与事实，就能找到该结论的漏洞：

1. 台湾 2003 年禁用含有马兜铃酸药物，内地 2005 版《药典》禁用含有马兜铃酸药物。这些药物包括：广防己、青木香、关木通、马兜铃、天仙藤等。

2. 马兜铃科药物细辛，其药用部分为根茎，不含马兜铃酸。

3. 关木通本来不入药，入药为川木通，这是药材混用的结果。这种混用的根本原因，是用西医西药分家的管理方式管理中医中药的结果。如果中医中药不分家，就不会有"马兜铃酸事件"。

4. 马兜铃酸不溶解于水，所以正常煎煮含马兜铃酸药物不会有马兜铃酸中毒问题。

5. 在品种总量达 7000 种以上的中药大家庭中，含有较低马兜铃酸的草药：朱砂莲、寻骨风、青香藤、南木香、通城虎、假大薯、淮通、管南香、鼻血雷、白金古榄等等，我们临床中医，现在看都看不到，找都找不到，无人使用。

6. 长庚医院等这次研究肝癌对象只有 98 位，以 98 位病人的情况来推理整个台湾、甚至整个亚洲的疾病来源，在统计学上是有很大的问题的。

所以，上述所谓论文、研究正确性的疑问就很明显了：马兜铃酸哪里来？合理的检测是查基因，还是测中药与食物?!

医者意也与循证医学

早在我读中医药大学时，就有同学问过我老师，何为"医者意也"？但我老师的回答在我今天看来还是有点含糊其辞的。直到我从事中医临床工作20年后的今天，我才敢说对"医者意也"有了一些体会。

医者意也，最早出自《后汉书·郭玉传》，其云："医之为言意也，腠理至微，随气用巧，针石之间，毫芒即乖。"（乖：指不顺）。这句话是讲：在针灸治疗时，体会气所到达的部位，运用的技巧，是要靠"意"的，稍有差错，治疗就会不顺。

在《内经》中也几次提到了"意"，比如：《灵枢·本神》："所以任物者谓之心，心有所忆谓之意，意有所存谓之志……"《素问·金匮真言论》云："谨察五脏六腑，一逆一从，阴阳表里，雌雄之纪，藏之心意，合于心精。"这里的"意"明显和上文不是一个定义，相当于现代心理学"意识"的含义。

《灵枢·九针十二原》也云："迎之随之，以意和之，针道毕矣。"这里是讲了针灸的最高境界，在于施针者用"意"与整个操作融合，这种境界，只有针灸功力深厚和丰富的临床经验才能体会其中的深意，难于形诸语言文字。所以《后汉书·郭玉传》中又说"神存乎心手之际，可得解而不可得言也"，"小针之要，易陈而难入"。

《素问·标本病传论篇第六十五》："谨察间甚，以意调之，间者并行，甚者独行。"

《旧唐书》许胤宗云："或谓曰：'公医术若神，何不著书以贻将来？'胤宗曰：'医者意也，在人思虑。又脉候幽微，苦其难别，意之所解，口莫能宣。'"在这里许胤宗说：这个"意"来自于医者的思考，而这种思考而产生的"意"，又是语言和文字难以描述的。

唐代名医孙思邈在《千金翼方序》中继承了郭玉观点："若夫医道之为言，实惟意也。固以神存心手之际，意析毫芒之理。"这里孙思邈也明确指出，作为一个医生，其最高境界，说到底就是一个"意"字，通过这个"意"字，就能分析患者病症之中的一些细微差别，然后就可以体现在"心手"的具体施治之中。

我个人研究古代文献，尤其是细挖某字的深刻含义时，搞清楚该字的不同定义是一件极其重要的基础工作。好比佛教中的"心"字，和本文的"意"字。只有相同定义的前提下才有研究讨论的基础，要不然就风马牛不相及了。所以，在上文我特别引用了一些《内经》中的条文说明这个观点：不同定义的"意"，放在一起讨论是没有意义的。

上述的引文可以归纳出，中国古代的杰出医家，对"医者意也"可以说交口称赞，顶礼膜拜！

医者意也，其核心是"意"字，根据我自己的体会，此"意"字最贴切的解释是：感觉！结合本句赞叹的语气，"医者意也"应该为：医者的最高境界是：感觉！

说到这里，对医学体会不深的朋友可能会感到迷惑。医学怎么可能是感觉呢？医学应该讲科学啊，科学应该是精确的啊！从主诉到症状，到诊断依据，实验室检查，然后是诊断和鉴别诊断，最后选择合适的药物治疗。怎么可能是感觉呢？而且还是医学的最高境界？

更有人说：二十一世纪的医学是循证医学的时代，循证医学是证据医学，要求临床诊断、治疗、用药都要有据可循，而所谓的证据还是分等级的，而其中首推随机双盲对照。

那么，医者意也和循证医学之间，就真的是那么南辕北辙、格格不入吗？让我们来看看循证医学到底是怎么回事。

循证医学（英语：Evidence - based medicine，缩写为 EBM），不要意思，我还是懂点英语的，把这个词翻译为"遵循证据的医学"是错误的！Evidence - based，直接的翻译应该是：以证据为基础，而不是证据就是全部！

循证医学创始人之一 David Sackett（萨科特教授）在 2000 年新版"怎样实践和讲授循证医学"中，再次定义循证医学为：慎重、准确和明智地应用当前所能获得的最好的研究依据，同时结合医生的个人专业技能和多年临床经验，考虑病人的价值和愿望，将三者完美地结合制定出病人的治疗措施。这句话堪称对"循证医学"经典而完美的阐述：最好证据、最好经验、患者感受，三者相结合。所以，真正的循证医学不否认经验，不否认患者的感受。也就是说，在上述苏东坡的文章中，欧阳修说用扇子灰加麻黄根治好了盗汗，这则医案包含了证据、经验和患者的感受，因为具备这 3 个要素，所以传统的中医并没有游离于循证医学之外。

萨科特教授对于循证医学的最大贡献，是让内容艰深、一般人难以理解的临床流行病学，成功地穿上了循证医学这件漂亮的外衣，在全世界得到了推广。所以，循证医学的核心，是现代流行病学的"马甲"。传统的以实验医学为主的西医，因为过分注重分析、注重实验，会让人思维狭隘目光短浅，而流行病学的研究可以让医生从宏观、全局的角度把握研究和治疗的方向。这是循证医学对西医的核心贡献，堪称划时代。比如最近治疗肿瘤方面的新突破，就是通过流行病学调查，发现疟疾高发地区肿瘤发病率低，从而提出了疟原虫刺激机体免疫预防肿瘤的假设，进而做进一步的研究。问题是这样的创新，难道不是"医者意也"的体现吗！证据是死的，但医者对证据的选取，灵活应用，哪个层面都离不开这个"意"字啊！

真正的循证医学，重视证据而不是仅靠证据，但正因为证据重要，所以要按照证据质量和可信度分级，一般分以下五级（可靠性依次降低）：

一级：按照特定病种的特定疗法收集所有质量可靠的随机对照试验后所作的系统评价或 Meta 分析。

二级：单个的样本量足够的随机对照试验结果。

三级：设有对照组但未用随机方法分组的研究。

四级：无对照的系列病例观察，其可靠性较上述两种降低。

五级：专家意见。在没有这些金标准的情况下，可依此使用其他级别的证据作为参考依据但应明确其可靠性依此降低，当以后出现更高级别的证据时就应尽快使用。

非治疗性的研究依据（病因、诊断和预后等）则不一定强调随机对照试验。

这五个分级一个补充，从科学的角度看无懈可击：强调大样本，强调随机、双盲、对照，而且兼顾到如果无上述证据，专家意见也可参考，无法随机对照的证据在某些时候也可以用等等补充。

避免初学中医的刻舟求剑

"刻舟求剑"的寓言出自《吕氏春秋·察今》，虽然简单但寓意深刻。它揭示的道理是：时代在变化，环境在变化，社会在变化，如果不考虑这些因素，照搬以前的所谓"成功经验"，一定不能达到我们想要的"成功结果"。

近几年在初学中医群体中刮起的"经典热"，即属于"刻舟求剑"！

从有《黄帝内经》开始，到新中国成立后国家开办中医药大学为止，确实是每一位中医大家，都体悟《内经》，钻研《伤寒》，他们都可以直接从这些经典中汲取营养，直接运用于临床提高临床疗效。

但随着师承体系的萎缩，古文功底的弱化，中医教育、中医学习、中医自学的现状就是：满大街的经典，就是出不了刘渡舟、胡希恕、熊继柏、柴嵩岩！

当然经典没有错，错在我们以为我们可以去学经典！

最近拿到一篇网文："国医大师熊继柏：学中医读哪些书？这20本"。那么，我们就以这位当代国医大师中的代表人物：熊继柏老先生为例，看看他老人家的学习之路，再对比我们现在的社会环境不同，或许可以给初学中医者一些有益的启示。

熊继柏：1942 出生，湖南常德人，第三届国医大师，国家级名中医。历任湖南中医药大学内经教研室主任，中医经典古籍教研室主任，学术委员会委员，并任中国中医学会内经专业委员会委员，内经教学委员会委员。

其名医之路为：用实践读经典、讲经典、用经典。

13 岁（1955 年）遵祖父熊玉田公之训习医，始读《雷公炮制药性赋》《药性歌恬四百味》《王叔和脉诀》《汤头歌诀》，过目能诵。

14 岁（1956 年）参加农村联合诊所，拜师胡岱峰先生，熟读《医宗金鉴》。15 岁时，重点攻读《伤寒论》和《金匮要略》，所读之书悉能背诵。

16 岁（1958 年）单独行医，但临证不知所措。

20 岁（1962 年），复拜师陈文和先生（陈师早年曾毕业于日本东京大学），在学习《黄帝内经》之外，重点研习《温病条辨》《温热经纬》和《中医内科学》《中医方剂学》。自此，临证水平长足进展……

熊老先生 13 岁学医，16 岁行医，不要说硕士，连高中都没念过。当然，有人说标准不一样。比如会写 SCI，有科研思路，懂基因和有效成分分子式等等。但在三年口罩期，我似乎找到了条规律：SCI 怕新冠，新冠怕中医，中医怕 SCI！

读完熊继柏老师的原文，我发现题目把内容带歪了，全文完全没有"熊继柏老师推荐 20 本书"的痕迹，完全是他老人家对学习中医的深刻总结，可谓字字珠玑昭日月。

其实熊老当年也有过"刻舟求剑"的经历，但最后当他用自己的勤奋和智慧得到了这把中医之剑的时候，他在文中希望我们不要犯同样的错误：

1. 13 岁初读中医的背诵：《雷公炮炙四大药性赋》，四个早上背完。接着背诵《药性歌括四百味》《医学三字经》，但似懂非懂。然后背诵《脉诀》，包括《王叔和脉诀》和《濒湖脉诀》，这是诊断书。方剂著作为：《汤头歌诀》，陈修园的《时方歌括》，全部背诵。

2. 14 岁拜师胡岱峰先生后，熟读《医宗金鉴·四诊心法要诀》，从此书完整学习中医诊断学。通过陈修园的《时方妙用》的背诵，接触内科学。然后胡老师开始跳跃式教授：通过学习《伤寒论新注》开始学习《伤寒论》，学习方法还是背诵。接着背诵《金匮要略》《伤寒》《金匮》的背诵总共花了 1 年，熊老说：《金匮要略》好背，就是《伤寒论》不好背，尤其是太阳篇，把人背得晕头转向。

3. 初上临床被棒喝。1958 熊老开始行医。熊老的回忆是：当时他看不好病，偶尔看好一两个，不满意！但旁边的老医生看得好病，门庭若市。熊老请假那个老医生：怎么能看病？要读哪些书？并说他是读了《伤寒》《金匮》的。那位老医生的原话是："谁读那样的书啊，那书有什么用，那书没用。那书是讲理论的，不是看病的。"我说："你怎么知道啰？"他说："我们都不读，你看我们哪个读，一个都不读。"

4. 从学习《医宗金鉴》开始找到行医感觉：熊老发现，当地的医生没一个读过《伤寒》《金匮》，但他们就能看得好病。于是熊老又问他们读些什么书：只读过《医宗金鉴》，读《杂病心法要诀》。熊老读后发现《杂病心法要诀》基本出自《金匮》，但它在《金匮》基础上加了一些时方，就成了一些常用方了。后来熊老又得秘传，开始精读《医宗金鉴》里面的《伤寒心法要诀》《妇科心法要诀》和《幼科心法要诀》。他发现《伤寒心法要诀》把庞大复杂的《伤寒论》原文精化精简了。熊老的学生都知道，他经常用《伤寒》《金匮》方，用得很熟，妇科、儿科基本上用《医宗金鉴》的方，这是自学的。

5. 熊老对当年他读过的其他书的评价：治妇科病我基本上就是用《医宗金鉴·妇科心法要诀》和《傅青主女科》的方，治儿科病我基本上就用《医宗金鉴·幼科心法要诀》的方。《幼科铁镜》觉得不怎么样，陈自明的《妇人大全良方》，这本书过于复杂，把妇科复杂化了。（早期熊老背诵的书，他根本就没提！）

6. 1961年再次拜师，开始学习《内经》：熊老行医3年后，第二次拜师陈文和老师（陈老师国内学中医，后日本深造学习西医，东京大学医学院毕业）。陈老师发现他两个缺点：（1）没学过温病。（2）没读过《内经》。在陈老师指导下开始精研《内经知要》和《温病条辨》。其间陈老师还说了一句让熊老终身受用的话：要想当一个好医生，必须大量读方剂！

7. 1963年名声鹤起。熊老在陈老师处学习温病后再做医生就大不一样了。1963年湖南流行乙脑、流脑，熊老治疗几个危重病例后开始名声远扬，那年他21岁！

看着熊继柏老先生对他早年学习中医，读中医书的一个深入总结。我相信对于头脑发热急于"深入经典"的中医初学者应该是一个非常有益的警醒。大家可以看看现在叫嚣着"学经典"的老师、教授，有几个是真正会看病的？后来熊老先生见到他的第一位老师胡岱峰老先生后，还问他为什么不教读《内经》？胡老师说："你那么小，读什么《内经》，那是你读的啊？到时候你自然就可以读。"，"当几年医生以后，到20多岁30岁时再读吧"。

我们现在也看到了，脱离临床讲《内经》的老师，只能是段子手。

熊老师是老实人，不会迎合一些观点去撒谎。他对学习中医者的劝告是两条：要聪明。要勤奋。简单说：要发狠，要豁出命去干！

最后，他对两位老师的评价是：胡老师是典型的温热派，他熟读《伤寒》《金匮》，熟悉《内经》，但他不懂温病；陈老师是清凉派，他恰恰注重温病。反思他们的临床功夫，陈老师治疗常见病擅长，胡老师治疗怪病功夫厉害。我很幸运恰好得到了这两位老师的指点，如果我只跟了第一位老师而没有跟第二位老师，那我的临床水平肯定没有现在高。

熊老最后的结论就是：只学习《内经》《伤寒》，治疗常见病会碰壁！学医者的老师绝不能糊涂！

我的另一个重要观点在文中也有提及：辨证论治当然是中医独有的特色，但我只有碰到不会看的疑难病例才用，对于很熟悉的疾病基本是不用辨证论治的。熊老在文中说："对于一个方，我怎么加，怎么减，已经形成了一个规律。某个病一来，我立刻能想到用什么方，这些经验是我几十年积累的东西。病人一来诊察之后，我的方就出来了，为什么这么快呢？因为我搞了几十年啊，我看了几十万人了。"

我们精于临床的都知道，来一个熟悉的常见病，我第一时间就能反映出特效药物和特效处方，再问几个简单问题，舌脉一看就可用明确加减和用量。所以来面试的硕士、博士，面对一个病脑子一片空白的时候，就用"中医没有固定方，需要辨证论治，一人一方"来忽悠老板，掩盖自己中医临床的无知。

感谢每一个支持中医，学习中医的学子！中医的复兴在你们身上，中华优秀传统文化的复兴在你们身上。我们千万不要再犯"刻舟求剑"的错误了，没有时间了，或许也没有再犯错误的机会！

上海中医药大学的老院长金寿山教授讲过一句话：脱离实践讲理论，那是空洞的理论，耍的是花腔，好看不顶用！

最后，我不是反对学经典，先上临床，后学经典，是次序。初生婴儿要吃奶，而不是去啃牛排！

关公战秦琼——论中医 AI 设计

中医标准化一直是中西医结合领域的一项研究课题。因为按照传统思维模式，西医似乎是"科学"的典范，而这种"科学"又很大程度来源于其"标准化"的诊疗流程。比如标准化的症状描述，标准化的实验室检查，定量标准化从而定性，从诊断依据到明确诊断的标准化操作，明确诊断后的用药以及其他规范化治疗等等。从表面上看整套体系严谨而完美，充分体现了"科学性"。

而中医呢，模糊的太多，不确定的太多，需要主观判断而非客观显现的又太多。比如：舌淡苔白，舌淡红苔薄白。这两者前面为脾虚舌苔，后面为正常舌苔，那舌淡和淡红的区别在哪里，红到什么程度是淡，红到什么程度是淡红？苔薄白到苔白到苔白腻到苔白厚腻，有标准吗？没有，完全是医生的主观判断。

这里还仅仅是个舌苔，从望、闻、问、切，到辨证、诊断、遣方、用药、药量、搭配，对经验和感觉的依赖，似乎是中医五千年的深厚底蕴，这些中医行业特点和标准化都是格格不入的。

所以，很多研究中西医结合的学者，也希望让中医的某些方面或者整体，有一个标准化的体系。其初心是让中医"更科学"，但如果细究其发心，那还是认为中医"不科学"，希望把中医的很多部分或者整体，通过标准化披上"科学"的外衣。

但从整个医疗行业的初心——解决患者问题。从这个角度看，难道标准化真的是那么优秀，而经验和感觉就真的是那么糟糕吗？未必！越是细微的分析，越容易迷失本性；越是简单的设定定量界限，越是容易忽视个体差异。所以，一旦一个疾病或者包含某疾病的个体，在这套标准化的体系里，得不到答案或者是得到一个错误的答案，比如无法诊断或者误诊，那么整个治疗就会崩溃。

由于疾病和人体的复杂性，这种崩溃往往不是例外，在临床经常发生。而西医也认识到这点，所以近年来大力培养全科医生，推出胸痛门诊、发热门诊、疼痛科、失眠科，等等交叉科室，来寻找模糊和标准之间的取舍与结合。而中医由于其整体观、辨证观的这个特点，更擅长用非标准化的理法方药，来治疗各种无法标准化，无法定量衡量的疾病。所以，中医的非标准化行业特点，反而是治疗的优势。

但是，中医的非标准化的治疗优势如何让现代技术，尤其是现代信息技术所解读？

近年来 AI 技术风起云涌，许多能人志士希望找到中医和 AI 的结合点并以此推出创新的产品，提升整个中医行业。但由于他们非中医，甚至非医学的背景，再加上整个中医行业如何与高科技结合本身也有很多互不兼容的观点，所以，中医 AI 产业化似乎道路漫长。

AI（artificial intelligence）即人工智能。简单地说，就是用一台会学习的电脑，模拟人脑的部分学习功能，由于它学习的是大数据，学习速度和成长性会比人大很多。所以，在很多年前，电脑围棋、电脑象棋就已经超过了人类。近年来推出的基于语言识别技术的听写软件、翻译软件，基于图像识别技术的指纹识别、人脸识别等产品，正在逐渐替代某些人工劳动甚至是某些行业。

但是有一个很奇怪的现象不知道读者是否注意到，计算机技术蓬勃发展近40 年，为什么中医行业没有一款适合中医师使用的软件？现在所有的中医行业内的计算机系统，全部是通用的医院管理系统，这些系统的升级无非是互联网化、手机化，解决"方便"的问题，而没有一款软件能够为中医的发展出力。

比如围棋软件，可以通过机器和人的对弈，提升人的围棋水平。那么如何用 AI 来提升中医师的临床水平？

就拿 AI 来说，AI 的核心是用电脑学习大数据。那么数据的真实性，思维的可模拟，这两个大问题就必须解决。

比如我研究中药治疗抑郁恐惧和焦虑，如果去查文献，用经典柴胡类处方治疗这类精神疾病的所谓数据，比比皆是。但我可以肯定地说，这类文献没有一篇不造假！因为我自己用这类方子治疗抑郁症，没有一个有效的，怎么可能他们那边就有效果！如果让一台电脑去学习这类经验，能看病吗？一个 IT 人又如何能够解决中医数据真实性的问题？

所以，中医 AI 设计者，首先要做的功课就是筛选真实可靠的数据！这里当然也有很多方法可以借鉴，比如书籍的数据真实性肯定超过杂志，20世纪数据的真实性就肯定超过新世纪等等，只要找到内行人，这些问题都是能解决的。

第二要解决中医行内的思维多样性甚至矛盾性的问题。这也就是本文开头所说的中医"非标准化"的特点。比如一个腹泻患者或者胃痛患者，在10个中医面前会开10个不同处方：经方派有经方派的处方，时方派有时方派的处方，温病有温病的处方，还有各种民间经验方和经验用药，更好玩的是，这10张处方都有效果！而且，这10张方子的作者或许还相互不服气，比如崇尚《伤寒论》的陈修园，骂叶天士派离经叛道。而叶天士派认为陈修园根本不懂《伤寒论》。

所以，AI既然要模拟思维，那必须并在开始设计阶段就考虑中医行业思维多样性的特点。在这里我建议用多标准的方式解决这个问题。比如伤寒泰斗刘渡舟老先生，我们就全部用刘渡舟老先生的可靠数据，做一个刘渡舟AI，然后再用刘渡舟AI，研究同样的伤寒泰斗胡希恕，如果能圆融就做进去，如果不能就再搞一个胡希恕AI。再用同样的方法研究非伤寒学派的邓铁涛、焦树德等等。

这种多标准化的AI出现后，中医师输入同样的患者资料，或许有3~5张不同思路和用药经验的方子出现，然后让中医师自由选择组合，这是中医AI实际可行的一个方案。

中医AI，出一张关公方，再出一张秦琼方，让关公战秦琼，这就是本文的初心。

最后再说几句。中医的发展不是对传统的否定，而是对传统的升华。所有的政策、法规、方法，都必须符合中医行业的规则才对中医有益。

首乌藤伤肝还是伤中医

2015 年 1 月 7 日，汪某因"肝脏严重受损"入某院，最后因肝源稀缺，无法肝移植而导致死亡。因患者在服用某名老中医的"膏方"中有"首乌藤"这味药，故西医认定"服用中药首乌藤引起的肝损害"为患者死因。

痛失亲人的悲愤，患者家属当然希望通过法律途径"找个说法"。接案律师认为：首乌藤和肝损害之间的因果关系非常明确。但最后医疗鉴定认为：该膏方不存在医疗损害责任。

当事中医医院的陈述是：首乌藤肝毒性科学依据不足。医生按照常规用药，无违规，无过失。

后来根据此案的网文"海归白领命殒何首乌，法律救济登天难"一时间舆情沸扬。作者的观点是：中医压根没有中毒的概念。

当然网文煽情不代表科学、更不代表医学，也不能掩盖逻辑漏洞和证据链。一个案件的判决更取决于事实，因果与适用法律条款。

诊疗行为的高风险性是医疗本质，这种风险很多时候与医生是否有过失无关，而取决于药物和患者身体的复杂性。本案控方败诉的根本原因是过度自信：首乌藤和肝损之间的因果关系非常明确！

那么不好意思，撇开医学的专业性，光从事实和逻辑的角度就能证明其错误。

如果首乌藤和肝损之间因果明确，那么应该是"所有吃首乌藤的患者都会发生肝损"！但事实是首乌藤作为一个常用安神助眠药物，报道肝损的比例到底有多少?！如果律师在接案事先查一下有关数据，或者找一个普通中医咨询一下，或许就不会如此轻率表态了。

这件事充其量只能算是"药物不良反应"。也就是医生"正确用药"时，发生的对患者的意外损伤，要定过失肯定是不合理的。

某些轻率的认为：中医没有中毒概念。这个观点其实也是对中医的无知。

从《神农本草经》开始到最近的一本中药著作，从来就没离开过中药毒性！中医五千年医学史，我还没有发现哪个中医没有探讨过中药毒性问题。中药不讲毒性哪里来的《雷公炮制论》？

从中药药理学的角度讲，首乌藤和首乌的毒性两回事，生首乌和制首乌的毒性更是两回事，但现在很多临床医生都在混淆，甚至很多中医也投鼠忌器。

解放军总医院第五医学中心中西医结合诊疗与研究中心肖小河教授，一直致力于何首乌致肝损伤的研究。近年来肖小河教授团队通过大规模流行病学调查和病症毒理学研究，发现并证实了何首乌肝毒性为特异质肝损伤，找到了何首乌致特异质肝损伤易感人群的基因标志物。肖小河教授的研究认为，何首乌对极少数人群有肝损伤风险，何首乌肝损伤主要与机体因素特别是免疫相关的遗传背景有关。

其实上述科研结果已经论证了：何首乌肝毒性源自"遗传背景"，其实也就是个体差异，那么也就可用坐实"何首乌导致肝损属于药物不良反应"。

另外，一般药物学所指的"何首乌"指生首乌，生首乌经蒸晒后为"制首乌"，制首乌更安全，常规还有保肝作用（有另文详细论述）。

最后，五味子中医学堂经常说：希望中药科研为中医临床服务。研究中药毒性，解决中药毒性，完善现代炮制，真正用科学手段为中医保驾护航，是现代中药科研不可或缺的使命！

是药真的三分毒吗？

前几天在某论坛讨论素食，有个妈妈说素食后身体明显变差，所以无法坚持。我说这种情况我也碰到过，但通过中药适当的调补，一般能解决这个问题。

后来得到的回答是：是药三分毒。中药就免了吧，我已经吃肉了。

我作为一个临床中医师，确实经常碰到患者以"是药三分毒"为理由拒绝中药治疗。当然很多中药、西药确实有毒性，但"是药三分毒"的意思，是指"所有的药物一定有毒性"。这个观点肯定是错误的！

现在中药的安全性饱受关注甚至质疑，很多普罗大众往往简单地问我：中药安全吗？但这个问题中医来说，越专业越难回答。中药是否安全，甚至药物是否安全，都是非常复杂的问题。

先说西药：在合理使用的前提下，营养素类的药物，比如维生素、蛋白质、矿物质，没有任何毒性。正常应用的胰岛素、甲状腺素，没有任何毒性。哪怕抗生素，青霉素正规使用对人体没有任何毒性（过敏不是中毒）。

中药的安全性更大。中药可以保肝，可以保肾，可以抗射线对 DNA 的损伤，可以让无精子的患者产生精子，可以促进卵子发育，可以保胎，可以治疗各种婴儿疾病。当然前提也是合理使用，不合理使用产生的对人体损伤，那就不是"是药三分毒"的讨论范畴了。

南京的顶级生殖医学专家金保方教授，他的观点是试管婴儿（IVF）怀孕的孕妇，必须中药保胎 3 个月以上。但某些孕妇因为严重妊娠反应，又受了"是药三分毒"的思想毒害，自行停药，最后往往胎死腹中！

中药的肝损真的很厉害吗？

最近有一篇论文《中国大陆药物性肝损伤发生率及病因学》，该文的观点：中国大陆普通人群肝损发病率高于西方。造成肝损的主要原因是传统中药（包括保健品）。

我仔细研究了这篇文章的摘要（原文是英语，发表于国外杂志《Gastroenterology》）。

第一个观点很正常，国内过度治疗非常普遍，肝损偏高是正常结果。

第二个观点文中是这样说的"在我国引起肝损伤的最主要药物为各类保健品和传统中药（占 26.81%）、抗结核药（占 21.99%）、抗肿瘤药或免疫调节剂（占 8.34%）。"（以中国大陆地区 308 家医院的 25927 例肝损患者为样本）

作为一个医学界的行内专业人士，我一看这个数据，就知道这篇论文是有问题的。问题出在课题设计！

首先保健品是不是都属于中药范畴？比如深海鱼油、蜂胶、各种维生素微量元素的合剂。如果购买了假冒的上述产品，吃出肝损，是不是在让中医背黑锅？

然后，就算是中药保健品，难道吃出肝损都是中药问题？比如各种药酒，喝出肝损是酒精问题还是中药问题？

第三，中药的不按规则胡乱使用，尤其是西医乱用中药，比如胰腺炎、便秘、减肥乱用大黄，造成的肝损是属于中医还是西医？

第四，中西药同时使用，比如化疗或者其他抗肿瘤药物使用同时用中药，发生的肝损是算中医还是西医？

第五，这个课题，把中药和保健品混为一谈，提高肝损率；而把西药进行细分，降低肝损率，这分明是在做数据的手脚！很简单，如果把西药也加在一起的话，那么显然数据就是：中药和保健品肝损率为 26.81%，而西药肝损率为 73.19%！中药西药，哪个更安全？

"药"这个概念，在中医中当为"能治病者"，所以《神农本草经》也就把药分为：无毒、有毒、大毒三类。所以，枸杞是药，核桃是药，生姜是药，大米是药，这些"药"的毒性在哪里？现在国家中医药管理局，也有药食同源的药品名单，可见：是药未必毒！

可能我才疏学浅，看的中医书还不够多，从古至今，我还没有找到一本中医专业书有"是药三分毒"这个观点！也没有看到任何一个医家有过负责任的论述，系统而科学地阐述"是药三分毒"这个观点！

我看到的事实是，包括我在内的许多中医，都每天用一些中药调补身体。

所以，从理到事，从古到今，从中到西，我都没有找到"是药三分毒"的科学依据。

第三部分

金·张元素《医学启源》

方　序

入门中医专业，选择好的入门方法和书籍尤为重要。虽然我的线上课程，目前的零起点教学还是沿用中医药大学的《中医基础》《中医诊断学》《方剂学》和《中药学》教材，但我也只是取其脉络，采用更贴近临床实战的讲解。

目前中医教材还是编纂者以西医脏器组织结构的观念对中医理论体系生搬硬套，故在涉及精气神等中医特有概念时，显得矛盾重重。

我总觉得，要教中医，首先自己要喜欢中医，要擅于运用中医的理法方药去看病，而且只有能把病看好，在临床疗效的基础上增加对中医的信心。

但针对目前某些民间中医，直接用"四大经典"做教材入门培养学生，我也是持反对态度的。纵观历史中医名家，从来只有在临床中钻研经典，而没有脱落临床搞懂经典的。在目前的中医大环境下，钻研经典就更需要大量的临床积累。所以中医经典在当代不适合中医专业入门，经典是用来陪伴中医终身的。

从中医处方境界来看：脏腑补泻、气血运行、抵御外邪，为三大块。脏腑有虚实，气血有瘀滞，再加上感受外邪，才会出现纷繁复杂的各种临床现象。伤寒和温病主要为抵御外邪，兼通调气血，而在脏腑补泻，尤其是补益脏腑方面，《伤寒论》似乎是有缺陷的。而将三者的平衡处理得恰到好处的，当为"金元四大家"。金元四大家的处方体系，明显不是来源于《伤寒论》，而是直接来源于《内经》的理论体系加上当时的用药经验。

所以，我个人认为：中医处方境界的最高峰，是"金元四大家"。而金元四大家的老师，就是"易水学派"的创始人：张元素。

这也就是我推荐张元素的《医学启源》，作为中医专业入门教材给诸位同道的原因。虽然张元素流传到现在的著作不多，也不为人重视，但能作为李东垣、张子和的老师和教材，可见这本《医学启源》有多杰出！

当然这本《医学启源》在当代能否培养出中医大家，还缺乏案例，但作为中医入门，超过现有教材和四大经典，这个我还是有信心的。

希望能和同学们共同学习这本造就了李东垣的优秀中医入门教材，我们共同进步。

方震宇

2022 年 3 月 2 日

任应秋点校叙言

一

我学医伊始，先师苦不得入门的善本书。继闻人言，张元素曾编写过一本《医学启源》来教李杲，杲的医学竟得大成。于是我随时都向往着这部著作，垂三十年，未获一见。

一九五七年来到北京，北京图书馆藏有这书，始得初次浏览，但属善本，借阅不甚方便。继又在中医研究院图书馆见到一部，系伪南满医大的摄影本，才得以借回家来仔细地阅读一遍。当时工作甚忙，仍于夜里且钞且读，大约经过两个多月，才钞完了。这时我才知道《医学启源》不仅是一部入门书，且足以完全反映出张元素毕生的学术思想。据范声山《杂著》说："张元素并无著书，所有《内经类编》《难经注》《医学启源》诸书，乃共高弟李明之承师说而笔之者。"似乎这书并不出于元素之手。但卷首兰泉老人张吉的题序明明说："洁古治病，不用古方，当时目之曰神医。暇日辑《素问》五运六气、《内经》治要、《本草》药性，名曰《医学启源》，以教门生，及有《医方》三十卷传于世。真定李明之，门下高弟也，请余为序，故书之"云云。张洁古序文，曾为《金史·本传》所引据，则范声山之说，未必可以尽信。

二

张元素，字洁古，金之易州入。由于科举不利，二十七岁后，便潜心于医学，经历二十多年，临证疗效很高，但他于《内经》的探颐索隐，越发下苦功夫。曾有样一个传说：一夜，元素梦入凿开了他的胸窍，把几卷叫作《内经主治备要》的书，填进窍里惊转来，犹觉心痛。这就充分说明张元素对《内经》的钻研，竟至梦寐以求，未曾稍懈的境地。后来他又医好了刘完素的伤寒病，声名大噪，不在刘下。李杲和王好古都是他的入室弟子，发皇他的学说，他便成为易水学派的开山了。《华笑扇杂笔》引《王祎忠文集》云："张洁古、刘守真、张子和、李明之四人者作，医道于是乎中兴。"子和传守真之学，明之传洁古之学，则四人者，实即是易水学派、河间学派的师承授受。乃后人竟去元素，列入丹溪，谓为金元四大家，实不如王氏识得当时医学演变的大体。张元素的学术思想，可得而言者有两个方面：首先应该肯定说，他是以《内经》的理论为主要依据的。例如本书上卷，主要在条析腑病机，而附以有关脏腑诸病主治的用药心法。其言腑病机，当然是录自《中藏经》，而《中藏经》实汇集于《素问》诸篇，元素犹以为未备，再补辑《灵枢·经脉篇》是动、所生诸病。至三才、三感，四因、五郁、六气等，亦皆见于《素问》诸大论。下卷讨论对药性的认识和运用，一以《素问·阴阳应象大论》气味厚薄、寒热升降的理论为主要，并辅以至真要大论酸、苦、甘、辛、咸五味，于五脏苦欲之旨而发挥之，卓然成为研究药性最有系统的专篇。换言之，元素从病机的探讨，一直到制方遣药的自成家法，无不本于《素问》《灵枢》之所言，而自能化裁于其中者。

诸家对元素的影响，则以《华氏中藏经》、王冰《素问释文》、钱乙《小儿药证直诀》，刘完素《素问玄机原病式》为最。《中藏经》分辨脏腑虚实寒热，生死逆顺脉证法诸篇，是以脏腑辨证，自成系统的著述。元素对这种辨证方法，是很欣赏的。因此不仅把它全部著录，列为书中的首要，并另成《脏腑标本寒热虚实用药式》的专篇，构成其独特的药法体系。所以元素在这方面的发挥，较孙思邈的脏腑虚实辨证，钱乙的五脏虚实辨证，都要系统而精细得多。王冰著《素问释文》，对七篇大论五运六气诸理地发挥，最有成就，而元素对王冰在六元正纪大论中治疗五郁病的见解，以及在至真要大论中"病生四类"之说，都完全吸收了。五郁之发和四类病生，都是关乎"气"之为病，说明元素对"气"的机制，是十分重视的。元素一向是以"不用古方，自为家法"自许的，但于钱乙的地黄丸、泻青丸、安神丸、泻心汤、导赤散、益黄散、泻黄散、泻白散、阿胶散等，竟列为五脏补泻的标准方剂，则元素于钱乙的临证治法，可谓取法独多。刘完素医学的成就，较元素为早，因而刘完素运用五运六气分析六淫病机的思想方法，对元素是很有影响的，所以他不仅全部吸收了刘完素《素问玄机原病式》的内容，同时更把五运六气的理论扩大到制方遣药方面去了。言方则分风、暑、湿、火、燥、寒，六气也。言药则分风升生、热浮长、湿化成、燥降收、寒沉藏，五运也。最后还从肝木、心火、脾土、肺金、肾水等假设五行制方生克法，并举当归拈痛汤、天麻半夏汤两个方例来说明。可见刘完素运用五运六气，是专从六淫病机来发挥的，而张元素运用五运六气，则专从制方遣药的理论来发挥。刘张相较，自有各别，虽互为影响，却不尽相侔。然则，从脏腑寒热虚实以言病机辨证，从五运六气之化以言制方遣药，已足以概见元素学术思想的大体了。

但是，必须指出，张元素的学术思想亦受到历史条件一定的限制。如他常片面地运用"亢害承制"的理论来分析劲急、拂郁、䐃䐃、暴卒、坚痞、瘕、惊、悲、癥等复杂的病机，结果并不曾完全说明这些病变的机理。甚或还用些夫妻、子母、鬼贼、妻财星相家的迷信术语掺杂其间，这些都是无益于医学理论的探讨的。不过从张元素的整个学术成就来说，毕竟不是主流，仅属于"白圭之玷"而已。

三

张元素在祖国医学中是一位卓有成就的医学名家，但他的著述却已不可多见。传说的《药注难经》《医方》三十卷，均已早佚，李时珍谓《病机气宜保命集》是元素作，亦无根据；杜思敬辑《济生拔萃》录有《洁古家珍》和《珍珠囊》均残缺已甚。唯有这《医学启源》和《脏腑标本寒热虚实用药式》，才比较完好地存在着。《用药式》李时珍既录之于《本草纲目》，赵双湖又刻之于《医学指归》，阳池周学海尤有较精的刻本，刊入其《丛书》中。《医学启源》截至目前止，我所见的都是明成化八年刊本，书尾刊有"岁次壬辰孟秋吉旦安正堂刊行"字样。听说还有元刻本，但没有见到，北京图书馆所藏的，卡片和标签都标明金刻本，一经查对，仍然是明成化刊本。明人刻书，除了诸藩府所刻得较好外，无论官刻私刻，都是马虎的多，脱漏错误，习见不鲜。叩如这部书脱误之多，实足以想见明代一般刻书的水平。我为了要使多数人都有机会读到张元素这部书，又仅见着这样一个刻本，不得不勉为下一番点校工夫，尽量使大家能通顺地读得下去。我的点校过程是，先把全书慢慢地抄录一遍，随钞随发现问题，即随手做好标识。钞完后再细读一遍，仍然继续发现问题，继续做好标识。然后检出校解需用的书籍，大体上卷多借助于《中藏经》《灵枢经》《素问》《儒门事亲》，中卷多借助于《素问玄机原病式》《宣明论方》《利剂局方》《卫生宝鉴》，下卷则借助于《汤液本草》《本草发挥》等。

……（具体点校规范略）

任应秋一九六四年一月于北京

补校略言

这书的初校，是在一九六四年完成的，当时因未得到元刻本，迟迟未能付梓。一九六五年在上海图书馆见到元刻本了、并即摄制胶卷带回北京，准备作第二次校勘。卒因教学任务的羁绊，没有来得及进行。岁月如流，十二年的时光弹指间过去了，国家亦经受了巨大的变化，打倒了四人帮，举国上下，坚持党的十一大路线，紧跟以英明领袖华主席为首的党中央的战略部署，抓纲治国，继续革命。在这样的大好形势下，我亦应当振奋余力，提起笔来，尽快地完成这书的补校工作，促使早日出版，籍供广大中西医同志的参考应用。通过这次补校，又校出四百多条来了。凡校注中称"元本"的，都是这次所勘定。元本与明本相较，亦互有优劣，元本刻的坏字，如丸误元，荷误苟、躁误燥、瘦误痕，苓误岑之类，层见不鲜。而明本的最大缺点，是成篇成段的遗漏，如上卷的"五脏补泻法"二中卷的"调胃承气汤方"，下卷"用药备旨"中的甘草、当归、熟地黄，诃子、缩砂仁等全漏刻了，重校一遍，殊足骇异。这书经过几番点校以后，基本上可以与读者见面了。但由于我的学养不深，精力日衰，其中错误的地方，必然存在，敬希读者惠予指教，以便继续订正是幸。

任应秋一九七七年十月于北京

《医学启源》

金·张元素

张序：

先生张元素，〔字〕洁古，易水人也。八岁试童经，二十七经义登科，犯章庙讳出落，于是怠仕进，遂潜心于医学，二十余年虽记诵广博书，（然）治人之术，不出人右。其夜梦人柯斧长凿，〔凿心〕开窍，纳书数卷于其中，见其题曰《内经主治备要》，骇然惊悟，觉心痛，只为凶事也，不敢语人。自是心目洞彻，便为传道轩岐，指挥秦越也。河间刘守真医名贯世，视之蔑如也。异日守真病伤寒八日误下证，头疼脉紧，呕恶不食，门人侍病，未知所为，请洁古诊之，至则守真面壁罔顾也。洁古曰：〔何〕视我直如此卑也？诊其脉，（谓）之曰：脉病乃尔，初〔服〕某药犯某味药乎？曰：然。洁古曰：差之甚也。守真遽然起曰：何谓也？曰：某药味寒，下降，走太阴，阳亡，汗不彻故也。今脉〔如此〕，当以某药〔服〕之。守真首〔恳〕大服其能，一服而愈，自是名满天下。洁古治病，不用古方，但云：古方新病，〔甚〕不相宜，反以害人。每自从病处方，刻期见效，药〔下〕如攫，当时目之曰神医。暇日辑（集）《素问》五运六气，《内经》治要，《本草》药性，名曰《医学启源》，以教门生，及有《医方》三十卷传于世。〔壬辰遗失，□□□存者惟《医学启源》〕。真定李明之，门下高弟也，请余为序，故书之。兰泉老人张吉甫〔序〕。

卷之上

一、天地六位脏象图

天地六位脏象图

下络大肠	肺 上焦象天	燥金主清	金 金火合德	太虚	上二位天
下络小肠	心包络	君火主热	火	天面	
下络胆经	肝 中焦象人	风木主温	木 木火合德	风云之路	中二位人
	胆	相火主极热	火	万物之路	
下络胃	脾 下焦象地	湿土主凉	土 土水合德	地面	下二位地
旁络膀胱	肾	寒水主寒	水	黄泉	

二、手足阴阳

（一）手足三阴三阳

注云：肝、心、脾、肺、肾，皆属阴，五脏也。胆、胃、三焦、膀胱、大肠、小肠，皆属阳，六腑也。分而言之，手足皆有三阴三阳是也。

（二）手三阴三阳

肺寅燥金手太阴，大肠卯燥金手阳明；心午君心手少阴，小肠未君火手太〔阳〕；包络戌相火手厥阴，三焦〔亥〕相火手少阳。

（三）足三阴三阳

胃辰湿土足阳明，脾巳湿土足太阴；膀胱申寒水足太阳，肾酉寒水足少阴；胆子风木足少阳，肝丑风木足厥阴。

歌曰：

手经太阳属小肠，膀胱经属足太阳；

肝足厥阴手包络，胃足阳明手〔大肠〕；

胆属少阳足经寻，三焦手内少阳临；

脾足太阴手经肺，肾足少阴手是心。

三、五脏六腑，除心包络十一经脉证法

夫人有五脏六腑，虚实寒热，生死逆顺，皆见形证脉气，若非诊（切），无由识也。虚则补之，实则泻之，寒则温之，热则凉之，不虚不实，以经调之，此乃良医之大法也。

（一）肝之经，肝脉本部在于筋，足厥阴之风，乙木也

经曰：肝与胆为表里，足厥阴（少〔阳〕）也。其经旺于春，乃万物之始生也。其气软而弱，软则不可汗，弱则不可下。其脉弦长曰平，反此曰病。脉实而弦，此为太过，病在外，令人忘忽眩运；虚而微，则为不及，病在内，令人胸胁胀满。凡肝〔实〕则两胁下引痛，喜怒，虚〔则〕如人将捕之。其气逆则头痛、耳聋、颊赤，其脉沉而急，浮之亦然，主胁〔支〕满，小便难，头痛眼眩。脉急〔甚〕主恶言，微急气在〔胸胁下〕。缓甚则呕逆，微缓水痹。大甚内痛吐血，微大筋痹。〔小甚多饮〕，微小痹。滑甚癫疝，微滑遗尿。涩甚流饮，微涩挛。肝之积气在左胁下，久而不去，发为咳逆，或为〔痎〕疟也。虚梦花草茸茸，实梦山林茂盛。肝病旦〔慧、晚〕甚、夜静。肝病头痛目眩，胁满囊缩，小便不通，十日死。又身〔热〕恶寒，四肢不举，其脉当弦而急；反短涩者，乃金克木也，死不治。又肝中寒，则两臂不举，舌燥，多太息，胸中痛，不能转侧，其脉左关上迟而涩者是也。肝中热，则喘满多嗔，目痛，腹胀不嗜食，所作不定，梦中惊悸，眼赤，视物不明，〔其〕脉左关阳实者是也。肝虚冷，则胁下坚痛，目〔盲〕臂痛，发寒〔热〕如疟状，不欲食，妇人则月水不来，气急，其脉左关上沉而弱者是也。此寒热虚实，生死逆顺之法也。

《主治备要》云：是动则病腰痛，甚则不可俯仰，丈夫〔癫〕疝，妇人小腹肿，甚则嗌干，面尘脱色，主肝所生病者，胸中呕逆，飧泄狐疝，遗溺闭癃病。肝苦急，急食甘以缓之，甘草。肝欲散者，急食辛以散之，川芎。补以细

辛之辛，泻以白芍药之酸。肝虚，以陈皮、生姜之类补之。经曰：虚则补其母。水能生〔木〕，水乃肝之母也。苦以补肾，熟地黄、黄柏是也。如无他证，惟不足，钱氏地黄丸补之。实则芍药泻之，如无他证，钱氏泻青丸主之，实则泻其子，心乃肝之子，以甘草泻之。

（二）胆之经，足少阳，风，甲木

经曰：胆者，中清之腑也，号曰将军，决断出焉。能喜怒刚柔，与肝为表里也，足少阳是其经也。虚则伤寒，恐畏头眩，不能〔独〕卧；实则伤热，惊悸，精神不守，卧起不定，玄水发，其根在胆。又肝咳不已，则传邪入胆，呕青汁也。又胆有水，则从头肿至足也。胆病则善太息，口苦，吐宿汁，心中戚戚恐，如人将捕之，咽仲介介然数〔唾〕。又睡卧则胁下痛，〔口〕苦，多太息。邪气客于胆，则梦斗讼，脉在左关上浮而得之者，是〔其〕部也。胆实热，则精神不守。胆热则多肿，胆冷则多眠。又左关上脉阳微者，胆虚；阳数者，胆实；阳虚者胆绝也。以上皆虚实寒热，生死脉证之法也。

《主治备要》云：是动则病口苦，善太息，胸胁痛，不能转侧，甚则面微有尘，体无膏泽，足外反热，是为阳厥。是主胆所生病者，头痛颔肿，目锐眦痛，缺盆中肿痛，腋下肿，马刀挟瘿，汗出振寒，疟，胸、肋、胁、髀、膝，外至胫、绝骨、外踝前及诸节皆痛。《脉诀》云：左关，肝与胆脉之所生也。先以轻手得之，是胆，属表；后以重手取之，是肝，属里也。肝合筋，肝脉循经而行。持脉指法，如十二菽之重，按至筋平，脉道如筝弦者，为弦；脉道迢迢者，为长。此弦长，乃肝家不病之状也。肝脉本部在筋，若出筋上，见于皮肤血脉之间者，是其浮也；入于筋下，见于骨上，是其沉也。临病细推之，举一知十之道也。

（三）心之经，心脉本部在于血，手少阴君，丁火也

经曰：心者，五脏之尊也，号帝王之称也。与小肠通为表里，神之所〔舍〕，又〔主〕于血属火，旺于夏，手〔少〕阴（太阳）是其经也。凡夏脉钩，来盛去衰，故曰钩，反此者病。来盛去亦盛，为太过，病在外；来衰去亦衰，为不足，病在内。太过，令人〔身〕热而骨痛，口疮而舌焦引水；不及，令人〔躁〕烦，上为咳唾，下为气泄。其脉如循琅〔玕〕，如连珠，曰平；来而啄啄连属，其中微曲，曰病；脉来前曲后〔倨〕，如〔操〕带钩，曰死。思虑过多〔则怵惕〕，怵惕则伤心，心伤则神失，神失则恐惧。又真心痛，手足

寒而过〔节〕，则旦占夕死。又心有水气，身肿不〔得〕卧，烦躁。心中风，则吸吸发热，不能行立，饥而不〔能〕食，食则呕吐。夏心脉〔旺〕，左手〔寸口〕浮大而散，曰平；反此则病。若沉而滑者，水〔来〕克火，十死不治。长而弦者，木来归子，不治自愈。缓而大者，土来入火，〔为〕微邪相干，无所害。心病则胸中痛，〔胁〕满〔胀〕，肩背臂臑皆〔痛〕；虚则多惊悸〔惕惕然〕无眠，胸〔腹及〕腰背引痛，喜悲。心积气久不去，则苦烦，心中痛。实则笑不休，梦火发；心气盛则梦喜笑〔及〕恐畏。邪气客于心，则梦烟火，心〔胀〕气短，夜卧不宁，懊恼，气〔逆〕往来，腹中热，喜水涎出。心病，日中慧，夜半甚，平旦静。又左手脉大，手热腋肿；大甚，胸中满而烦，澹澹大动，面赤目黄也。心病，先心痛，时刻不止，关〔格〕不通，身重不已，三日死。心虚甚，则畏〔人〕，〔瞑〕目欲眠，精神不守，魂魄妄行。心脉沉之小而紧浮之〔不〕喘，苦心下气坚，食不下，喜咽唾，手热烦满，多忘，太息，此得之思虑太过也。其脉急甚，瘛疭；微急则心中痛，引前后胸背，不下食。缓甚则痛引背，善泪。小甚则哕，微小则消〔瘅〕。滑甚则为〔渴〕，微滑则心〔疝〕，引脐腹鸣。涩甚谵不语。又心脉坚搏而长，主舌强不能言；软而散，当慑怯不食也。又急甚〔则〕心疝，脐下有病形，烦闷少气，大热上煎。又心病狂言，汗出如珠，身厥冷，其脉当浮而〔大〕，反沉濡而滑，其色当赤，而反黑者，水克火，不治，十死。又心积，沉之空空，上下往来无常处，病胸满悸，腹中热，面颊赤，咽干，躁烦掌热，甚则吐血，夏瘥冬甚，宜急疗之，止于旬日也。又赤黑色入口必死也。面目赤色亦死，赤如〔血不〕血亦死。又忧〔恚〕思虑太过，心气内去，其色反和而盛者，不出十日死。扁鹊云：心绝一日死，色见凶多，人虽健〔敏〕，号曰行尸，一年之中，祸必至矣。又其人语声前宽后急，后声不接前声，其声浊恶，其口不正，冒昧善笑，此风入心也。又心伤则心损，手足不遂，骨节离解，舒缓不自由，利下无休，此病急宜治之，不过十日而〔亡〕矣。又笑不休，呻而复忧，此水乘火也，阴〔击〕于阳，阴起阳伏，伏则热，热生狂冒，谵〔乱〕妄言，不可采〔问〕，心已损矣。扁鹊云：其人唇口赤色可治，青黑色即死。又心〔疟〕则先烦而后渴，翕翕发热也，其脉浮紧而大是也。心气实而（大）便不利，腹满身热而重，温温欲吐，吐而不出，喘息急，不安卧，其脉左寸口与人迎皆实大者是也。心虚则恐悸多惊，忧思不乐，胸腹中苦痛，言语战栗，恶寒恍惚，面赤目黄，〔喜〕血衄，其脉左寸口虚而微者是也。此心脏寒热虚实，生死逆顺脉证也。

《主治备要》云：是动则病嗌干心痛，渴而欲饮，是为臂厥。主心所生病者，目黄，（心）胁痛，臂内后廉痛厥，掌中热痛。心苦〔缓〕，以五味子之酸收之。心欲软，软以芒硝之咸，补以泽泻之咸，泻以人参、甘草、黄芪之甘。心虚则以炒盐补之。虚则补其母，木能生火，肝乃心之母，肝母生心火也。以生姜补肝，如无他证，钱氏安神丸是也。实则甘草泻之，如无他证，钱氏方中，重则泻心汤，轻则导赤散是也。

（四）小肠经，手太阳，丙火

小肠者，受盛之腑也，与心为表里，手太阳是其经也。小肠绝者，六日死，绝则发直如麻汗出不已，不能屈伸。又心病传小肠，小肠咳则气咳，（气咳）一齐出也。小肠实则伤热，（伤）热则口疮生；虚则伤寒，伤寒则泄脓血，或〔泄黑〕水，〔其〕根在小肠也。小肠寒则下，〔肿〕重〔有〕热久不出，则渐生痔；有积则夕发热而旦止；病气发则使人腰下重，食则窘迫而便难，是其候也。小肠胀则小〔腹〕胀，引〔腰而〕痛厥；邪入小肠，则梦聚井邑中，或咽痛颔肿，不可回首，肩拔，似折〔也〕。又曰：心者，主也，神之舍也，其脏（固）密，而不易伤，伤则神去，神去则（心死）矣。故人〔心〕多不病，病即死不可治也，〔惟〕小肠受病〔多〕也。又左寸口阳绝〔者〕，（则）无小肠脉也，六日死。有热邪则小便赤涩，实则口〔生〕疮，身热往来，心中烦闷，身重。小肠主于舌之官也，和则能言，而机关利健，善别其味也。虚则〔左〕寸〔口〕脉浮而微，软弱不禁按，病惊惧狂无所守，心下空空然不能言语者。此小肠虚实寒热，生死逆顺脉证之法也。

《主治备要》云：是动〔气也〕则病嗌痛颔肿，不可以顾，肩似拔，臑似折，〔是〕主液（血）所生病者，耳聋，目黄，颊肿，颈、颔、肩、臑、肘、臂外后廉痛。《脉诀》云：左寸，小肠心脉之所出也，先以轻手得之，是〔小肠〕属表；后以重手得之，是〔心〕属里。心合血脉，心脉循血脉而行，持脉指法，如六菽之重，按至血脉而得者为浮；稍稍加力，脉道粗大〔者〕为大；又稍稍加力，脉道润软者为散。此乃浮大而散，心家不病脉之状也。心脉本部，在于血脉，若出于血脉之上，见于皮肤之间，是其浮也；入于血脉之下，见于筋骨之分，是其沉也。

（五）脾之经，脾脉本在肌肉，足太阴，湿，己土

经曰：脾者，土也，谏议之官，主意与智，消磨五谷，寄在（胸）中，

养于四旁，旺〔于〕四季，正主长夏，与胃为表里，足太阴（阳明），是其经也。扁鹊云：脾病则面黄色痿，实则舌强直，不嗜食，呕逆，四肢缓；虚则多澼，喜吞，注痢不已。又脾虚，则精不胜，元气乏力，手足缓弱，不能自持。其脉来似流水，曰太过，病在外（也）；如鸟距，曰不及，病在内。太过令人四肢沉重，言语謇涩；不及令人中满，不食乏力，手足缓弱不遂，涎引口中，四肢肿胀，溏泄不时，梦中饮食。脾脉来而和柔者，如鸡践地，曰平；来实而满，〔稍〕数，如鸡举足，曰病；又如鸟之啄，如鸟之距，如〔屋〕之漏，曰死。中风则翕翕发热，状如醉人，腹中〔烦〕满，皮肉〔瞤瞤〕（而起），〔其脉〕阿阿然〔缓〕，曰平；〔反〕弦急者，肝〔来〕克脾也，真鬼相遇，大凶之兆也。又微涩〔而〕短者，肺乘于脾，不治自愈；又沉而滑者，肾来乘脾，亦〔为不〕妨。又浮而洪，心来生脾，不为疾耳。脾病色黄体重，失便，目直视，唇反张，爪甲青，四肢沉，吐食，百节疼痛不能举，其脉〔当〕浮大而缓，〔今〕反〔弦〕急，其色青，死不治。又脾病，其色黄，饮食不消，〔心〕腹胀满，体重节痛，大便〔硬〕，（小便）不利，其脉微缓而长者，可治。脾气虚，则大〔便滑〕，小便〔利〕，汗出不止，五液注下，为五色注痢下也。又积在其中，久不愈，四肢不收，黄疸，食不为"肌肤"，气〔满〕胀喘喘而不〔定〕也。脾实则时梦筑墙垣盖屋，盛则梦歌乐，虚则梦饮食不足。厥邪客于脾，则梦大泽丘陵，风雨〔坏屋〕。脾胀则善哕，四肢急，体〔重〕，不食善〔噫〕。脾病〔日昳慧〕，平旦甚，日中持，下晡静。脉急甚，则瘛疭；微急，则膈中不利，食不下而还出。缓甚，则痿厥；微缓，则风痿，四肢不〔收〕。大甚，〔则〕暴仆；微大，〔则痹疝〕，气〔裹大脓血〕在肠胃之〔外〕。小甚，则寒热作；微小，则消〔瘅〕。滑甚，则㿉疝；微滑，则虫毒，肠鸣中热。涩甚，则肠癩；微涩，则〔内〕溃下脓血。脾脉至，大而虚，则有积。脾（气）绝，则十日死。唇焦枯无〔纹理〕，（面）青黑者，脾先（死）。脾病，面黄目赤〔者〕，〔可治〕；青黑色入口，半年死；色如枳实〔者〕，一（日）死，吉凶休咎，皆〔见〕其色出〔于〕部〔分〕也。又口噤唇青，四肢重如山，不能自持，大小便利无休歇，饮食不入，七日死。又唇虽痿黄，语声〔啭啭〕者，尚可治。脾病，（水）气久不去，腹中痛鸣，徐徐热汗出，其人〔本意宽〕缓，（今反急，怒语而鼻笑），不能答人，此不过一（日），祸必至矣。又脾中寒热，则使人腹中痛，不下食，病甚〔舌〕强语涩，转〔筋〕卵〔缩〕，〔阴股〕腹中引痛，身重，不思食，膨胀，变则水泄不能卧者，十死不治。脾〔土〕热，则面黄目赤，〔季〕胁痛满；寒则吐涎沫而不食，四肢痛，滑泄不已，手足厥，甚则战栗如疟也。临病之时，切要〔明〕察脉证，然后投药，此脾脏虚实寒热，生死逆顺脉证之法也。

《主治备要》云：是动则病舌本强，食则呕，胃脘痛，腹胀善噫，得后与气，则快然〔如〕衰，身体皆重。主脾所生病者，舌本痛，体不能动摇，食不下，烦心，心下急痛，寒疟，溏瘕泄，水闭黄疸，不能卧，强立，股膝内肿厥，足大指不用。脾苦湿，急食苦以燥之，白术；脾（虚则）以甘草、大枣之类补之，实则以枳壳泻之，如无他证，虚则以钱氏益黄散，实则以泻黄散。心乃脾之母，炒盐补之；肺乃脾之子，桑白皮泻之。

（六）胃之经，足阳明，湿，戊土

胃者，脾之腑也，又名〔水〕谷之海，与脾为表里。胃者，人之根本，胃气壮，则五脏六腑皆壮（也），足阳明是其经也。胃气绝，五日死。实则中胀便难，肢节痛，不下食，呕逆不已。虚则肠鸣胀满，滑泄。寒则腹中痛，不能食〔冷〕物。热则面赤如醉人，四肢不〔收〕持，不〔得〕安眠，语狂目乱，便硬者是也。病甚则腹胁胀满，呕逆不食，当心痛，（下上）不〔通〕，恶闻香臭，嫌人语，振寒，善欠伸。胃中热，〔则〕唇黑；热甚，则登高而歌，弃衣而走，颠狂不定，汗出额上，衄〔衄〕不止。虚极则四肢肿满，胸中短气，谷不化，中满也。胃中风，则溏泄不已；胃不足，则多饥，不消食。病患鼻下平，则胃中病，渴者可治。胃脉搏坚而长，其色〔黄赤者，当病折髀〕。其脉弱而散者，病食〔痹〕。右关上浮而大者，虚也；浮而短涩者，实也；浮而微滑者，亦〔实〕也；浮而迟者，寒也；浮而数者，热也。此胃〔腑〕虚实寒热，生死逆顺脉证之法也。

《主治备要》云：是动则病〔凄沧〕振寒，善〔呻〕数欠，颜黑，病至则恶人与火，闻木声则惕然而惊，心欲动，〔独〕闭户〔塞牖而〕处，甚则登高而歌，弃衣而走，贲响腹胀，是为骭厥。《脉诀》云：右关上，脾胃脉之所出也，先以轻手得之，是胃，属表；后以重手得之，是脾，属里。脾合肌肉，脾脉循肌肉而行，持脉指法，如九菽之重，按至肌肉，脉道如微风轻扬柳梢者为缓；又稍稍加力，脉道敦实者为大，此为缓大，脾家不病〔脉〕之状也。脾脉本部在肌肉，若出于肌肉之上，见于皮毛之间者，是其浮也；入于肌肉之下，见于筋骨之分者，是其沉也。

（七）心包络，手厥阴，为母血

是动则病手心热，肘臂挛急，腋肿，甚则胸胁〔支〕满，心中〔憺憺〕大动，〔面〕赤目黄，喜笑不休，〔是〕主脉所生病者，烦心，心痛，掌中热，治法与小肠同。

（八）三焦，手少阳，为父气

三焦者，人之三元〔之〕气也，号曰中清之腑，总领五脏六腑，荣卫经络，内外左右上下之气也。三焦通，则上下内外左右皆通也。其于灌体周身，和内调外，荣养左右，宣通上下，莫大于此也。又名玉海水道。上则曰三管，中则曰霍乱，下则曰走泄，名虽三而归（其），有其名而〔无〕其形，亦号孤独之府。而卫〔出〕于上，荣出于中，上者络脉之系也，中者经〔脉〕之系也，下者水道之系也，〔亦又〕属膀胱之宗始，主通阴阳，〔调虚实〕，呼吸，有病则（善）腹胀气满，小〔腹〕坚，〔溺〕而不得，（大便）窘迫也。溢则作水，留则作胀，手少阳是其经也。又上焦实热，则额汗〔出〕而身无汗，能食而气不利，舌干、口焦、咽闭之类，腹胀肋胁痛。寒则不入食，吐酸水，胸背引痛，嗌干，津不纳也。实则食已而还出，〔膨膨〕然不乐。虚则不能〔制〕下，遗溺，头面肿也。中焦实热，则下上不通，腹胀而喘，下气不上，上气不下，关〔格〕不利也。寒则下利不止，饮食不消，中满。虚则肠鸣（膨膨）也。下焦实热，则小便不通，大便亦难，苦〔重〕痛也。虚寒则〔大〕小便〔泄〕下不止也。三焦〔之气〕和则内外和，〔逆〕则内外逆也。故云三焦者，人之三元〔之〕气也。此三焦虚〔实〕寒热，生死逆顺之法也。

《主治备要》云：是动则病耳聋，浑浑焞焞，嗌肿喉〔痹〕。〔是〕主气所生病者，汗出，目〔锐〕眦〔痛〕，颊〔痛〕，耳后肩臑肘臂外〔皆〕痛，小指次指不用。《脉诀》云：右尺三焦、命门脉之所出，先以轻手得之，是三焦，属表；后以重手得之，是命门，属里也。上焦〔热〕，凉膈散、〔泻〕心汤；中焦热，〔调〕胃承气汤、〔泻〕脾散；下焦热，大承气〔汤〕、三才封髓丹。气分热，柴胡饮子、白虎汤；血分热，桃仁承气汤、清凉饮子；通治其热之气，三黄丸、黄连解毒汤是也。

（九）肺之经，肺（之）脉本部在于皮毛，手太阴，燥，辛金

〔经曰〕：肺者，魄之舍也，生气之源，号为相傅，乃五脏之华盖也。外

养皮毛，内荣肠胃，与大肠为表里，手太阴（阳明）是其经也。〔肺〕气通〔于鼻〕，〔和〕则知其香臭，有病则善咳，鼻流清涕。〔凡〕虚实寒热，则皆使人喘嗽，实则梦刀兵恐惧，肩息，〔胸中满〕；〔虚则寒热喘息〕，利下，少气力，多悲感，旺于秋。其脉浮而毛，曰平；又浮而短涩者，肺脉也；其脉来毛而中央坚，两（头）虚，曰太过，则令人气逆，胸满背痛；不及，令人喘呼而咳，上气见血。又肺脉来厌厌聂聂，如（循）榆荚，曰平；来如循鸡羽，曰病；来如物之浮，如风吹鸟背上毛者，死。（真）肺脉至，大而虚，如〔以〕毛羽中人（皮）肤，其色白赤不泽，其毛折者死。微毛曰平，毛多曰病，毛而弦者春病，弦甚者即病。又肺病，吐衄血，皮热脉数，颊赤者死。又久咳而见血身热，而短气，脉〔当〕涩，而今反浮大，色〔当〕白，而今反赤者，火克金，十死不治。肺病喘咳身寒，脉迟微者，可治。秋旺于肺，其脉多浮涩而短，曰平；反此为病。又反洪大〔而〕长，是火刑金，亦不可治；反得沉而软滑者，肾乘于肺，不治自愈；反浮大而缓者，是脾来〔生〕肺，不治自瘥；反弦而长者，〔是〕肺被肝〔横〕，为微邪，虽病不妨。虚则不能息，〔身〕重；实则咽嗌干，喘嗽上气，肩背痛。有积，〔则〕胁下胀满痛。中风则口燥而喘，身运而重，形似冒而肿，其脉按之虚弱如葱叶，下无根者死。中热则唾血，其脉细紧浮数芤者，皆主失血，此由躁扰嗔怒劳伤得之，气壅结所为也。〔肺胀则其人喘咳〕而目〔如〕脱，其脉浮大〔者〕是也。又肺痿则〔吐〕涎沫，而咽干欲饮者，欲愈；不饮者，未瘥。又咳而遗小便者，上虚不能制其下故也。其脉〔沉〕涩者，病〔在〕内；浮滑者，病〔在〕外。肺死则鼻孔开而黑枯，喘而目直视〔也〕。肺绝则十二日死，其状腹满，泄利不觉出，面白目青，此为乱经，虽天命亦不可治。又饮酒当风，中于肺，咳嗽喘闷，见血者，不可治也；面黄目白，亦不可治也。肺病颊赤者死。又言〔谵〕，喘急短气，好唾，此为真鬼相害，十死十，百死百，大逆之兆也。又阳气上而不降，燔于肺，肺自结邪，〔胀〕满喘急，狂言瞑目，非〔当〕所说，而口鼻张，大小便俱〔胀〕，饮水无度，此因〔热伤于肺〕，肺化〔为〕血，半年死。又肺〔疟〕使〔人〕心寒，寒甚则发热，寒热往来，休作不定，多惊，咳〔喘〕如有所见者是也。其脉浮而紧，〔又〕滑而数，又迟而涩小，皆为肺〔疟之脉〕也。又其人素声清而雄〔者〕，暴不〔响〕亮，嗳而气短，用力言语〔难〕出，视不转睛，虽未为病，其〔人〕不久。肺病实，则上气喘闷，咳嗽身热，脉大是也。虚则力乏喘促，右胁胀，言语气短者是也。乍寒乍热，鼻塞颐赤面白，皆肺〔病〕之象也。〔此〕肺脏虚实寒热，生死逆顺脉证法也。

《主治备要》云：是动则病肺胀满，〔膨膨〕而喘咳，缺盆中痛甚，则交两手而瞀，〔此〕为臂厥。〔是〕主肺所生病者，咳〔嗽〕上气，喘渴烦心，胸满，臑臂内前廉〔痛〕厥，掌中热，气盛有余，则肩背痛，风寒，汗出中风，小便数而欠；气虚则肩背痛寒，少气不足以息，溺色变，遗矢无度。肺〔苦〕气上逆，黄芩。肺欲收以酸，白芍药也，补以五味子之酸，泻以桑白皮之辛。虚则五味子补之，实则桑白皮泻之，如无他证，钱氏泻白散，虚则用阿胶散。虚则补其母，则以甘草补土；实则泻其子，以泽泻泻肾水。

（十）大肠经，手阳〔明〕，燥，庚金

经曰：大肠者，肺之腑也，传道之司，号监仓之官。肺病久，则传入大肠，手阳明是其经也。寒则泄，热则结，绝则利下不止而死。热极则便血。又〔风中〕大肠则下血。又实热则〔胀〕满而大便不通；虚寒则滑泄不止。大肠〔者〕，乍虚乍实，乍来乍去，寒则溏泄，热则后重，有积物则发寒栗而战，热则发渴如疟状。积冷不去，则当脐痛，不能久立，痛已则泄白物是也。虚则喜满喘嗽，咽中如核妨矣。此乃大肠虚实寒热，生死〔逆顺〕脉证之法也。

《主治备要》云：是动则病齿痛，颈肿。是主津液所生病者，目黄，口干，鼽衄，喉痹，肩前臑痛，大指次指〔痛〕不用。气有余，则当脉所过者热肿，虚则寒栗不复。《脉诀》云：右寸大肠肺脉之所出也，先以轻手得之，是大肠，属表；后以重手得之，是肺，属里。肺合皮毛，肺脉循皮毛而行，持脉指法，如三菽之重，按至皮毛而得之者，为浮；稍稍加力，脉道不利，为涩；又稍加力，脉道缩入关中，上半指不动，下半指微动者，为短。此乃浮涩而短，肺不病之状也。肺脉本部出于皮毛之上，见于皮肤之表，是其浮也；入于血脉肌肉之分，是其沉也。

（十一）肾之经，命门，肾脉本部〔在〕足少阴，寒，癸水

经曰：〔肾者〕，精神之舍，性命之根，外通于耳，男子以〔藏〕精，女子以系胞，与膀胱为表里，足少阴（太阳）是其经也。肾气绝，则不尽天命而死也。旺于冬，其脉沉滑曰平，反此者病。其脉来如弹，〔石〕名曰太过，病在外；其去如解索，谓之不及，病在内。太过令人解㑊脊痛，而少气不欲言；不及则令人心悬，小腹满，小便滑，变黄色。又肾脉来喘喘累累如钩，按之紧曰平；又来如引葛，按〔之〕益坚曰病；来如转索，辟辟如弹石曰死。

又肾脉但石无胃气亦死。肾有水，则腹胀脐肿，腰重痛，不得溺，阴下湿，如同牛鼻头汗出，〔足〕为逆寒，大便难。肾病，手足冷，面赤目黄，小便不禁，骨节烦疼，小〔腹〕结瘀热，气上冲心，脉〔当〕沉〔细〕而滑，今反浮大，其色当黑，〔今反黄〕，其人吸吸少气，两耳若聋，精自出，饮食少，便下清谷，脉迟可治。冬则脉沉而滑曰平，反浮大而缓，是土〔来〕克水，〔大逆，十死不治〕；反浮涩而短，是肺〔来〕乘肾，〔虽病〕，易治；反弦〔细而〕长〔者〕，肝〔来〕乘肾，不治自愈；反浮大而洪，心〔来〕乘肾，不妨，肾病腹〔大胫〕肿，〔喘咳身重〕，〔寝〕汗出，憎〔风〕。虚则胸痛。阴邪入肾，则骨痿腰痛，上引背脊痛。过房，汗出当风，浴水久立，则肾损。其脉急甚，则病瘕；微急则沉厥奔豚，足不收。缓甚则虚损；微缓则洞泄，食不下，入咽还出。大甚则阴〔痿〕；微大则水气〔起〕脐下，〔其肿垞垞然〕而上至胸者，死〔不治〕。小甚则（亦）洞泄；微小则消瘅。滑〔甚〕则癃〔癫〕；微滑则骨痿，坐不能起，目视〔见〕花。涩甚则寒壅塞；微涩则〔不月〕痔疾。其脉〔之〕至〔也〕，坚而大，有〔积〕气在阴中及腹内也，名〔曰〕肾〔痹〕，得之浴清水，卧湿地来。沉而大坚，浮之而紧，手足肿厥，阴痿不起，腰背痛，小腹〔肿〕，心下有水气，时胀满〔而〕洞泄，此因浴水未干，而房事得之也。虚则梦舟（舡）溺人，〔得其时，梦〕伏水中，〔若有所畏〕；实则梦临〔深〕投水中。肾胀则腹〔痛〕满，引脊腰痹痛。肾病夜半平，四季甚，下晡静。肾生病，口热舌干，咽肿，上气，嗌干及痛，烦心而痛，黄胆，肠癖，痿厥，腰脊背急痛，嗜卧，足心热而痛，胕酸。肾病久不愈，而膂筋疼，小便闭，而两胁胀满，目盲者死。肾〔之〕积，〔苦〕腰〔脊〕相引而痛，饥见饱减，〔此肾中〕寒结在脐下也。积脉来细而软，附于骨者是也，面白目黑，肾已内伤，八日死。又阴缩，小便不出，出而不止者，亦死。又〔其〕色青黄连耳，其人年三十许，百日死；若偏在一边，一（年）死。实则烦闷，脐下重；热则口舌焦而小便涩黄；寒则阴中与腰背俱肿疼，面黑耳聋，干呕而不食，或呕血者是也。又喉鸣，坐而喘咳，唾血出，亦为肾虚寒，〔气〕欲绝者。此肾脏虚实寒热，生死逆顺脉证之法也。

《主治备要》云：是动则病饥不欲〔食〕，面如漆〔柴〕，咳唾则有血，〔喝喝〕而喘，坐而欲起，目䀮䀮〔如〕无所见，心如悬若饥状，气不足则善恐，心惕惕（然）如人将捕之，是为骨厥。〔是〕主肾所生病者，口热，舌干，咽肿，上气，嗌干及痛，烦心，〔心〕痛，黄胆，肠澼，〔脊〕股内后廉痛，痿〔厥〕，嗜卧，足下热而痛也。肾〔苦〕燥，则以辛润之，知母、黄柏是也。肾欲坚，〔坚〕以知母之苦，补以黄柏之苦，泻以泽泻之咸。肾虚则以熟地黄、黄柏补之。肾本无实，不可泻，钱氏止有补肾地黄丸，无泻肾之药。肺乃肾之母，金生水，补母故也，又以五味子补之者是也。

(十二) 膀胱经，足太阳，寒，壬水

经曰：膀胱者，津液之府也，与肾为表里，号为水曹〔掾〕，〔又〕名玉海，〔足〕太阳是其经也。总通〔于〕五腑，所以五腑有疾，则应膀胱；膀胱有疾，〔即应〕胞囊〔也〕。〔伤热则〕小便不利，热入膀胱，则其气急，而小便黄涩也；膀胱寒则小便数而清（白）也。又水发则〔其〕根在膀胱，〔四肢瘦小〕，而腹反大〔是〕也。又膀胱咳〔久〕不已，传之三焦，满而不欲饮食也。然〔上〕焦主心肺之病，人有热，则食不入；寒则神不守，泄下利不止，语声不出也。实则上绝于〔心〕气不行也，虚则引热气于肺。其三焦和，则五脏六腑之气和，逆则皆逆。膀胱经中有厥气，〔则〕梦行不快；满胀，则小便不下，脐下〔重〕闷，或〔肩痛也〕。绝〔则〕三日死，死在鸡鸣也。此膀胱虚实〔寒热〕生死逆顺脉证之法也

《主治备要》云：是动则病（气）冲头痛，目似脱，项似拔，脊痛，腰似折，髀不可以曲，腘〔如〕结，〔踹〕如裂，是为踝厥。〔是〕主筋所生病者，痔，疟，狂，癫疾，头囟项痛，目黄泪出，鼽衄，项、〔背〕、腰、尻、腘、〔踹〕，脚皆痛，足小指不用。《脉诀》云：左尺，膀胱肾脉之所出也，先以轻手得之，是膀胱，属表；后以重手得之，是肾，属里。命门与肾脉循骨而行，〔持〕脉指法，按至骨上得之为沉；又重手按之，脉道无力者，为濡；举手来疾流利者为滑。此乃沉濡而滑，命门与肾〔脉〕不病之状也。命门与肾部近骨，若出于骨上，见于皮肤血脉筋骨之间，是其浮也；入而至骨，是其沉也。

四、三才治法

华氏《石函经》曰：夫病有宜汤者、宜丸者、宜散者、宜下者、宜吐者、宜汗者。汤可以荡涤脏腑，开通经络，调品阴阳；丸可以逐风冷，破坚积，进饮食；散可以去风、寒、暑、湿之气，降五脏之结伏，开肠利胃。可下而不下，使人心腹胀满，烦乱鼓〔胀〕；可汗而不汗，则使人毛孔闭塞，闷绝而终；可吐而不吐，则使人结胸上喘，水食不入而死。

五、三感之病

《内经》治法云：天之邪气感，则害人五脏，肝、心、脾、肺、肾，实而不满，可下之而已。水谷之寒热感，则害人六腑，胆、胃、三焦、膀胱、大肠、小肠，满而不实，可吐之而已。地之湿气感，则害人肌肤，从外而入，可汗而已。

六、四因之病

注云：外有风寒暑湿，天之四令，无形者也；内有饥饱劳逸，亦人之四令，有形者也。

一者，始因气动而内有所成者，谓积聚癥瘕，瘤气、瘿气、结核，（狂瞀）癫痫。

二者，始因气动而外有所成者，谓痈肿疮疡，疥癣疽痔，掉〔瘛〕浮肿，目赤〔胗〕膘胗（者痤），肿痛痒。

三者，〔不因气〕动而病生于内者，谓留饮癖食，饥饱劳逸，宿食霍乱，悲恐喜怒，想慕忧结。

四者，不因气动而病生于外者，谓瘴气魅贼，虫蛇蛊毒，〔蜚〕尸鬼击，〔冲薄〕坠堕，风寒暑湿，〔斫〕射刺割等。

七、五郁之病

（注云：五运之法也。）

木郁之病，肝酸〔木风〕。

注云：故民病胃脘当心而痛，（四肢）两胁，（咽嗝）不通，饮食不下，甚则耳鸣眩转，目不识人，善暴僵仆，筋骨强直而不用，卒倒而无所知也。经曰：木郁则达之，谓吐令其调达也。

火郁之病，心苦火暑。

注云：故民病少气，疮疡痈肿，〔胁腹胸背，面首〕四肢，〔膹膜胪胀〕，疡痱呕逆，瘛疭骨〔痛，节乃有动〕，注下温疟，腹中暴痛，血溢流注，精液乃少，目赤心热，甚至瞀闷懊，善暴死。经曰：火郁发之，谓汗令其发散也。

土郁之病，脾甘〔土湿〕。

注曰：故民病〔心〕腹胀，肠鸣而为数（便），甚则心痛胁膜，呕（吐）霍乱，饮发注下，〔胕〕肿身重，则脾热之生也。经曰：土郁夺之，谓下〔之令〕无壅滞也。

金郁之病，肺辛〔金燥〕。

注云：故民病咳逆，心〔胁〕满，引〔少腹〕，〔善〕暴痛，不可反侧，嗌干面尘色〔恶〕，乃金胜木而病也。经曰：金郁泄之，解表利小便也。

水郁之病，肾咸〔水寒〕。

注云：故民病寒〔客〕心痛，腰椎痛，大关节〔不利〕，屈伸不便，善厥逆，痞坚腹满，阴乘阳也。经曰：水郁〔折〕之，谓抑之制其冲逆也。五运之政，犹权衡〔也〕，高者抑之，下者举之，化者应之，变者复之，〔此生长化收藏之〕理也，失常则天地四〔塞〕也。

八、六气主治要法

大寒丑上，初之气，自大寒至春分，厥阴风木之位，一阳用事，其气微。故曰少阳得甲子元头，常以大寒初交之气，分以六周甲子，以应六气下。十二月、正月、二月少阳，三阴三阳亦同。

注云：初之气为病，多发咳嗽，风痰，风厥，涎潮，痹塞口，半身不遂，失音，风〔癫〕，风中妇人，胃中留饮，脐腹微痛，呕逆恶心，旋运惊悸，〔阳狂〕心风，搐搦颤掉。初之〔气〕根据《内经》在上者宜吐，在下者宜下。

春分卯上，二之气，春分至小满，少阴君火之位，阳气〔动〕清明之间，有阳明之位也。

注云：二之气为病，多发风湿风热。经曰：风伤于阳，湿伤于阴，微则头痛身热，发作风湿之候，风伤于血也，湿伤于胃气也。是以风湿为病，阴阳俱虚，而脉浮，汗出，身重，眠多鼻息，语言难出。以上二证，不宜热药，下之必死。二之气病，宜以桂枝麻黄汤发汗而已。

小满以上，三之气，小满至大暑，少阳相火之位，阳〔气〕发万物俱盛，故云太阳旺。其脉洪大而长，天气并万物人脉盛。

注云：三之气为病，〔多发热〕，皆传足经者多矣，太阳、阳明、少阳、太阴、厥阴、少阴。太阳者，发热恶寒，头项痛，腰背强。阳明者，肌痛目痛，鼻干不得卧。少阳胸胁痛，耳聋，口苦，寒热往来而呕。此三阳属热。太阴者，腹满咽干，手足自温，自利不渴，或腹满时痛。少阴，口燥舌干而渴。厥阴〔烦〕满，舌卷囊缩，喘热闷乱，四肢厥冷，爪甲青色。三之气病，宜下清上凉〔及〕温养，不宜用巴豆热药下之。

大暑未上，四之气，大暑至秋分，太阴湿土之位，阳气发散之后，阴已用事，故曰太阴旺，此三阴三阳，与天气标本阴阳异矣。脉缓大而长，燥金旺；紧细短涩，以万物干燥，明可见矣。

注云：四之气为病，多发暑气，头痛身热，发渴，不宜作热病治（宜）以白虎汤，得此病不传染，次发脾泄、胃泄、大肠泄、小肠泄、大瘕泄，霍乱吐泻，〔白利〕及赤白相杂，米谷不消，肠鸣切痛，面浮足肿，目黄口干，胀满气痞，手足无力，小儿亦如之。四之气〔病〕宜渗泄，五苓之类是也。

秋分酉上，五之气，秋分至小雪，阳明燥金之位，阳衰阴盛，故曰金气旺，其脉细而微。

注云：五之气为病，多发喘息，呕逆咳嗽，及妇人寒热往来，疟瘅痔，消渴中满，小儿斑疹痘疮。五之气病，宜以大柴胡汤解治表里。

小雪亥上，终之气，小雪至大寒，太阳寒水之位，阴极而尽，天气所收，故曰厥阴旺。厥者，极也，其脉沉短而〔微〕。万物收藏在内，寒气闭塞肤腠，气液不能越，故脉微也。

注云：终之气为病，多发风寒，风痰湿痹，四肢不收。秋尽冬水复旺，水湿相搏，肺气又衰，冬寒甚，故发则收引，病厥〔痿〕弱无以运用。水液澄澈清冷，大寒之疾，积滞瘕块，寒疝血瘕。终之气病，宜破积发汗之药是也。

九、主治心法

（一）〔随证治病用药〕

头痛须用川芎，如不愈，各加引经药，太阳蔓荆，阳明白芷，〔少阳柴胡〕，〔太阴苍术〕，少阴细辛，厥阴〔吴〕茱萸。

顶巅痛，〔用〕藁本，去川芎。肢节痛，用羌活，风湿亦用之。小腹痛，用青皮、桂、茴香。腹痛用芍药，恶寒而痛加桂；恶热而痛加黄柏。腹中窄狭，〔用〕苍术、麦芽。下部腹痛川楝子。腹胀用姜制厚朴、紫草。腹中实热，用大黄、芒硝。心下痞，用枳实、黄连。肌热去痰，用黄芩；〔肌热〕亦用黄芪。虚热，用黄芪，亦止虚汗。胁下痛，往来寒热，用柴胡。胃脘痛，用草豆蔻。气刺痛，用枳〔壳〕，看何经，分以引经药导之。眼痛不可忍者，用黄连、当归根，以酒浸煎。茎中痛，用甘草〔梢〕。脾胃受湿，沉困无力，怠惰嗜卧，去痰。用白术（枳实、半夏、防风、苦参、泽泻、苍术）。破滞气，用枳壳、（高者用之，能损胸中至高之气，三二服而已。）（陈皮、韭白、木香、白豆蔻、茯苓）。调气用木香、（香附子、丁、檀、沉。）补气用人参、（用）膏、粳米。去滞气用青皮，多则泻元气。破滞血用桃仁、苏木、（红花、茜根、玄胡索、郁李仁）。补血不足，用甘草（当归、阿胶。）和血用当归，凡血受病皆用。血刺痛用当归，详上下用根梢。（上部血，防风使〔牡〕丹皮、剪草、天麦二门冬。中部血，黄连使。下部血，地榆使。新血红色，生地黄；陈血瘀色，熟地黄。）去痰用半夏，热痰加黄芩，风痰加南星。胸中寒邪痞塞，用陈皮、白术。然，多则泻脾胃。嗽用（五味、杏仁、贝母），去上焦湿及热，须用黄芩，泻肺火故也。去中焦湿与痛，用黄连，泻心火故也。去下焦湿肿及痛，并膀胱火，必用汉防己、草龙胆、黄柏、知母。渴者用干〔葛〕、茯苓（天花〔粉〕、乌梅），禁半夏。心烦，用栀子仁（牛黄、朱砂、犀角、茯苓）。饮水多致伤脾，用白术、茯苓、猪苓。喘用阿胶。宿水不消，用黄连、枳壳。水泻，用白术、茯苓、芍药。肾燥香豉。疮痛不可忍者，用苦寒药，如黄芩、黄连，详上下分根梢及引经药〔则可〕。小便黄用黄柏，涩者加泽泻（余沥者杜仲）惊悸恍惚，用茯神、（金虎〔睛〕珠）（凡春加防风、升麻；夏加黄芩、知母、白芍药；秋加泽泻、茯苓；冬加桂、桂枝。）凡用纯寒纯热药，必用甘草，以缓其力〔也〕；寒热相杂，亦用甘草，调和其性也；中满者禁用。经曰：中满勿食甘。

（二）〔用药凡例〕

凡解利伤风，以防风为君，甘草、白术为佐。经曰：辛甘发散为阳。风宜辛散，防风味辛，〔乃〕治风通用，故防风为君，甘草、白术为佐。凡解利伤寒，以甘草为君，防风、白术为佐，是其寒宜甘发散也。或有别证，于前随证治病药内选用，其分两以〔君〕臣论。凡水泻，茯苓、白术为君，芍药、甘草佐之。凡诸风，以防风为君，随证加药为佐。凡嗽，以五味子为君，有痰者半夏为佐；喘者阿胶为佐；有热无热，俱用黄芩为佐，但〔分〕两多寡不同耳。

凡小便不利，黄柏、知母为君，茯苓、泽泻为使。

凡下焦有湿，草龙胆、汉防己为君，黄柏、甘草为佐。

凡痔漏，以苍术、防风为君，甘草、芍药为佐，详别证加减。

凡诸疮，以黄连为君，甘草、黄芩为佐。

凡疟疾，以柴胡为君，随所发之时，所属〔之〕经，分用引经〔药佐之〕。

以上皆用药之大要，更详别证，于前随证治病〔药内〕，〔逐款加减用之〕。

（三）〔解利外感〕

伤风者恶风，用防风二钱，麻黄一钱，甘草一钱。如头痛，加川芎一钱；项下脊旁至腰病者，羌活一钱；体沉重，制苍术一钱；肢节痛，羌活一钱；目痛鼻干及痛，升麻一钱；或干呕，或寒热，或胁下痛者，俱加柴胡一钱。

伤寒恶寒者，麻黄二钱，防风一钱，炙甘草一钱；头沉闷者，羌活一钱。

伤寒表热，服石膏、知母、甘草、滑石、葱、〔豉〕之类寒药，汗出即解。如热病半在表、半在里，服小柴胡汤能令汗出而愈（者）。热甚，服大柴胡汤之下；更甚者，小承气汤下之；里热大甚者，调胃承气汤下之，〔或〕大承气汤下之。发黄者，茵陈汤下之；结胸中，陷胸汤下之。此皆大寒之利药也。又言：身恶寒，麻黄汤汗泄之，热去身凉即愈。

（四）〔伤寒热食物〕

伤西瓜、冷水、牛乳寒湿之物，白术二钱，川乌半钱，防风一钱，丁香一个，炙甘草一钱。

伤羊肉、面、马乳皆湿热之物，白术一钱，黄连一钱，大黄二钱，炙甘草半钱，制黄芩一钱。

以上二证，腹痛加白芍药一钱；心下痞，枳实一钱；腹胀，厚朴半钱；胸中不利，枳壳半钱；腹中寒，陈皮三分；渴者，白茯苓一钱；腹中窄狭，苍术一钱；肢体沉重，制苍术一钱；因怒而伤者，甘草半钱；因忧而伤者，枳壳半钱；因喜而伤者，五味子半钱；因悲而伤者，人参半钱。大抵伤冷物以巴豆为君，伤热物以大黄为君，详认病证，添加为佐之〔药〕，或丸或散〔均〕可也。

（五）目疾

目疾暴发赤肿，羌活、防风、柴胡、香白芷、升麻、二制黄芩、黄连、甘草。白睛红，白豆蔻；少许，则当归为主。（去翳，谷精花、蝉蜕、瞿麦、秦皮洗。养目血，菊花。明目，蕤仁、蜀椒、龙脑。）凡眼暴发赤肿，以防风、黄芩为君以泻火；和血为佐，黄连、当归是也；兼以各经药引之。凡目昏暗，以熟地黄、当归根为君，以羌活、防风、甘菊花、甘草之类为佐。

（六）泻痢水泄

凡痢疾腹痛，以白芍药、甘草为君，当归、白术为佐，见血先后，分三焦热〔论〕。凡泻痢小便白，不涩为寒，赤涩为热也。又法曰：完谷不化，而色不变，吐利腥秽，澄澈清冷，小便清白不涩，身凉不渴，脉细而微者，寒证也。谷虽不化，而色变非白，烦渴，小便赤黄而或涩者，热证也。凡谷消化，无问他证及色变，便为热也。寒泄而谷消化者，未之有也。泻痢，白术、甘草；水泻，米谷不化，防风；伤食微加大黄；腹胀，厚朴；渴者，白茯苓；腹痛，白芍药、甘草为主；冬月，白芍药一半，白术一半，夏月制黄芩。先见脓血，后见大便者，黄柏为君，地榆佐之；脓血相杂而下者，制大黄；先大便而后脓血者，黄芩二制，皆以当归根梢，详其上下而用之；腹不病，白芍药半之。身体困倦，目不欲开，口不欲言，黄芪、人参；沉重者，制苍术。不思饮食者，木香、藿香叶。里急，大黄、芒硝、甘草下之。后重者，木香、藿香、槟榔和之。

（七）中风

手足不遂者，中府也，病在表也，当先发汗，羌活、防风、升麻、柴胡、甘草各二钱，作一服，取发汗，然后行经养血，当归、秦艽、甘草、独活各一两，行经〔者〕、随经用之。

耳聋目瞀及口偏，邪中藏也，病在里也，当先疏大便，然后行经。白芷、柴胡、防风、独活各一两，又川芎半两，薄荷半两。

上为末，炼蜜丸弹子大，每服一丸，细嚼，温酒下，茶清亦可。

（八）破伤风

脉浮在表，当汗之；脉沉在里，当下之。背后搐〔者〕，羌活、防风、独活、甘草。〔向〕前搐者，升麻、白芷、防风、独活、甘草。两傍搐者，柴胡、防风、甘草；右搐者，白芷加之。

（九）〔破伤中风法〕

经曰：凡疮热甚郁结，而荣卫不得宣通，故多发白痂，是时疮口闭塞，气不通泄，热甚则生风也。《治法》曰：破〔伤〕中风，风热燥甚，怫郁在表，而里气尚平者，善伸数欠，筋脉拘急，或时恶寒而搐，脉浮数而弦者，以辛热治风之药，开冲结滞，荣卫宣通而愈也。凡用辛热之药，或以寒凉之药佐之尤妙，免致药不中病，而风转甚。若破〔伤〕中风，表不已，而渐入于里，则病势转甚；若里未太甚，而脉在肌肉者，宜以退风热、开结滞之寒药调之。或以微加治风辛热药，亦得以意消息，不可妄也。至宝丹亦凉药也。如〔热〕甚于里，以大承气汤下之。

（十）疮疡

苦寒为君：黄芩、黄柏、黄连、知母、生地黄酒洗。甘〔温〕为佐：黄芪、人参、甘草。大辛解结为臣：连翘、当归、本。辛温活血去〔瘀〕：当归梢、苏木、红花、牡丹皮。）脉浮者为在表，宜行经：黄连、黄芩、连翘、当归、人参、木香、槟榔、黄柏、泽泻。在腰以上至头者，枳壳仍作引药，引至疮所。

出毒消肿：鼠粘子。排〔脓〕：肉桂。入心引血化经汗而不溃，〔伤〕皮：王瓜根、三棱、莪术、黄药子。痛甚：芩、连、柏、知母。）脉沉者在里，当疏利脏腑，利后，用前药中加大黄，取利为度，随虚实定分两。痛者，止以当归、黄芪止之。

（十一）妇人

产妇临月未诞者，凡有病，先以黄芩、白术安胎，然后用治病药。发热及肌热者，黄连、黄芩、黄芪、人参。腹痛者，白芍药、甘草。感冒者，根据前解利。产后诸病，忌用白芍药、黄芩、柴胡。内恶物上冲，胸胁痛者，大黄、桃仁。血刺痛者，当归。内伤发热，黄连。渴者，白茯苓。一切诸病，各根据前法，惟渴去半夏，喘嗽去人参，腹胀忌甘草。

妇人带下，举世皆曰寒，误之甚矣。所谓带下者，任脉之病也。经曰：任脉者，起于中极之下，以上毛际，循腹里，上关元，至于咽喉，上颐循面入目。注言：任脉自胞上，过带脉，贯络而上，然其病所发，正在带脉之分，而淋沥以下，故曰带下也。其赤白说者，〔与〕痢义同，而无〔独〕寒者。法曰：头目昏眩，口苦舌干，嗌咽不利，小便赤涩，大便涩滞，脉实而数者，皆热证也。

（十二）小儿

小儿但见上窜及摇头切牙，即是心热，黄连、甘草。目连闪，肝热，柴胡、防风、甘草。若左腮红，是肝风，与钱氏泻青丸。〔右〕腮红，肺热，与泻白散。额上红者，是心热，与黄连一味。鼻上红，是脾热，与钱氏泻黄散。颏上红者，肾热，知母、黄柏皆二制，甘草炙。

凡〔治〕小儿病，药味与大人同，只剂料等差少。如见腮、目胞赤，〔呵〕欠、嚏喷，惊悸，耳尖、手足梢冷，即是疮疹。三日后其证不减，亦不见疮苗，即以柴胡、升麻、甘草，〔加〕生姜煎，慎不可投以寒凉利脏腑之剂，使疮不能出，其祸不可〔测〕。

凡养小儿，酒肉油腻生硬冷物及生水等，不可食，自无〔疳〕癖二证、惊风搐者，与破伤风同。

（十三）潮热

潮热者，黄连、黄芩、生甘草。辰戌时发，加羌活；午间发，黄连；未间发，石膏；申时发，柴胡；酉时，升麻；夜间，当归根。若有寒者，加黄芪、人参、白术。

（十四）〔咳嗽〕

咳嗽有声无痰者，生姜、杏仁、升麻、五味子、防风、桔梗、甘草。无声有痰者，半夏、白术、五味子、防风、枳壳、甘草，冬月须加麻黄、陈皮少许。有声有痰者，白术与半夏、五味子、防风。久不愈者，枳壳、阿胶。痰有五证，风、气、热、寒、温也，详见《活法机要》中。

（十五）〔五脏补泻法〕

肝，虚以陈皮、生姜之类补之，经曰：虚则补其母，水能生木，肾乃肝之母。肾，水也，若补其肾，熟地黄、黄柏是也。如无他证，钱氏地黄丸主之。实则白芍药泻之，如无他证，钱氏泻青丸主之。实则泻其子，心乃肝之子，以甘草泻心。

心，虚则炒盐补之，虚则补其母，木能生火，肝乃心之母。肝、木也；心、火也。以生姜泻肝。如无他证，钱氏安神丸是也。实则甘草泻之，如无他证，以钱氏方中重则泻心汤，轻则导赤散。

脾，虚则甘草、大枣之类补之，实则以枳壳泻之。如无他证，虚则以钱氏益黄散，实则泻黄散。心乃脾之母，以炒盐补之；肺乃脾之子，以桑白皮泻肺。

肺，虚则五味子补之，实则桑白皮泻之。如无他证，实则用钱氏泻白散，虚则用阿胶散。虚则以甘草补土，补其母也；实则泻子，泽泻泻其肾水。

肾，虚则熟地黄、黄柏补之，泻以泽泻之咸。肾本无实，本不可泻，钱氏止有补肾地黄丸，无泻肾之药。肺乃肾之母，金生水，补之故也。补则以五味子。

以上五脏，《内经·藏气法时论》中备言之，欲究其详，精看本论。

卷之中

十、《内经》主治备要

（一）〔五运主病〕

诸风掉眩，皆属肝木。

诸痛痒疮疡，皆属心火。

诸湿肿满，皆属脾土。

诸气膹郁、病痿，皆属肺金。

诸寒收引，皆属肾水。

（二）〔六气为病〕

诸暴强直，〔支〕痛软戾，里急筋缩，皆属于风。

诸病喘呕吐酸，暴注下迫，转筋，小便混浊，腹胀大而鼓之有声如鼓，痛疽〔疡〕疹，瘤气结核，吐下霍乱，瞀郁肿胀，鼻〔窒〕鼽衄，血溢血泄，淋〔閟〕身热，恶寒〔战〕栗，惊惑悲笑，谵妄，衄蔑血污，皆属于热。

诸〔痉〕强直，积饮痞隔中满，霍乱吐下，体重〔胕〕肿，肉如泥，按之不起，皆属于湿。

诸热瞀〔瘛〕，暴喑冒昧，躁扰狂越，骂詈惊骇，〔胕〕肿疼酸，气逆冲上，禁栗如丧神守，嚏呕，疮疡喉痹，耳鸣或聋，呕涌溢，食不下，目昧不明，暴注〔瞤〕瘛，暴病〔卒〕死，是〔皆〕属于火。

诸涩枯涸，干劲皱揭，皆属于燥。

诸病上下所出水液，澄澈清冷，癥瘕癫疝，痞坚，腹满急痛，下痢清白，食已不饥，吐〔利〕腥秽，屈伸不便，厥逆〔禁〕固，皆属于寒。

（三）〔五运病解〕

五运主病，木、火、土、金、水，顺则皆静，逆则变乱，四时失常，阴阳偏胜，病之源也。

诸风掉眩，皆属肝木。

注云：掉，摇也。眩，昏乱眩运也。风主动故也。所谓风气甚则头目眩者，由风木旺，则必是金衰不能制木，〔而〕木生火，木火者皆阳也，故风火多兼化也。风热相抟，则头目眩运而转也。火性本动，火得风〔则〕成焰而旋转也。风势甚，则曲直动摇，更加呕吐也。

诸痛痒疮疡，皆属心火。

注云：痛痒而为疮，火之用也。五常之道，过极则胜己〔者〕反来制之，故火热过极，而反兼于水化也．所谓盐能固物，而令不腐者，咸寒水化，制其火热，使无热之过极，乃水化制之，而久固也。热极即是木来生火也，甚则皮肉肌肤之间，不得宣通，故生疮疡而痛痒也。

诸湿肿满，皆属脾土。

注云：湿，地之体也。湿极甚则痞塞肿满，物湿亦然。故长夏暑湿之甚，〔则〕庶物隆盛也。

诸气膹郁、病痿，皆属肺金。

注云：肺主气，〔气〕为阳，阳主轻清而升，故肺居上部，而为病则气郁。〔至于〕痿弱，手足无力，不能收持，乃血液衰少，故病然也。秋金〔旺〕，则雾气蒙郁，而草木〔萎〕落，病之象也。

诸寒收引，皆属肾水。

注云：收敛引急，寒之用也，故冬寒则物拘缩也。

（四）〔六气病解〕

六气为病，风、热、湿、火、燥、寒，乃天之六气也。

风木厥阴，肝胆之气也。

诸暴强直，〔支〕痛緛戾，里急筋缩，皆属于风。

暴强直

注云：暴，卒也，虐害也。强劲有力而不柔和也。直，筋劲强也。

支痛緛戾，里急筋缩

注云：支痛，支，持也，坚固支持，筋挛不柔而痛也。緛，緛缩也。戾，乖戾也，谓筋缩里急，乖戾失常而病也。然燥金主为紧敛、短缩、劲切，而风木为病，反见燥金之化者，由亢则害，承乃制也。况风能湿而为燥也，筋缩者，燥之甚也，故谓风甚皆兼于燥也。

热者，少阴君火之热，乃真心小肠之气也。

〔诸病喘呕吐酸，暴注下迫，转筋，小便混浊，腹胀大而鼓之有声如鼓，痛疽疡疹，瘤气结核，吐下霍乱，瞀郁肿胀，鼻窒衄衊，血溢血泄，淋身热，恶寒战栗，惊惑悲笑，谵妄，衄衊血污，皆属于热。〕

喘

注云：喘，热则息数气粗而为喘也，故热则脉实而甚数，喘之象也。

呕

注云：火气炎上之象也，故胃〔膈〕热甚，则为呕也。

吐酸

注云：〔酸者〕，肝木之味也。由火实制金，不能平木，则肝〔木〕自甚，故为酸也。法宜湿药散之，亦〔犹〕解表之义也。使肠胃结滞开通，怫热散而和之。若久喜酸而不已，不宜温之，宜以寒药下之，后以凉药调之，结散热去，则气和〔也〕。

暴注

注云：卒暴〔注〕泄，肠胃热甚，则传化失常，火性疾速，故〔如〕是也。

下迫

注云：后重里急，窘迫急痛也。火性急速，而能燥物故也。

转筋

注云：转，反戾也，热气燥烁于筋，〔则〕挛瘛而痛也。所谓转者，动也，阳动阴静，热证明矣。多因热甚，霍乱吐泻，以致脾胃土衰，则肝木自甚，而热燥于筋，故转筋也。大法曰：渴则为热，凡霍乱转筋〔而〕不渴者，未之有也。或不因吐泻，而但外冒于风，腠理闭密，阳气郁结，怫〔热〕内作，热燥于筋，则转筋。故诸转筋，以汤渍之，而使腠理开泄，阳气散而愈也。因汤渍之而愈，故反〔疑〕为寒也。

小便混浊

注云：天气热则水混浊，寒则水清洁，水体清，火体浊故也。又如清水为汤，则自然浊也。

腹〔胀〕大而鼓之有声如鼓

注云：气为阳，阳为热，气甚则然也。

痈

注云：浅而大也。经曰：热胜血则为痈脓也。

疽

注云：深而恶也。

疡

注云：有头小疮也。

疹

注云：浮而小瘾疹也。

瘤气

注云：赤瘤〔丹〕熛，热胜〔气〕也，火之色也。

结核

注云：火气热甚，则郁结坚硬如果中核也，不必溃发，但以热气散，则自消也。

吐下霍乱

注云：三焦为水谷传化之路，热气甚，则传化失常，而吐下霍乱，火性燥动故也。大法曰：吐利烦渴为热，不渴〔为〕寒。或〔热〕吐〔泻〕，始得之亦有不渴者，若不止，则亡液而后必渴也。或〔寒〕本不渴，若不止，〔亡〕津液过多，则亦燥而渴也。若寒者，脉当沉细而迟；热者，脉当实大〔而〕数。或损气亡液过极，则脉亦不能实数，而反缓弱也，虽尔，亦不为热矣。

瞀

注云：昏也，热气甚，则浊乱昏昧也。

郁

注云：怫热结滞，而气不通畅也。所谓热甚则腠理闭密而郁结也。〔则〕如火炼物，反相合而不离也。故热郁则闭塞不通畅也。然寒水〔主〕于闭藏，而今反属热者，谓〔火〕热亢甚，则反兼水化制之故也。

肿胀

注云：热胜于内，则气郁而为肿也。阳热气甚则腹胀。火主长而高茂，形貌彰显，升明舒荣，皆肿胀〔之象〕也。

鼻窒

注云：窒，塞也。火主肿胀，故阳明热，而鼻中〔胀〕，则窒塞也。

鼽

注云：〔鼽者〕，鼻出清涕也。夫五常之道，微则当其本化，甚则兼其鬼贼，故经曰：亢则害，承乃制也。由是肝热甚则出〔泣，心热甚则出〕汗，脾热甚则出涎，肺热甚则出涕，肾热甚则出唾。此乃寒〔伤〕皮毛，则腠理闭密，阳热怫郁，〔而病愈甚〕也。

衄

注云：阳热怫郁于足阳明，而上热甚，则血妄行为鼻衄也。

血溢

注云：〔血溢者〕，上出也。心养于血，故热甚则血有余而妄行也。

血泄

注云：热在下焦，而大小便血也。

淋

注云：小便涩痛，热客膀胱，郁结而不能渗泄故也。可用开结利小便之寒药，以使结散热退，血气宣通，荣卫和平，精神清利而已。

秘

注云：大便涩滞也。热耗其液，则粪坚结，大〔肠〕燥涩紧敛故也。俗谓风热结〔者〕，谓火甚则制金，不能平木，则肝木自甚故也。或大便溏而〔秘〕者，燥热在乎肠胃之外，而湿热在内故也。

身热恶寒

注云：此热在表也。邪热在表而浅，邪畏其正，故病热而反恶寒也。仲景云：无阳不可发汗。又云：身热〔恶〕寒，麻黄汤汗之。汗泄热去，身凉即愈。

战栗

注云：〔战栗〕动摇，火之象也。阳动阴静，而水火相反。故厥逆禁固，屈伸不便，为病寒也。栗者，寒冷〔也〕。此由心火热甚，亢极而战，反兼水化制之，故寒栗也。然寒〔栗〕者，由火甚似水，实非兼有寒气也。故以大承气汤下之，多有燥粪，下后热退，战栗愈矣。

惊

注云：心卒动而不宁也。火主〔于〕动，心火热甚〔故〕也。虽尔，止为热极于里，乃火极而似水，则喜惊也。反兼肾之恐者，亢则害，承乃制故也。

惑

注云：疑惑、犹豫、浊乱，而志不一也。象火参差而惑乱，故火实则水衰，失志而惑〔乱〕也。〔志〕者，肾〔水〕之神也。

悲

注云：金肺之志也。金〔本〕燥，能令燥者，火也。所谓悲泣五液俱出

〔者〕，火热亢极，而反兼水化制之故也。

笑

注云：蕃茂鲜淑，舒荣彰显，火之化也，故喜为心火之志也。喜极而笑者，犹燔烁火喜而鸣，笑之象也。

谵

注云：多言也。言为心声，犹火燔而鸣，故心火热则多言，犹心醉而热，故多言也。

妄

注云：虚妄也。火为阳，故外清明而内浊昧，其主动乱。故心火热甚，则肾水衰而志不专一，虚妄见闻，而〔自为〕问答，则神志失常，而如见鬼神也。

衄蔑血污

注云：血出也。污，浊也。心火热极，则血有余；热气上甚，则为血溢。热势亢极，则燥而污浊；亢则害，承乃制，则色兼黑而为紫也。湿者，太阴湿土，乃脾胃之气也。〔诸痉强直，积饮痞隔中满，霍乱吐下，体重肿，肉如泥，按之不起，皆属于湿〕。

诸痉强直

注云：筋劲强直，而不柔〔和〕也，〔土主〕安静故也。阴痉曰柔痉，阳痉曰刚痉，亢则害，承乃制，故湿过极，则反兼风化制之。然，兼化者，虚象也，实非风也，治风则误。

积饮

注云：留饮积蓄而不散也。〔水〕得燥则消散，湿则不消，以为积饮，土湿主痞故也。

痞

注云：与否同，不通泰也，谓纹理闭密，而为痞也。

隔

注云：阻滞也，谓肠胃隔绝，而传化失常也。

中满

注云：湿为积聚痞隔，而土主形体，位在中央，故中满也。

霍乱吐下

注云：湿为留饮，为痞隔，而传化失常，故甚则霍乱吐〔泻〕也。大法曰：若利色青者，肝木之色，由火甚制金，使金不能平木，则肝自甚，故色青也。或言利色青为寒〔者〕，误也。（则）如仲景曰：少阴病，下利清水，色纯青者，热在里也，大承气汤下之。及小儿热甚急惊，利色多青，为热明矣。利色黄〔者〕，由火甚则水必衰，而脾土自旺，故色黄也。利色红者为热，心火之色也；或赤者，热深也。利色黑而反为热者，由火盛过极，而反兼水化制之，故色黑也。（则）如伤寒阳明热病，则日晡潮热，甚则不识人，循衣摸床，如见鬼状，独语，法当大承〔气〕汤下之。大便不黑者易治，黑则难治也。诸痢同法。然辨痢色以明〔寒〕热者，更当审其〔饮食〕药物之色也。（则）〔如〕小儿病热，吐利霍乱，其乳未及消化，而痢尚白者，不可便言是寒，当以脉证别之。又法曰：凡泄利，小便清白，不涩为寒，赤涩者为热也。又法曰：完谷不化，而色不变，吐利腥秽，澄澈清冷，小便不涩，身凉不渴，脉迟细而微者，寒证也。谷虽不化，其色变〔非〕白，烦渴，小便赤黄而或涩者，热证也。凡谷消化者，无问他证，便为热也。

体重

注云：轻清为天，重浊为地，故土湿为病，则体重痞〔宜〕也。

肿、肉如泥、按之不起

注云：按之不起，泥之象也，土过湿则为泥。湿为病也，积饮痞隔，中满体重，霍乱吐下，故甚则〔胕〕肿也。

火者，少阳相火之热，乃心包络、三焦之气也。

〔诸热瞀瘛，暴喑冒昧，躁扰狂越，骂詈惊骇，胕肿疼酸，气逆冲上，禁栗如丧神守，嚏呕，疮疡喉痹，耳鸣或聋，呕涌溢，食不下，目昧不明，暴注瞤瘛，暴病卒死，是皆属于火。〕

瞀

注云：昏也。（则）如酒醉而心火热甚，则神浊昧而瞀昏也。

瘛

注云：动也。惕跳动瘛，火之体也。

暴喑

注云：卒〔哑〕也。金肺主声，火旺水衰，热乘金肺，而神浊气郁，则暴喑而无声也。

冒昧

注云：冒，昏冒也；昧，昏暗也。气热则神浊冒昧，火之体也。

躁扰

注云：躁动烦热，扰乱而不宁，火之体也。热甚于外，则肢体躁扰；热甚于内，则神志躁动，反复颠倒，懊恼烦心，不得眠也。由水衰而〔火〕之动也。故心胸躁动，谓之怔忪，俗云心忪，皆为热也。

狂越

注云：狂者，无正定也；越者，乖越理法而失常也。〔夫〕外清内浊，动乱参差，火之体也；〔静顺清朗，准则信平，水之体也〕。由是肾水主智，而水火相反，故心火旺则肾水衰，乃失志而狂越也。凡发热于中，则多干阳明胃经也，故经云：阳明之厥，面赤而热，妄言。

骂詈

注云：言为〔心〕之声也。骂詈，言之恶也。今病阳实阴虚，则水弱火强，制金而不能平木，而善言恶发，骂詈不避亲疏，〔本〕火热之所生也。

惊骇

注云：惊〔骇〕者，〔惊〕愕也，火之用也。

〔胕〕肿

注云：热胜〔肉〕而阳气瘀滞故也。

疼酸

注云：酸疼也。由火实制金，不能平木，则木旺而为兼化，故酸疼也。

气逆冲上

注云：火气炎上故也。

禁栗如丧神守

注云：战栗禁冷也。如丧神守者，神能御形，而反禁栗，则如丧失保守形体之神也。

嚏

注云：鼻中因痒，气〔喷作〕声〔也〕。鼻为肺窍，痒为火化，心火邪热，干于阳明，发于鼻〔而〕痒，则〔嚏〕也。

疮疡

注云：君火〔化〕同也。

喉痹

注云：痹，不仁也，俗作闭，犹塞也。火主肿胀，故〔热客〕于上焦，而咽嗌肿胀也。

耳鸣

注云：有声非妄闻也。耳为肾窍，交会〔手〕太阳、少阴、足厥阴、少阴、少阳之经，若水虚火实，而热气上甚，客其经络，冲于耳中，则鼓其听

〔户〕，随其脉气微甚而作音声也。故经曰：阳气为物，上甚而跃，故耳鸣也。然音在耳中，故微亦闻之也。

聋

注云：聋为肾虚冷，俗已误之矣。夫《正理》曰：心火本热，衰则寒矣；肾水本寒，衰则热矣。肾水既少，岂能反为寒邪？故经言：足少阴肾水虚，则〔腹〕满身重，濡〔泻〕，疮疡，大便难，口苦，舌干，咽肿，上气，嗌干及痛，烦心心痛，黄胆，肠下血，皆热证也。凡治聋者，适其所宜，若热证已退，其聋不已者，当以辛热发之；二三服不愈者，不可久服，〔恐热极而成他病耳〕。若聋有热证相兼者，宜以散风退热凉药调之，热退结散而愈也。然聋甚闭绝，亦为难矣。慎不可攻之，过极，则伤正气也。

呕涌溢食不下

注云：火气炎上故也。胃膈热甚，则传化失常故也。

目〔昧〕不明

注云：目赤肿痛，翳膜眦伤，皆为热也。经云：热甚目瞑，眼黑也。仲景〔言〕伤寒病：热极则目不识人，乃目盲也。《正理》曰：由热甚怫郁于目，而致之然也。

暴注

注云：卒〔泻〕，与君火义同。

瞤瘛

注云：惕跳动也，火主动，故夏热则脉洪大〔而〕长，瞤瘛之象也。

暴病卒死

注云：火性速疾故也。或心火暴甚，而肾水衰弱，不能制之，热〔气〕怫郁，心神昏冒，则筋骨不用，〔卒〕倒而无所知，是为僵仆也。甚则水化制〔火〕，热甚而生涎，至极即死也。俗云暗风，由火甚制金，不能平木，故风木自甚也。肥人腠理致密，而多瘀滞，气血难以通利，若阳热又甚而郁结，甚则故卒中也。瘦人反中风者，由暴然阳热太甚，而郁结不通故也。燥者，阳明燥金，乃肺与大肠之气也。

〔诸涩枯涸，干劲皲揭，皆属于燥。〕

涩

注云：凡物湿润则滑泽，干燥则涩滞，燥湿相反故也。〔如〕遍身中外涩滞，皆属燥金之化，故秋脉涩。涩，涩也。或麻者，亦由涩也。由水液衰少而燥涩，气行壅滞，而不〔得〕滑泽通利，气强攻冲，而为麻也。俗方〔多〕

用乌附辈者，令气因之〔冲〕开道路，以得通利，气行，故麻愈也。无热证，即当此法，治之甚佳。或风热胜湿为燥，因而病麻，（则）〔宜以〕退风散热，活血养液，润燥通气之凉药调之，则麻自愈也。治〔诸〕燥涩，只如此〔法〕是也。

枯涸干劲

注云：枯，不荣〔旺〕也；涸，无水液也；干，不滋润也；劲，不柔和也。（然）春秋相反，燥湿不同〔故〕也。大法曰：身表热为热在表；渴饮水为热在里；身热饮水，表里俱有热；身凉不渴，表里俱无热。经所不取火化渴者，谓渴非特为〔热〕，如〔病〕寒吐利，亡液过极，则亦燥而渴也；虽病风热，而液尚未衰，则亦不渴也。岂可止言渴为热，而瘖为寒也。

皴揭

注云：皮肤启裂也。干为天，为燥金；坤为地，为湿土。天地相反，燥湿异〔用〕，（故）燥金主于紧〔敛〕，故秋脉紧细而微；（而）湿土主于纵缓，故六月其脉缓大而长也。如地湿则纵缓滑泽，干则紧敛燥〔涩〕，皴揭之理明矣。俗言皴揭为风者，由风能胜湿，而为燥故也。经云：厥阴所至，为风府，为璺启，由风胜湿而为燥也。寒者，太阳寒水，乃肾与膀胱之气也。

〔诸病上下所出水液，澄澈清冷，癥瘕癫疝，痞坚，腹满急痛，下利清白，食已不饥，吐利腥秽，屈伸不便，厥逆禁固，皆属于寒。〕

诸病上下所出水液，澄澈清冷

注云：澄湛而不混浊也。水体清净，而其气寒冷，故水谷不化，而吐利清冷，水液为病寒也。如天气寒，则浊水自然澄清也。

癥（犹征也）

注云：腹中坚硬，按之应手，谓之癥也。水体柔顺，而今反坚硬如地体者，亢则害，承乃制也。〔故病湿〕过极而为痓，反兼风化制之也。风病过极而反燥，筋脉劲急，反兼金化制之也。燥病过极而烦渴，反兼火化制之也。热病过极而反出五液，或为战栗恶寒，反兼水化制之也。其为治者，俾以〔泻〕其过极之气，以为病本，不可反误治其兼化也。夫五常之道，甚〔而〕无以制之，则造化息矣。如春木旺而多风，风大则反凉，是反兼金化制其木也。大凉之下，天气反温，乃火化承其也。夏火热极，体反出液，是反兼水化制其火也。因而湿〔蒸〕云雨，乃土化承于水也。雨湿过极，而兼〔烈〕风，乃木化制其土也。飘〔骤〕之下，秋气反凉，乃金化承于木也。凉极而反燥，乃火化制其金也。因而〔以为冬寒〕，乃水化承于火也。寒极则水〔凝〕如地，乃土化制其水也。凝冻极而起东风，乃〔木〕化承土而成岁也。凡不明病之标本者，由未知（此变化之道）也。

瘕

注云：腹中虽硬，而忽聚忽散，无有常准。经曰：血不流而寒薄，故血内凝（不流）而成瘕也。一云：腹内积病也。又曰：小肠移热于大肠，为伏瘕，为沉。〔注〕曰：小肠热以传入大肠，两热相搏，则血溢而为〔虑〕瘕也。血涩不利，则月事沉滞而不行，故云为〔虑假〕、为沉〔虑〕。乃或阳气郁结，〔怫热壅滞〕而坚硬不消者，非寒瘕也，宜以脉〔证〕别之。瘕〔一为〕疝，传写之误。

癩疝

注云：小腹连卵肿急绞痛也，寒主拘缩故也。寒极而土化制之，故肿满也。经云丈夫癩疝，谓阴器连小腹急痛也。经〔注〕曰：寒气聚而为疝也。脉急者，寒之象也。然，寒则脉当短小而迟，今言急者，非急数而洪也，由紧脉主痛，急为病甚也。病寒缩急，亦短小也。所以有痛而脉紧急者，脉为心所养也。凡气为痛，则心神不宁而紧急，不得舒缓，故脉亦（从）之而见也。欲知何气为其痛〔者〕，诊其紧急相兼之脉可知矣。如紧急洪数，则为热痛之类也。

坚痞腹满急痛

注云：寒主拘缩，故急痛也。寒极则血脉凝沍，而反兼土化制之，故坚痞而腹痛也。或热郁于内，而腹满坚结痛〔者〕，不可言为寒也，当以脉别之。

下利清白

注云：寒则清净明白故也。

食已不饥

注云：胃热则消谷善饥，故病寒〔则〕食虽已而不饥也。胃〔膈〕润泽，而无燥热故也。或邪热不杀谷，而腹热胀满，虽数日而不食，亦不饥者，不可言为寒也。由阳热太甚而郁结，传化失常，故虽不食。亦不饥也。二证以脉别之自见。

吐利腥秽

注云：肠胃寒而传化失常，我子〔能〕制鬼贼，〔则己当自实〕，故寒胜火衰金旺，而吐利腥秽也。腥者，金之臭也，由是热则吐利酸臭，而寒则吐利腥秽也。（亦犹）饭浆，热则喜酸，寒则水腥也。

屈伸不便，厥逆禁固

注云：阴水〔主〕于清净，故病寒则四肢逆冷，而禁止坚固，舒卷不便〔利〕也。故冬脉沉（而）短以敦，病之象也，或病〔寒〕尚微，而未至于厥逆〔者〕，不可反以为热；或热〔甚〕而成阳厥者，不可反以为病寒也。然阴厥者〔之〕病脉候，皆为阴证，身凉不渴，脉迟细而微，未〔尝〕见于阳证也。其阳厥者〔之〕病脉证，皆为阳证，热极而反厥，〔时〕复反温，虽厥而烦渴谵妄，身热而脉数也。若阳厥〔极〕深，而至身冷，反见阴脉，而欲绝者，止为热极而欲死也。经曰：一阴一阳之谓道，偏阴偏阳之谓疾，阴阳以平为和，以偏为病，万物皆负阴抱阳而生，故孤阴不〔长〕，独阳不成；是以阳气极甚，而阴气极衰，则阳气怫郁，阴阳偏倾，而不能宣行，则阳气蓄聚于内，而不能营运于四肢，则手足厥冷为阳厥。仲景曰：热深则厥亦深，热微则厥亦微。又曰：厥当下之，下后厥愈。当以凉药养阴退阳，凉膈散、调胃承气汤下之是也。大凡治病者，必先明其标本，标者末，本者根源也。故经曰：先病为本，后病为标。又曰：标本相传，先以治其急者。〔又〕言：六气为本，三阴三阳为标，故病气为本，受病经络脏腑〔谓〕之标。夫标本微甚，治以逆从，不可不通〔也〕。故经曰：知逆与从，正行无问；明知标本，万举万当；不知标本，是〔谓〕妄行。正此谓也。

十一、六气方治

（一）风

防风通圣散：

治一切风热郁结，气血蕴滞，筋脉拘挛，手足麻痹，肢体焦痿，头痛昏眩，腰脊强痛，耳鸣鼻塞，口苦舌干，咽嗌不利，胸膈痞〔闷〕，〔咳呕〕喘满，涕唾稠粘，肠胃燥〔热结〕，便溺淋闭。或肠胃蕴热郁结，水液不能浸润于周身，而为小便多出者；或湿热内甚，而〔时〕有〔汗泄〕者；或表之正气与邪〔热〕并甚于里，阳极似阴，而寒战烦渴者；或热甚变为疟疾，久不已者；或风热走注，疼痛麻痹者；或肾水阴虚，心火阳热暴甚〔而〕中风；或暴喑不语，及暗风痫〔者〕；或破伤中风，时发潮热搐〔搦〕，并小儿热甚惊风，或〔斑〕疹〔反〕出不快者；或热极黑陷，将欲死者；或风热疮疥久不愈者；并〔解〕耽酒热〔毒〕，及调理伤寒，发汗不解，头项肢体疼痛，并宜服之。

防风（二钱半）、川芎（五钱）、石膏（一钱）、滑石（二钱）、当归（一两）、赤芍（五钱）、甘草（二钱半炙）、大黄（五钱）、荆芥穗（二钱半）、薄荷〔叶〕（二两）、麻黄（五钱去根苗节）、白术（五钱）、山栀〔子〕（二钱）、连翘（五钱）、黄芩（五钱）、桔梗（五钱）、牛蒡（酒浸五钱）、人参（五钱）、半夏（姜制，五钱）

以上共五钱，上为粗末，每服四钱，水一盏，生姜三片，煎至六分，去滓，温服。不计时候，日三服。病甚者五、七钱至一两；极甚者，可下之，多服，〔二两〕、三两，得利后，却当服三、五钱，以意加减。病愈，更宜常服，则无所损，不能再作。

灵砂丹：

治风热郁结，血气蕴滞，头目昏眩，鼻塞清涕，口苦舌干，咽嗌不利，胸膈痞闷，咳嗽痰实，肠胃燥涩，小便赤；或肾水阴虚，心火炽甚，及偏正头风痛，发落齿痛，遍身麻木，疥癣疮疡，一切风热，并皆治之。

独活、羌活、细辛、石膏、防风、连翘、薄荷（各三两），川芎、山栀、荆芥、芍药、当归、黄芩、大黄（生）、桔梗（以上各一两），全蝎（微炒半两），滑石（四两），菊花、人参、白术（各半两），

寒水石（一两生用），砂仁（一钱），甘草（三两生），朱砂（一两为衣）。

上为细末，炼蜜为丸，每两作十丸，朱砂为衣。每〔服〕茶清嚼一丸，食后服。

神仙换骨丹：

治气血凝滞，荣卫郁结，风热湿气相搏筋骨之间，内舍偏虚，发为不遂之病，气感八风，血凝五痹，筋挛骨痛，瘫痪偏枯，一切风证，并宜治之。服之神妙，难以言宣。

槐角（炒黄熟）、桑白皮（去皮）、川芎、苍术（泔浸去皮）、白芷、蔓荆子（去萼）、人参、威灵仙、何首乌、防风（各二两），苦参、五味子、香附（各一两），麝（半两别研），麻黄（十斤），朱砂（水飞一两）

上将麻黄去根、苗、节，用河水三石三斗三升，小斗七升是也，熬至六升，滤去麻黄，澄清再熬至二升半，入其余药末，每一两三钱作十丸，朱砂为衣。每一丸，酒一盏，浸至晚，溶化，临卧服。

不换金丹：

退风散热。治风有二法，〔行〕经和血及开〔发〕腠理。经脉凝滞，非行经则血不顺，是治于内也。皮肤郁结，非开发则荣卫不和，是调理于外也。此亦发散之药也。

荆芥穗、白僵蚕（炒）、天麻、甘草（各一两），羌活（去芦）、川芎、白附子（生）、川乌头（生）、蝎梢（去毒炒）、藿香叶（各半两），薄荷（三两），防风（一两）。

上为细末，炼蜜丸弹子大，每服细〔嚼〕茶清下。如口喎向左，即右〔腮〕上涂之，即止。

花蛇续命汤：

治卒中风，牙关紧急，精神昏愦，口眼喎斜，不知人事，痰涎不利，喉中作声。

白花蛇（酒浸，去皮骨，焙干）、全蝎（炒）、独活（去土）、天麻、附子、人参、防风、肉桂、白

术、本白附子（炮）、赤箭、川芎、细辛（去叶）、甘草（炙）、白僵蚕（去丝灰炒）、半夏（汤浸，切）、白茯苓（去皮）、麻黄（去节，水煮三沸去沫，细切，以上各一两）。

上为粗末，每服五钱，水一〔盏〕，生姜五片，煎至七分，去滓，稍热服，不拘时。

加减冲和汤：

治中府之病，宣外阳，补脾胃，泻风木，实表里，养荣卫。

柴胡（五分）、升麻（三分）、黄芪（五分）、半夏（二分）、黄芩、陈皮、人参、芍药、甘草（各二分半），当归、黄柏（酒浸，各三分）。

上锉如麻豆大，作一服，水二〔盏〕，煎至一〔盏〕，去滓，稍热〔服〕。

如有自汗多者，加黄〔芪〕半〔钱〕；嗽者加五〔味〕子二十〔粒〕。

防风天麻（散）：

治风痹走注，肢节疼痛，中风偏枯，或暴喑不语，内外风热壅滞，解昏眩。

防风、川芎、天麻、羌活、白芷、当归、草乌头、白附子、荆芥穗、甘草（炙，各半两），滑石（二两）。

上为末，热酒化蜜少许，调半钱，加至一钱，觉药力营运微麻为度。或炼蜜〔丸〕如弹子大，每服一丸，热酒化下。或半丸，细嚼，白汤下亦得。散

郁结，宣气血。如甚者，服防风通圣散。

祛风丸：

治风偏，手足〔颤〕掉，语言謇涩，筋骨痛。

乌头（炮）、天南星、草乌头（炮）、半夏、绿豆粉（各一两），甘草、川芎、白僵蚕、藿香、零零香、地龙、蝎梢（各三两），川姜（半两炮）。

上末一两，用绿豆粉一两，白面二两，滴水丸梧桐子大。每三、五丸，细嚼，茶清下，或五、七丸亦得，食后服，初服三丸，渐加多。

大通圣白花蛇散：

中府之药也。（大）治诸风，无问新久，手足曳，腰脚缓弱，行步不正，精神昏昧，口眼斜，语言謇涩，痰涎壅盛，筋脉挛急，肌肉顽痹，皮肤燥痒，骨节疼，目眩，下注腰脚，疼痛腿重，肿疡生疮；或痛无常〔处〕，游〔走〕不定，及风气上攻，面浮〔肿〕耳鸣，并宜服之。

天麻（去苗）、赤箭、防风（去苗）、藁本、木香、海桐皮、肉桂、杜仲（炒）、干山药、当归、威灵仙、白附子（炮）、菊花、蔓荆子、羌活（去芦）、虎骨（酥炙）、白芷、干蝎、白花蛇（酒浸去皮，骨肉用）、荜茇、甘草（炙）、牛膝（去苗）、郁李仁（去皮研）、厚朴（姜制，各一两）。

上为末，每服一钱至二钱，温酒调下，荆芥汤调下亦得，空心服之。常服祛风逐气，通行荣卫，久病风人，尤宜常服。轻〔者〕中风，不过二十服，平安如故。

活命金丹：

治风中脏不语，半身不遂，肢节顽痹，痰涎上潮，咽嗌不利，饮食不下，牙关紧禁，及解一切药毒，发热腹胀，大小便不利，胸膈痞满，上实下虚，气闭面赤，汗后余热不退，劳病诸〔证〕，无问老幼妇人，俱得服之。

川芎、甘草、板蓝根、葛根（各一两），龙脑（二钱研），麝香（二钱研），牛黄（研五分），生犀、桂（各三钱），珠子粉（半两），川大黄（二两半），甜硝（一两），辰砂（四钱，一半为衣），青黛（三钱），薄荷（五钱）。

上为细末，炼蜜同水浸蒸饼，糊为剂，每一两作十丸，别入朱砂为衣，就湿，以真金箔四十叶为衣。〔葛〕月修合，瓷器内收贮，多年不坏。如风毒，茶清送下；解毒药，新冷水化下；余热劳病，及小儿惊热，薄荷汤化下。以上煎，量大小加减用之。

至宝丹：

治卒中风急不语，中恶气〔绝〕，中诸物毒，暗风，〔中〕热疫毒，阴阳

〔二〕毒，〔山〕岚瘴〔气〕毒，中暑毒，产后血晕，口鼻血出，恶血上攻心，烦躁，心肺积热，〔霍〕乱吐利，风注筋惕，大肠风〔秘〕，神魂恍惚，头目〔昏〕眩，眠卧不安，唇口干焦，伤寒狂语，小儿急惊，风热卒中，客忤，不得眠〔睡〕，惊风搐搦，以上无不治者。

辰砂（五两水飞）、生犀（五两）、麝香（二两半）、玳瑁（五两）、牛黄（二两）、龙脑（五两水飞）、人参（五两）、银箔（一百二十片，一半为衣，余入药）、琥珀（五两）、安息香（五两，用酒半升熬膏）、金箔（二百二十片，一半为衣，余入药）、雄黄（一两半）、南星（三两，水煮软，切片。一法：酒二升半，浸蒸七次，焙干用）。

上为细末，（半）用安息香膏，次炼蜜，一处搜和为丸，梧桐子大，每服三丸至五丸，煎人参汤下之。小儿〔一丸〕至二丸，汤下之同上。

牛黄通膈汤：

治初病风证，觉一二日实，则急下之。

牛黄（二钱别研）、大黄（一两）、甘草（一两炙）、朴硝（三钱别研）。

上件为末，每服一两，水二钟，除牛黄、朴硝外，煎至一盏，去滓，入牛黄、朴硝一半调服，以利三、二行为度。未利，再量虚实加减服之。

（二）暑热

白虎汤：

伤寒大汗出后，表证已解，心胸大烦，渴欲饮水。及吐或下后七八日，邪毒不解，热结在里，表里俱热，时时恶风，大渴，舌上干燥而烦，欲饮水数升者，宜服之。又治夏月中暑毒，汗出，恶寒，身热而渴。

知母（去皮一两半）、甘草（一两炙）、粳米（一合）、石膏（乱文者，别研，四两）

上为末，每服三钱，水一盏半，煎至一〔盏〕，去滓，温服。小儿量力与之。或加人参少许同煎亦得，食后服。此药立夏后〔立〕秋前可服，春时及秋后并亡血虚人不宜服。

桂苓甘露饮：

治饮水不消，呕吐泻利，流湿润燥，宣通气液，水肿〔腹〕胀，泄泻不能〔止〕者。兼治霍乱吐泻，下利赤白，烦渴，解暑毒大有神效，兼利小水。

白茯苓（去皮）、白术、猪苓、甘草（炙）、泽泻（以上各一两），寒水石（一两别研），桂（去粗皮半两），滑石（二两别研）。

上为末，或煎，或水调，二三钱任意，或入蜜少许亦得。

桂苓白术散：

治冒暑、饮食，所伤转甚，湿热内甚，霍乱吐泻，转筋急痛，腹满〔痞〕闷，小儿吐泻惊风，宜服之。

木香、桂枝、藿香、人参、茯苓（去皮各半两），甘草（炙）、白术、葛根、泽泻、寒水石（各一两），滑石、石膏。

上为末，每服三钱，白汤调下，新水或生姜汤亦得。

益元散：

桂府滑石（二两烧红）、甘草（一两）。

上为极细末，每服三钱，蜜少许，温水调下，无蜜亦得。或饮冷者，新水亦得。或发汗，煎葱白豆豉汤调，无时服。

竹叶石膏汤：

治伤寒解后，虚羸少气，气逆〔欲吐〕。

淡竹叶（六钱半锉），石膏（四两别研），人参、甘草（炙，各半两），麦门冬（一两半），半夏（二钱半汤洗）。

上锉如麻豆大，每服五钱，水一盏半，入粳米百余粒，煮取八分，米熟，去滓温服。

化痰玉壶丸：

南星、半夏（生）、天麻（各一两），白面（三两）。

上为细末，滴水丸梧子大，每服二十丸，用水一大〔盏〕，先煎令沸，下药煮，候浮，漉出，方熟。放温，别用生姜汤下，不拘时候。

四君子汤：

治烦热燥渴。

白茯苓（去皮）、人参（去芦）、甘草（炙）、白术（各等分）。

上㕮咀，〔每服〕三钱，水一盏，煎至七分，去滓，温服。

白术散：

治诸烦（热）渴，津液内耗，不问阴阳，服之止渴生津液。

白术、人参、白茯苓（去皮）、甘草（炙）、藿香、木香（各一两），干葛（二两）。

上为粗末，每服三钱，水一盏，煎至七分，去滓，温服，不拘时。

小柴胡汤：

治伤寒温病，恶风，颈项强急，胸膈肋痛，呕哕烦渴，寒热往来，身面皆黄，小便不利，大便秘硬；或过经未解，潮热不除；及瘥后劳复，发热头痛，妇人伤风，头痛烦热，经血适断，寒热如疟，发作有时；及产后伤风，头痛烦热，并宜服之。

柴胡（四两去苗），黄芩、人参、半夏（汤洗七次）、甘草（各一两半）。

上为粗末，每服二钱，水一盏半，生姜五片，枣子一枚，擘破，同煎至七分，去渣，热服，不拘时。小儿分作二服，更量加减。

升麻葛根汤：

治大人小儿，时气瘟疫，头痛发热，肢体烦热，疮疹未发，并宜服之。

升麻、葛根、甘草（炙）、芍药（各半两）。

上为末，每服三钱，水一盏半，煎至一盏，去渣，稍热服，不拘时。日进二、三服，病去身凉为度。小儿量力与服。

（三）湿土

葶苈木香散：

治湿热内外〔甚〕，水肿〔腹〕胀，小便赤涩，大便滑泻。

葶苈、茯苓（去皮）、白术、猪苓（去皮，各一两），木香（半钱）、泽泻、木通、甘草（各半两），桂（一钱），滑石（三两）。

上为细末，每服三钱，白汤调下，食前服。此药下水〔湿〕，消肿胀，止泻利，利小便。若小便不得通利，而反转泄者，此乃湿热癃闭极深，而攻之不开，故反为注泻，此正气已衰，多难救也。慎不可攻之，而无益耳。

白术木香散：

治喘嗽肿满，欲变成水病（者），不能卧，不欲饮食，小便闭者。

白术、猪苓（去皮）、泽泻、赤茯苓（以上各半两），木香、陈皮（各二两去白），槟榔、官桂（各二钱），滑石（三两）。

上为粗末，每服五钱，水一盏，生姜三片，煎至七分，去渣，食前温服。

大橘皮汤：

治湿热内甚，心腹胀满，水肿，小便不利，大便滑泄。

橘皮（一钱半）、木香（一钱）、滑石（六钱）、槟榔（三钱）、茯苓（一两去皮）、猪苓（去皮）、泽泻白术官桂（各五钱）、甘草（三钱）。

上为末，每服五钱，水一盏，〔生〕姜五片，煎至七分，去渣，温服。

桂〔苓〕白术丸：

消痰逆，止咳嗽，散痞〔满〕壅塞，开坚结痛闷，〔推〕进饮食，调和脏腑，无问寒湿〔湿〕热，呕吐泻利，皆能开发，以令遍身流湿润燥，气液宣平而愈。并解酒毒，兼疗肺痿痨嗽，水肿〔腹〕胀，泻利不能止者，服之，利止为度，后随证治之。

楝桂、干生姜（各一分），茯苓（去皮）、半夏（各一两），白术、红皮（去穰）、泽泻（各半两），上为末，面糊为丸，〔如〕小豆大，每服二三十丸，〔生〕姜汤下，日进三服。病〔在〕膈上，食后服；膈下，食前服；〔在〕中者，不拘时。或一法：加黄连半两，黄柏二两，〔水丸〕，取效甚妙。

六一散：

治身热呕吐泄泻，肠癖下利赤白。治癃闭淋痛，利小便。偏荡胃中积聚寒热，〔宣积气〕，通九窍六腑，〔生〕津液，去留结，消蓄水，止渴，〔宽〕中，除烦热心躁。治腹胀痛，补益五脏，大养脾胃肾之气，理内伤阴痿，安魂定魄，补五劳七伤，一切虚损。主痛痓惊悸，健忘，心烦满短气，脏伤咳嗽，饮食不下，肌肉疼痛。治口疮，牙齿疳蚀，明耳目，壮筋骨，通〔经〕脉，和血气，消水谷，保真元，解百药酒食邪毒，〔耐〕劳〔役〕饥渴，〔宣〕热，〔辟〕中外诸邪所伤，久服强志轻身，驻颜延寿，及解〔中〕暑、伤寒、疫疠、饥饱、劳损、忧愁、思虑、〔恚〕怒、惊恐、传染。并汗〔后〕遗热，劳复诸病，并解两感伤寒，能令遍身结滞宣通，气〔和〕而愈。及妇人下乳催生，并产后损液血衰，阴虚热甚，一切热病，并宜服之。兼〔防〕发吹奶乳〔痛〕，或已觉吹乳乳结，顿服即愈，乃神验之仙药也，惟孕妇不可服。

滑石（六两烧红）、甘草（一两微炒）。

上为细末，每服三钱，蜜少许，温水调下，无蜜亦得，日三、四服，〔或水调下亦得，解利发汗，煎葱白豆豉汤下四钱，并三四服，〕以效为度。此药寒凉，解散〔郁热〕，〔若〕病甚不（可）解，多服无害，但有益耳。

五苓散：

治伤寒温热，病在表里未解，头痛发热，口燥咽干，烦渴饮水，或水入即吐，小便不利，及汗出表解，烦渴不止者，宜服之。及治霍乱吐利，烦渴饮水。

泽泻（二两半），猪苓、赤茯苓（去皮）、白术、官桂（去皮各一两）。

上为粗末，每服三钱，热汤下。恶热，欲饮冷者，新水调下，或生姜汤下愈〔妙〕。或加滑石二两甚佳。或喘嗽（咳）烦心不得〔眠〕者，加阿胶半两。及治瘀热在里，身发黄胆，浓煎茵陈蒿汤调下，食前服。疸病发渴，及中水引饮，亦可服，新汲水调下。小儿加白术末少许，如虚热，加黄芪、人参末少许。

赤茯苓丸：

治脾胃〔水〕湿太过，四肢肿满，腹胀喘逆，气不宣通，小便赤涩。

葶苈（四两炒）、防己（二两）、赤茯苓（一两）、木香（半两）。

上为细末，枣肉丸梧桐子大，每服三十丸，桑白皮汤食前下。

人参葶苈丸：

治一切水肿。喘满不可当者。

人参（一两去芦）、苦葶苈（炒四两）。

上为细末，枣肉丸梧子大，每三十丸煎桑白皮汤下。

海藻散：

治男子遍身虚肿，喘满闷不快者。

海藻（锉碎）、川大黄、大戟（并锉）、续随子（去壳）以上各二两。

上件，好酒二钟，净碗内浸〔一〕宿，取去晒干候用。

甘遂（面炒黄色一两）、白牵牛（生一两），滑石（半两），肉豆蔻、青皮（去穰）、橘皮（去白，以上各一两）。

上为细末，每服二钱，如气实者，三钱半，平明冷茶清调下，至辰时取下水二、三行，肿减五、七分。隔二、三日，平明又一服，肿消。鱼肉盐皆忌。一曰：小儿肿一钱，五岁以下者半钱，孕妇勿服。

（四）火

凉膈散：

治伤〔寒〕表不（能）解，〔半入于〕里，下证未全，下后燥热怫〔结〕于内，心烦懊恼不得眠，脏腑积热，烦渴头昏，唇干咽燥，喉痹目赤，颊硬，口舌生疮，咳唾稠粘，谵语狂妄，肠胃燥涩，〔便〕溺闭结，风热壅滞，疮癣发〔斑〕，惊风热极，豆黑陷欲死者。

连翘（一两），山栀、大黄、薄荷、黄芩（以上各半两），甘草（一两半），朴硝（一钱）。

加减法：咽喉〔痛〕涎嗽，〔加〕荆芥半两，桔梗一两。咳而呕者，加半夏半两，〔服〕生姜三片同煎。血衄呕血，〔加〕当归〔芍药各半两，生地黄一两。淋者加滑石四两，茯苓一两〕。风眩目痛，加川芎半两，石膏三两，防风半两。〔斑〕疹加葛根一两，荆芥半两，赤芍、川芎、防风、桔梗各半两。

上为末，每服二钱至五钱，水一盏，蜜少许，同煎至七分，去渣温服。虚实加减如前。或小儿可服七分八分，或无热，甚黑陷，腹胀喘急，小便赤涩而将死者，此一服，更加大承气汤约下之，得〔和〕者即瘥。

黄连解毒汤：

治伤寒〔杂〕病燥热毒，烦闷干呕，〔口〕燥，呻吟喘满，阳厥极深，蓄热内〔甚〕，俗妄传〔为〕阴毒者。及〔汗吐下〕后，〔寒凉诸药，不能退热势〕，并两感证同〔法〕。

黄连、黄柏、黄芩、大栀子（各半两）。

上〔锉〕如麻豆大，每服半两，水一盏，煎至四分，去渣温服。或腹满呕吐，或欲作利者，每服加半夏三个，厚朴二钱，茯苓四钱去皮，水一盏半，姜三片，煎半盏，去滓温服，名曰黄连半夏解毒汤。

三一承气（汤）：

治伤寒杂证，内外所伤，日数远近，腹满咽干，烦渴谵妄，心下按之硬痛，小便赤涩，大便结滞，或湿热内〔甚而〕为滑泄，热甚喘咳闷乱，惊悸狂颠，目病口疮，舌肿喉痹痈疡，阳明胃热发〔斑〕，脉沉而可下者。小儿热极风惊，潮搐昏塞，并〔斑〕疹黑陷不〔起〕，小便不通，腹满欲死。或〔斑〕疹后，热不退，久不作痂，或作〔斑〕痛疮癣，久不已者，怫热内盛，癖坚积，黄瘦疟疾，久新暴卒心痛，风痰酒〔隔〕，肠垢积滞，久〔壅〕风热，暴伤酒食，烦心闷乱，脉数沉实。或肾水阴虚，阳热暴甚，而僵仆卒中，一切暴暗不语，蓄热内伤，阳厥极深，脉反沉细欲绝。或表〔之〕冲和正气，与邪气并〔之〕于里，则里热亢极〔似〕阴，反为寒战，脉微而绝。或风〔热〕燥甚，客于下焦，而大小便涩滞不通者。或产〔妇〕死胎不下，或两感表里热甚，须可下〔者〕。

大黄、芒硝、枳壳、厚朴（各半两），甘草（一两）。

上锉如麻豆大，水一盏半，姜三片，煎至六分，下硝一二沸，去渣热服，以利为度。热甚者，作一服，得利为效，临时消息。

八正散：

治大人小儿心经邪热，一切蕴毒，咽干口燥，大渴引饮，心忪面热，〔烦躁〕不宁，目赤睛痛，唇焦鼻衄，口舌生疮，咽喉肿痛；又治小便赤涩，或癃闭不通，及热淋血淋，并宜服之。

大黄（面裹煨干用）、瞿麦、木通〔蓄〕、车前子、山栀、甘草（炙）、滑石（以上各一两），上为散，每服二钱，水一盏，〔入〕灯心（些子），煎至七分，去滓温服，食后临卧。小儿量力与之。

洗心散：

治风壅壮热，头目昏痛，肩背〔拘〕急，肢节烦疼，热气上冲，口苦唇焦，咽喉肿痛，痰涎壅滞，涕唾稠粘，心神烦躁，眼涩睛疼，及寒〔热〕不调，鼻塞声重，咽干多渴，五心烦热，小便赤涩，大便闭硬宜服。

大黄（面裹煨净用）、甘草（炙）、当归（去苗洗）、芍药、麻黄（去根）、荆芥穗（各半两），白术（三钱半）。

上为细末，每服二钱，水一盏，生姜、薄荷各少许，同煎至七分，（内硝更上火煎一二沸）〔去滓，温服。如小儿麸豆疮疹，欲发先狂语，多渴，及惊风积热，可服一钱，并临卧服。如大人五脏壅实，欲要溏转，加至四五钱，乘热服之。〕

〔调胃承气汤〕：

治胃中热实而下满，一切胃经实热者，皆可服之。

甘草（炙半两）、芒硝（半两）、大黄（半两）。

《内经》曰：热淫于内，治以咸寒，佐以苦甘。芒硝咸寒以除热，大黄苦寒以荡实，甘草甘平以助二物，推陈致新法也。

上件锉如麻豆大，水一盏，煮二味至七分，去滓，纳硝更上火煎一二沸，服之。

大承气汤：

治痞满燥实，地道不通。

大黄（苦寒，一两）、厚朴（苦寒姜制二两）、芒硝（咸寒一合）、枳壳（五个去穰麸炒）。

〔《内经》曰：燥淫于内，所胜以苦下之，大黄枳实之苦，以除燥热。又曰：燥淫于内，治以苦温，厚朴之苦下燥结。又曰：热淫所胜，治以咸寒，芒硝之咸，以攻郁热蕴结。〕上四味，以水五升，先煮二味，取三升，去滓，纳大黄，取二升，去滓，入芒硝，更上火微煎一二沸，分二服，得下勿服余者。方内去硝，即小承气汤也，治证同。

柴胡饮子：

解一切肌热、蒸热、积热，及寒热往来，蓄热或寒战，及伤寒发汗不解，或不经发汗传受，表里俱热，口干烦渴，或表热入里，下证未全，下后热未〔除〕，及汗后余热、劳复，或妇人经病不快，产后但有如此之证，并宜服之，乃气分热也。

柴胡、人参、黄芩、甘草（炙）、大黄、当归、芍药（各半两）。

上为粗末，每服四钱，水一盏，姜三片，煎至六分，去滓温服。小儿分三服，不拘时日，三服除病为度，热〔甚者〕加服。

白虎汤：

方〔见〕前〔暑热〕内，此方加甘草半两。

桃仁承气汤：

治热结膀胱，其人如狂，热在下焦，与血相搏，血下则热〔随〕出而愈。

芒硝、甘草、桂枝（各六钱），桃仁（五十个去皮尖），大黄（一两三钱），甘以缓之，辛以散之，小腹急结，缓以桃仁之甘；下焦蓄血，散以桂枝之辛；〔大〕热之气，寒以〔取〕之；热甚搏血，加〔二〕物于调胃承气汤中〔也〕。上五味，〔㕮咀〕，以水二升三合，煮取一升二合，去滓，纳芒硝，煎一、二沸，分五服。

（神芎丸）：

治一切热证，常服保养，除痰，消酒食，清头目，利咽膈，能令遍身结滞宣通，气利而愈。神强体〔健〕，耐伤〔省〕病。并妇人经病，产后血滞，腰脚重痛，小儿积热，惊风潮搐，〔藏〕用丸，亦曰显仁丸。加黄连、薄荷、川芎各半两，名曰神芎丸。

大黄、黄芩（各二两），牵牛、滑石（各四两）。

上为末，滴水丸如小豆大，或炼蜜丸亦妙。每十五丸加至五、七十丸，温水下，冷水亦得。

（五）燥

脾约丸：

约者，〔结〕约之象，又曰约束之约也。《内经》曰：饮入于胃，游溢精气，上输于脾，脾气散精，上归于肺，通调水道，下输膀胱，水精四布，五经并行，〔为〕其津液者。脾气结，约束精液，不得四布五经，但输膀〔胱〕，致小便数，大便硬，故曰其脾为约。麻仁味甘平，杏仁甘温，《内经》曰：脾欲缓，急食甘以缓之。麻仁、杏仁润物也，《本草》曰：润可以去枯，肠燥必以甘润之物为主，是以麻仁为君，杏仁为臣。枳壳味苦寒，厚朴味苦温，润燥者必以甘，甘以润之；破结者必以苦，苦以泄之。枳壳、厚朴为佐，以散脾之约；芍药味酸微寒，大〔黄〕味苦涌泄为阴，芍药、大黄为使，以下脾之结。燥润结化，津液还入胃中，则大便利，小便数愈。

麻仁（一两），白芍药、枳壳、厚朴（各半两），大黄（二两），杏仁

（汤浸，去皮尖，研三钱），上为极细末，蜜丸梧子大，米饮下三十〔丸〕，日进三服，渐加，以利为度。

润肠丸：

治脾胃〔中〕伏火，大便秘〔涩〕，或干燥不通，全不思食，〔此乃〕风结秘、血结秘，皆令塞也。〔风以润之，血以和之〕，和血疏风，自通利矣。

麻仁、桃仁（去皮尖）、羌活、当归、大黄（各半两）。

上除麻仁、桃仁别研如泥，余药细研，炼蜜丸梧子大，每服五十丸至百丸，空心白汤下。〔如血涩而大便燥者，加桃仁酒洗大黄〕。如大便不通而涩，滋其荣〔甚〕者，急加酒洗大黄；如风结燥，大便不行，加〔麻〕仁、大黄；如风湿大便不行者，加皂角仁、大黄、秦艽以利之；如脉涩，觉身有气〔涩〕而大便不通者，加郁李仁、大黄以除气涩。

当归润燥汤：

升麻（一两）、当归（一两）、生地黄（二两）、甘草（一钱炙）、干地黄（一钱）、桃仁（一钱研）、麻仁（一钱）、红花（半钱）、大黄（一钱煨）。

上桃仁、麻仁别研如泥，余锉〔麻豆大〕作一服，水二钟，入桃、麻仁煎至一盏，去渣，空心宿食消尽，稍热服。

橘杏丸：

治气闭，老人虚弱〔人〕皆可服。

橘皮、杏仁（汤浸去皮尖）。

上二味等分，炼蜜丸梧子大，每服七十丸，空心米饮下。

七〔宣〕丸：

疗风气，治结聚宿食不消，兼〔砂〕石皮毛在腹中，及积年腰脚疼痛，冷如〔冰〕石，香港脚冲心，烦〔愦〕，头〔眩〕暗倒，肩背重，心腹胀满，胸膈〔痞〕塞，风毒肿气，连及头面，大便或秘，小便时涩，脾胃〔虚〕痞，不能饮食，脚转筋，挛急〔掣〕痛，心神恍惚，眠卧不安等疾。

柴胡（去苗五两）、桃仁（去皮六两）、枳实（麸炒五两）、〔诃〕子皮（五两）、木香（五两）、大黄（面煨十五两）、甘草（炙四两）。

上为细末，炼蜜丸梧子大，每服二十丸，食前临卧服，米饮下一服，加至四、五十丸，宣利为度。觉病势退，服五补丸，不问男女老幼，并可服之，量与加减。

麻仁丸：

调三焦，和五脏，润肠胃，除风气，及治风热壅结，津液耗少，令大便闭涩不通，高年及有风人大便秘，宜服之。

枳实（面炒）、白槟榔（各一两半），羌活（一两洗），菟丝子（一两半酒浸别末），〔山茱萸〕（一两半），郁李仁（四两去皮），车前子（一两半），肉桂（一两），木香（一两），大黄（四两半），麻仁（四两别研）。

上为细末，炼蜜丸如梧子大，每服十五丸至二十丸，临卧温水下。

神功丸：

治三焦气壅，心腹痞闷，六腑风热，大便不通，腰脚疼痛，肩背重〔疼〕，头昏〔面〕热，口苦咽干，心胸烦躁，眠卧不安，及治香港脚，并素有风〔人〕大便结燥。

大黄（四两面煨）、麻仁（二两别研）、人参（二两）、诃子皮（四两）。

上一处研，炼蜜丸如梧子大，每服三十丸，温水下，酒亦得，食后服。如大便不通，倍服，利为度。

厚朴汤：

凡治脏腑之秘，不可一例治疗，有虚秘，有实秘。有胃实而秘者，能饮食，小便赤，当以麻仁丸、七宣丸之类主之。胃虚而秘者，不能饮食，小便清利，厚朴汤宜之。

厚朴（三两锉）、白术（五两）、半夏（二两泡）、枳壳（二两炒）、陈皮（三两）。

上为细末，每服三钱，水盏半，姜三片，枣三个，煎至一盏，去滓温服，空心食前。胃实秘，物也；胃虚秘，气也。

七圣〔丸〕：

治风气壅盛，痰热结搏，头目昏重，涕唾稠粘，心烦面热，咽干口燥，精神不爽，夜卧不安，肩背拘急，胸膈痞闷，腹胀胁满，腰腿重痛，大便秘涩，小便赤涩，宜服之。

川芎、肉桂、木香、大黄（各半两酒浸），羌活（一两），郁李仁（一两去皮），槟榔（半两）。

上〔七味为末〕，炼蜜丸梧子大，每〔服〕十五〔丸〕〔至〕二十〔丸〕，温水下，食后临卧〔服〕。〔山〕岚瘴地，最宜服之。〔更量脏腑虚实加减〕

犀角丸：

治三焦邪热，一切风气，〔又〕治风盛痰实，头目昏重，肢体拘急，痰涎壅塞，肠胃燥结，大小便难。

黄连、犀角（各一两），人参（二两）、大黄（八两）、黑牵牛（二十两）。

上与黑牵牛和合〔为〕细末，炼蜜丸如梧子大，每服十五丸至二十丸，卧时温水下，更量虚实加减。

（六）寒水

大己寒丸：

治大寒积冷，脏腑虚〔寒〕，心腹疼痛，胸胁胀满，泄泻肠鸣，下利自汗，米谷不化，阳气暴衰，阴气独盛，手足厥冷，伤寒阴胜，神昏脉短，四肢急惰，并宜服之。

干姜、良姜（各六两），桂 荜茇（各四两）。

上〔为末〕，水糊丸梧子大，每二十丸，米饮汤下，食前服。

四逆汤：

治阴证伤寒，自利不渴，呕哕不止，〔或〕吐利俱作，小便涩；或利，脉微欲绝，腹痛胀满，手足厥冷；或〔病〕内寒外热，下利清谷，四肢沉重；或汗出不止，并宜服之。〔此药助阳救衰〕

甘草（炙六钱）、干姜（半两）、熟附子（一枚去皮）。

上㕮咀，每服四钱，水一盏半，煎至七分，温服，不拘时。

附子理中丸：

治脾胃冷弱，心腹绞痛，呕吐泻利，转筋霍乱，体冷微汗，手足厥冷，心下逆满，腹中雷鸣，呕吐不止，饮食不进，及一切沉寒痼冷，并宜服之。

人参、白术、干姜（炮）、甘草、附子（各二两炮去皮脐）。

上〔五味为末〕，炼蜜丸，〔每两作十丸〕，每〔服〕一丸，水一盏，拍破，煎至七分，稍热，空心食前服之。

胡椒理中丸：

治脾胃虚寒，气不通宣，咳嗽喘急，逆气虚痞，胸膈噎闷，腹胀满痛，迫塞短气，不能饮食，呕吐痰水不止。

胡椒、荜茇、干姜（炮）、款冬花、甘草、陈皮、良姜、细辛（去苗各四两），白术（五两）。

上为细末，炼蜜丸梧子大，每服五丸至七丸，温酒下，不拘时，日进三服。

理中丸：

治中焦不和，脾胃宿冷，心下虚痞，腹疼痛，胸胁逆冷，饮食不下，噫气吞酸，口苦失味，怠惰嗜卧，不思饮食，及肠鸣自利，米谷不化。

白术、干姜（炮）、人参（去芦）、甘草（炙各等分）。

上〔为末〕，炼蜜丸梧子大，每服三十丸至五十丸，空心沸汤下。为粗末，理中汤也，味数相同。

铁刷汤：

治积寒痰饮，呕吐不止，胸膈不快，饮食不下，并宜服之。

半夏、草豆蔻、丁香、干姜（炮）、〔诃〕子皮（各三钱），生姜（一两）。

上㕮咀，水五盏，煎至二盏半，去渣，分三服，相继不拘时。大吐不止，加附子三钱，生姜半两。

桂附丸：

治风邪冷气，入乘心络，或脏腑暴感风寒，上乘于心，令人卒然心痛，或引背膂，甚则经久不瘥。

川乌头（三两炮去皮脐）、附子（三两）、干姜（二两炮）、赤石脂（二两）、桂（二两）、蜀椒（去目微炒）。

上〔六味为末〕，蜜丸如梧子大，每〔服〕三十丸，温水下，觉至痛处即止；若不止，加至五十丸，以知为度。若早服无所觉，至午后，再〔服〕二十丸。若久心痛，每服三十丸至五十丸，尽一剂，终身不发。

姜附汤：

治五脏中寒，或卒然晕闷，手足厥冷。

干姜、附子（炮去皮脐）、甘草（炙各半两）。

上㕮咀，每服四钱，水盏半，姜五片，煎至七分，去渣，食前服。挟风不仁，加防风半两；兼湿肿满，加白术半两；筋脉挛急，加木瓜半两；肢节疼，加桂心半两。

加减白通汤：

治形寒饮冷，大便自利，完谷不化，腹脐冷痛，足胫寒逆。〔《内经》〕云：寒淫于内，治以辛热；湿淫于内，治以苦热，以苦发之。以附子大辛热，助阳退阴，温经散寒，故以为君。干姜、官桂，辛甘大热，亦除寒湿；白术、半夏苦辛，温胃燥脾湿，故为臣。草豆蔻、炙甘草、人参，甘辛大温，温中益气；生姜辛大温，能除湿之邪；葱白辛温，以通上焦阳气，故以为佐。又云：补下治下制以急，急则气味浓，故大作汤剂投之，不数服而（止）痛减，足胫渐温，调饮食数〔次〕平〔复〕。

附子（一两去皮脐），干姜（一两炮），官桂（五钱），白术（五钱），草豆蔻（煨）、甘草、人参、半夏（炮各五钱）。

上㕮咀，每两，水二盏半，生姜五片，葱五茎，煎至一盏二分，去滓，空心服。

二姜丸：

治痼冷。

良姜、干姜（炮各三两）。

上〔二味等分〕，为末，酒糊丸梧子大，每服三十丸，空心下。

术附汤：

治沉寒痼冷。

黑附子（炮一两）、白术（一两半）、甘草（炙，七钱半）。

上为细末，每服三、五钱，水盏半，姜五片，枣二枚，拍破，煎至一盏，去滓，食后温服。

卷之下

十二、〔用药备旨〕

（一）气味浓薄寒热阴阳升降之图

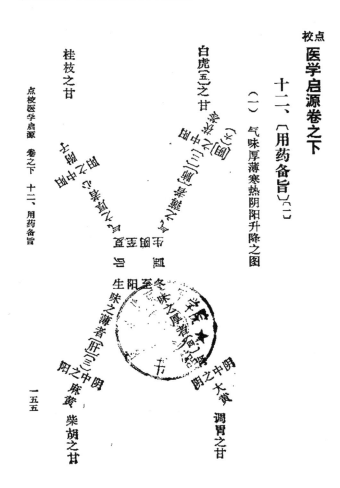

〔注云〕：味为阴，味浓为纯阴，味薄为阴中之阳；气为阳，气浓为纯阳，气薄为阳中之阴。又曰：味浓则泄，味薄〔则〕通；气浓则发热，气薄则发泄。又曰：辛甘发散为阳，酸苦涌泄为阴；咸味通泄为阴，淡味渗泄为阳。升降者，天地之气交〔也〕，茯苓淡，为天之阳，阳也，阳当上行，何谓利水而泄下？经云：气之薄者，阳中之阴，所以茯苓利水而泄下，亦不离乎阳之体，故人手太阳也。麻黄苦，为地之阴，阴也，阴当下行，何谓发汗而升上？经曰：味之薄者，〔阴〕中之〔阳〕，所〔以〕麻黄发汗而升上，亦不离乎阴之体，故入手太阴也。附子，气之浓者，乃阳中之阳，故经云发热；大黄，味之浓者，乃阴中之阴，故经〔云〕泄下。（竹）淡，为阳中之阴，所以利小便也；茶苦，为阴中之阳，所以清头目也。清阳发腠理，清之清者也；清阳实四肢，清之浊〔者〕也；浊阴归六腑，

浊之浊者也；浊阴走五脏，浊之清者也。

（二）药性要旨

苦药平升，微寒平亦升；甘辛药平降，甘寒泻火，苦寒泻湿热，甘苦寒泻血热。

（三）用药升降浮沉补泻法

肝胆：味辛补，酸泻；气温补，凉泻。
注云：肝胆之经，前后寒热〔不同〕，逆顺〔互〕换，入求〔责〕法。
心小肠：味咸补，甘泻；气热补，寒泻。
〔注云〕：三焦命门补泻同。
脾胃：味甘补，苦泻；气温热补，寒凉泻。
注云：〔温凉寒热〕，各从其宜；逆顺互换，入求〔责〕法。
肺大肠：味酸补，辛泻；气凉补，温泻。
肾膀胱：味苦补，咸泻；气寒补，热泻。
〔注云〕：五脏更相平也，一脏不平，所胜平之，此之谓也。故云：安谷则昌，绝谷则亡，水去则荣散，谷消则卫亡，〔荣散卫亡〕，神无所居。又仲景云：水入于经，其血乃成；谷入于胃，脉道乃行。故血不可不养，卫不可不温，血温卫和，荣卫乃行，常有天命。

（四）〔脏气法时补泻法〕

肝苦急，急食甘以缓之，甘草。

心苦缓，急食酸以收之，五味子。

脾苦湿，急食苦以燥之，白术。

肺苦气上逆，急食苦以泄之，黄芩。

肾苦燥，急食辛以润之，黄柏、知母。

注云：开腠理，致津液，通气血也。

肝欲散，急食辛以散之，川芎。以辛补之，细辛。以酸泻之，白芍药。

心欲软，急食咸以软之，芒硝。以〔咸〕补之，泽泻。以甘〔泻〕之，黄芪、甘草、人参。

脾欲缓，急食甘以缓之，甘草。以甘补之，人参。以苦泻之，黄连。

肺欲收，急食酸以收之，白芍药。以酸补之，五味子。以辛泻之，桑白皮。

肾欲坚，急食苦以坚之，知母。以苦补之，黄柏。以〔咸〕泻之，泽泻。

注云：此五者，有酸、辛、甘、苦、咸，各有所利，或散，或收，或缓，或软，或坚，四时五脏病，随五味〔所〕宜也。

（五）治法纲要

气交变〔论云〕：五运太过不及。夫五运之政，犹权衡也，高者抑之，下者举之，化者应之，变者复之，此长、化、收、藏之运，气之常也，失常则天地四塞矣。

注云：失常之理，则天地四时之气，无所营运。故动必有静，胜必有复，乃天地阴阳之道也。以热治热法，经曰：病气热甚，而与寒药交争，〔则〕寒药难下，故反热服，顺其病势，热势既休，寒性乃发，病热除愈，则〔如〕承气汤寒药，反热〔服之〕者是也。病寒亦同法也。凡治病，必求〔其〕所在，病在上者治上，在下者治下，故中外脏腑经络皆然。病气热，则除其热；病气寒，则退其寒，六气同法。泻实补虚，除邪养正，平则守常，医之道也。

大法曰：前人方法，即当时对证之药也。后人用之，当体指下脉气，从而加减，否则不效。余非鄙乎前人而自用也，盖五行相制相兼，生化制〔承〕之体，一时之间，变乱无常，验脉〔处〕方，亦前人之〔法〕也。厥后通乎理者，〔当〕以余言为〔然〕。

（六）用药用方辨

如仲景治表虚，制桂枝汤方，桂枝味辛热，发散、助阳、体轻，本乎天者亲上，故桂枝为君，芍药、甘草佐之。〔如〕阳脉涩，阴脉弦，法当腹中急痛，制小建中〔汤〕方，芍药为君，桂枝、甘草佐之。一则治其表虚，一则治其里虚，是各言其主用也。后人之用古方者，触类而长之，则知其本，而不致差误矣。

（七）去〔脏腑〕之火

黄连泻心火，黄芩泻肺火，白芍药泻肝火，知母泻肾火，木通泻小肠火，黄芩泻大肠火，石膏泻胃火。柴胡泻三焦火，〔须用〕黄芩佐之；柴胡泻肝火，须用黄连佐之，胆经亦然。黄柏泻膀胱火，又曰龙火，膀胱〔乃〕水之府，〔故曰龙火〕也。以上诸药，各泻各经之火，不惟止能如此，更有治病，合为君臣，处详其宜而用之，不可执而言也。

（八）各经引用

太阳经，羌活；在下者黄柏，小肠、膀胱也。少阳经，柴胡；在下者青皮，胆、三焦也。阳明经，升麻、白芷；在下者，石膏，胃、大肠也。太阴经，白芍药，脾、肺也。少阴经，知母，心、肾也。厥阴经，青皮；在下者，柴胡，肝、包络也。以上十二经之的药也。

（九）五味所用

苦以〔泻〕之，甘以缓之〔及〕发之，详其所〔宜〕用〔之〕，酸以收之，辛以散之，咸以软之，淡以渗之。

（十）用药各定分两

为君最多，臣次之，佐〔使〕又〔次〕之。药之〔于证〕，所主停者，〔则〕各等分〔也〕。

（十一）药性生熟〔用〕法

黄连、黄芩、知母、黄柏，〔治〕病在头面及手梢皮肤者，须酒炒之，借酒力上升也。咽之下，脐之上〔者〕，〔须〕酒洗之；在下者，生用。凡熟

〔升〕生〔降〕也。大黄须煨，恐寒伤胃气；至于乌头、附子，〔须〕炮去〔其〕毒也。用〔上焦〕药，〔须〕酒洗曝干。黄柏、〔知母〕等，寒药也，久弱之人，须合〔之者〕，酒浸曝干，恐寒伤胃气也；熟地黄酒洗，亦然。当归酒浸，助发散之用也。

（十二）　药用根梢法

凡根〔之〕在上者，中半以上，气脉上行，以生苗者为根。中半以下，气脉下行，入土者为梢。当知病在中焦用身，上焦用根，下焦用梢。经曰：根升梢降。

（十三）　五脏六腑相生相克为夫妻子母

肺〔为〕金，肝〔为〕木，肾〔为〕水，心〔为〕火，脾〔为〕土。生我者为父母，我生者为子孙；克我者为鬼贼，我克者为妻财。相生：木生火，火生土，土生金，金生水，水生木。相克：木克土，〔土克水，水克火，火克金，金克木〕。假令木生火，木乃火之父母，火乃木之子孙；木克土，木乃土之夫，土乃木之妻。余皆仿此。

（十四）　七神

心藏神，肺藏魄，肝藏魂，脾藏意与智，肾藏精与志。

（十五）　制方法

夫药有寒、热、温、凉之性，有酸、苦、辛、咸、甘、淡之味，各有所能，不可不通〔也〕。夫药之气味不必同，同气之物，〔其〕味皆咸，其气皆寒之类是也。凡同气之物，必有诸味，同味之物，必有诸气，互相气味，各有浓薄，性用不等，制方者，必须明其用矣。经曰：味为阴，味浓为纯阴，味薄为阴中之阳；气为阳，气浓为纯阳，气薄〔为〕阳中之阴。然，味浓则泄，薄则通；气浓则发热，气薄则发泄。又曰：辛甘发散为阳，酸苦涌泄为阴，咸味涌泄为阴，淡味渗泄为阳。凡此之味，各有所能。然，辛能散结润燥，苦能燥湿坚软，咸能软坚，酸能收缓，甘能缓急，淡能利窍。故经曰：肝苦急，急食甘以缓之；心苦缓，急食酸以收之；脾苦湿，急食苦以燥之；肺苦气上逆，急食苦以泄之；肾苦燥，急食辛以润之，〔开腠理〕，致津液通气也。肝欲散，急食辛以散之，以辛补之，以酸泻之；心欲软，急食咸以软之，以咸补之，以甘泻之；脾欲缓，急食甘以缓之，以甘补之，以苦泻之；肺欲收，急食酸以收之，以酸补之，以辛泻之；肾欲坚，急食苦以坚之，以〔苦〕补之，以咸泻之。凡此者，是明其〔气〕味之用也。若用其味，必明其味之可否；若用其气，必明其气之所宜。识其病之标本脏腑，寒热虚实，微甚缓急，而用其药之气味，随其证而制其方也，是故方〔有〕君臣佐使，轻重缓急，大小反正逆从之制也。主病者为君，佐君者为臣，应臣者为使，此随病之所宜，而又赞成方而用之。君一臣二，奇之制也；君二臣四，耦之制也。去咽喉〔之病〕，近者奇之；〔治肝肾之病〕，远者耦之。汗者不〔可以〕奇，下者不〔可以〕耦。补上治上制以缓，缓则气味薄；补下治下制以急，急则气味浓。薄〔者〕则少服而频服，浓者〔则〕多服而〔顿〕服。又当明五气之郁，木郁达之，谓吐令调达也；火郁发之，谓汗令其疏散也；土郁夺之，谓下无壅滞也；金郁泄之，谓解表利小便也；水郁折之，谓〔制〕其〔冲〕逆也。凡此五者，乃治病之〔大〕要〔也〕。

（十六）哎咀药味

古之用药治病，择净口嚼，水煮服之，谓之哎咀。后人则用刀桶内〔细〕锉，以竹筛齐之。

（十七）〔药类法象〕

药有气味浓薄，升降浮沉补泻主治之法，各各不同，今详录之，及拣择制度修合之法，俱列于后。

1. 风升生

味之薄者，阴中之阳，味薄则通，酸、苦、咸、平是也。

防风：气温味辛，疗风通用，泻肺实，散头目〔中〕滞气，除上焦风邪之仙药也，误服泻人上焦元气。《主治秘要》云：味甘纯阳，太阳经本药也，身去上风，梢去下风。又云：气味俱薄，浮而升，阳也。其用主治诸风及去湿也。去芦。

羌活：气微温，味甘苦，治肢节疼痛，手足太阳〔经〕风药也。加川芎治〔足〕太阳、少阴头痛，透关利节。《主治秘要》云：性温味辛，气味俱薄，浮而升，阳也。其用有五：手足太阳引经一也。风湿相兼二也。去肢节疼痛三也。除痈疽败血四也。风湿头痛五也。去黑皮并腐烂〔者〕，锉用。

升麻：气平，味微苦，足阳明胃、足太阴脾引经药。若补其脾胃，非此为引用不能补。若得葱白、香茝之类，亦能走手阳明、太阳，能解肌肉间热，此手足阳明〔经伤〕风之的药也。《主治秘要》云：性温味辛，气味俱薄，浮而升，阳也。其用有四：手足阳明引经一也。升阳于至阴之下二也。阳明〔经〕分头痛三也。去〔风邪在皮肤〕及至高之上四也。又云：甘苦，阳中之阴，脾痹非升麻不能除。刮去黑皮腐烂〔者用〕，里白者佳。

柴胡：气味平，微苦，除虚劳烦热，解散肌热，去早辰潮热，此少阳、厥阴引经药也。妇人产前产后必用之药（也）。善除本经头痛，非〔他〕药〔所〕能止。治心下痞，胸膈中痛。《主治秘要》云：味微苦，性平微寒，气味俱轻，阳也，升也，少阳经分药，〔能〕引胃气上升，以发散表热。又云：苦为纯阳，去寒热往来，胆痹非柴胡梢不能除。去芦用。

葛根：气平味甘，除脾胃虚热而渴，又能解酒之毒，通〔行〕足阳明之经。《主治秘要》云：味甘性寒，〔气味俱薄，体轻上行，浮而微降，阳中阴也。其用有四：止渴一也。解酒二也。发散表邪三也。发散小儿疮疹难出四也〕。益阳生津液，不可多用，恐损胃气。去皮用。

威灵仙：气温味〔苦甘〕，主诸风湿冷，宣通五脏，〔去〕腹内痰滞，腰膝冷痛，及治伤损。《主治秘要》云：味甘，纯阳，去太阳之风。铁脚者佳，去芦用。

细辛：气温，味大辛，治少阴〔经〕头痛如神，当〔少〕用之，独活为之使。《主治秘要》云：味辛性温，气浓于味，阳也，止诸阳头痛，诸风通用之。辛热，温〔少〕阴〔之〕经，散水寒，治内寒。又云：味辛，纯阳，〔止〕头痛。去芦并叶。华山者佳。

独活：气微温，味甘苦平，足少阴肾引经药也，若与细辛同用，治少阴〔经〕头痛。一名独摇草，得风不摇，无风自动。《主治秘要》云：味辛而苦，气温，性味薄而升，治风〔须〕用，及能燥湿。经云：风能胜湿。又云：苦头眩目运，非此不能除。去皮净用。

香白芷：气温，味大辛，治手阳明头痛，中〔风〕寒热，解利药也，以四味升麻汤中加之，通行手足阳明经。《主治秘要》云：味辛性温，气味俱轻，阳也，阳明经引经之药，治头痛〔在额〕，及疗风通用，去肺经风。又云：苦辛，阳明本药。

鼠粘子：气平味辛，主风毒肿，（消）利咽膈，吞一枚，可出〔痛〕疽〔疮〕头。《主治秘要》云：辛温，润肺散气。捣细用之。

桔梗：气微温，味辛苦，治肺，利咽痛，利肺中气。《主治秘要》云：味凉而苦，性微温，味浓气轻，阳中阴也，肺经之药也。利咽嗌胸膈，治气。以其色白，故属于肺，此用色之法也。乃散寒呕，若咽中痛，非此不能除。又云：辛苦，阳中之阳，谓之舟楫，诸药中有此一味，不能下沉，治鼻塞。去芦，米泔浸一宿用。

藁本：气温，味大辛，此太阳经风药，治寒气郁结于本经，治头痛〔脑〕痛齿痛。《主治秘要》云：味苦，性微〔温〕，气浓味薄〔而升〕，阳也，太阳头痛必用之药。又云：辛苦纯阳，〔足太阳〕本经药也，顶巅痛，非此不能除。

川芎：气味辛温，补血，治血虚头痛之圣药也。妊妇胎〔动〕，〔加〕当归，二味各二钱，水二盏，煎至一盏，服之神效。《主治秘要》云：性温，味辛苦，气浓味薄，浮而升，阳也。其用有四：少阳引经一也。诸头痛二也。助清阳〔之气〕三也。〔去〕湿气在头四也。又云：味〔辛〕纯阳，少阳经本药。捣细用。

蔓荆子：气清，味辛温，治太阳头痛、头沉、昏闷，除〔目〕暗，散风邪之药也。胃虚人不可服，恐生痰〔疾〕。《主治秘要》云：苦甘，阳中之〔阴〕，凉诸经之血热，〔止〕头痛，〔主目睛内痛〕。洗净用。

秦艽：气微寒，味苦，主寒热邪气，〔风湿痹〕，下水，利小便，疗骨蒸，治口噤，及肠风泻血。《主治秘要》云：性平味咸，养血荣筋，中风手足不遂者用之。又云：阴〔中〕微阳，去手（足）阳明〔经〕下牙痛、〔口〕疮毒，〔及除〕本经风湿。〔去芦〕净用。

天麻：气平味苦，治头风，〔主〕诸风湿痹，四肢拘急，小儿惊痫，〔除〕风气，利腰膝，强筋力。《主治秘要》云：其苗谓之定风草。

麻黄：气温味苦，发太阳、太阴经汗。《主治秘要》云：性温，味甘辛，气味俱薄，体轻清而浮升，〔阳〕也。其用有四：去〔寒〕邪一也。肺经〔本药〕二也。发散风寒三也。去皮肤之寒湿及风四也。又云：〔味〕苦，纯阳，去营中寒。去根，不锉细，微捣碎，煮二、三沸，去上沫，不然，令人烦心。

荆芥：气温，味辛苦，辟邪毒，利血脉，宣通五脏不足〔气〕。《主治秘〔要〕》云：能发汗，通关节，除劳〔渴〕，冷捣和醋封毒肿，去枝茎以手搓碎用。

薄荷：气温，味辛苦，能发汗，通关节，解劳乏，与薤相〔宜〕，新病〔瘥〕人不可多食，令人虚，汗〔出〕不止。《主治秘要》云：性凉〔味〕辛，气味俱薄，浮而升，阳也。去高颠及皮肤风热。去枝茎，手搓碎用。

前胡：气微寒，味苦，主痰满胸胁中痞，心腹〔结〕气，治伤寒〔寒〕热，推陈致新，明目益精。锉用。

2. 热浮长

气之厚者，阳中之阳，气厚则发热，辛甘温热是也。

黑附子：气热，味大辛，其性走而不守，亦能除肾中寒甚，〔以〕白术为佐，谓之术附汤，除寒湿之〔圣〕药〔也〕。〔治湿〕药〔中宜〕少加之，通行诸经，引用药也。及治经闭。《主治秘要》云：辛，纯阳，治脾中大寒。又云：性大热，味辛甘，〔气浓味薄〕，轻重得宜，可升可降，阳也。其用有三：去脏腑沉寒一也。补助阳气不足二也。温〔暖〕脾胃三也。然不可多用。慢火炮制用。

干姜：气热，味大辛，治沉寒痼冷，肾中无阳，脉气欲绝，黑附子为引，用水同煎二物，姜附汤是也。〔亦〕治中焦有寒。《主治秘要》云：性热味辛，气味俱浓，半沉半浮，可升可降，阳中阴也。其用有四：通心气助阳一也。去脏腑沉寒二也。发〔散〕诸经之寒气三也。〔治〕感寒腹疼四也。又云：辛温纯阳，《内经》云：寒淫所胜，以辛散之，此之谓也。水洗，慢火炙制，锉用。干生姜，气味温辛，主伤寒头痛，鼻塞上气，止呕吐，治咳嗽，生与干同治。〔与〕半夏等分，治心下急痛。锉用。

川乌头：气热，味大辛，疗风痹半身不遂，引经药也。《主治秘要》云：性热味辛甘，气浓味薄，浮而升，阳也。其用有六：除寒〔疾〕一也。去心下坚痞二也。温养脏腑三也。治〔诸〕风四也。破积〔聚〕滞气五也。〔治〕感寒腹痛六也。先以慢火炮制去皮，碎用。

良姜：气热味辛，主〔胃中逆〕冷，霍乱腹痛，翻胃吐食，转筋〔泻〕利，下气消食。《主治秘要》云：纯阳，健脾胃。碎用。

肉桂：气热，味大辛，补下焦〔火热〕不足，治沉寒痼冷之病，及表虚自汗，春夏二时为禁药也。《主治秘要》云：（若）纯阳，渗泄止渴。又云：甘辛，阳，大热，去营卫中之风寒。去皮，捣细用。

桂枝：气热，味辛甘，仲景治伤寒证，发汗用桂枝者，〔乃〕桂〔条〕，非身干也，取其轻薄而能发〔散〕。今又有一种〔柳桂〕，〔乃〕桂枝嫩小枝条也，尤宜入治上焦药用也。《主治秘要》云：性温，味辛〔甘〕，气味俱薄，体轻而上行，浮而升，阳也。其用有四：〔治〕伤风头痛一也。开腠理二也。解表三也。去皮肤〔风湿〕四也。

草豆蔻：气热，味大辛，治风寒客邪在于胃口之上，善〔去〕脾胃寒，治客寒令人心胃痛。《主治秘要》云：〔纯〕阳，益脾胃去寒。面〔裹〕煨熟，去面皮，捣细用。

丁香：气味辛温，温脾胃，止霍乱，消癖、气胀，及胃肠内冷痛，壮阳，暖腰膝，〔杀〕酒毒。《主治秘要》云：纯阳，去胃寒。

厚朴：气温味辛，能除腹胀，若〔元气〕虚弱，虽腹胀，宜斟酌用之，寒腹胀是也。大热药中，兼用结者散之，乃神药也。误服，脱人元气，切禁之。紫色者佳。《主治秘要》云：性〔温〕，味苦辛，气浓味浓，体重浊而〔微〕降，阴中阳也。其用有三：平胃〔气〕一也。去腹胀二也。孕妇忌之三也。又云：阳中之阴，去腹胀，浓肠胃。去粗皮，姜汁制用。

益智仁：气热，味大辛，治脾胃中寒邪，和中益气，治人多唾，当于补中药内兼用之，不可多服。去皮捣用。

木香：气味辛苦，除肺中滞气，若疗中下焦气结滞，须用槟榔为使。《主治秘要》云：性〔热〕味〔辛〕苦，气味俱浓，沉而降，阴也。其用，调气而已。又曰：辛，纯阳，以和胃气。广州者佳。

白豆蔻：气热，味大辛，荡散〔肺〕中滞气，主积冷气，宽膈，止吐逆，久反胃，消谷，下气，进饮食。《主治秘要》云：性大温，味辛，气味俱薄，轻清而升，阳也。其用有五：肺金本药一也。散胸中滞气二也。〔治〕感寒腹痛三也。温暖脾胃四也。赤眼暴发，白睛红者五也。又云：辛，纯阳，去太阳〔经〕目内〔大眦红筋〕。去皮〔捣〕用。

川椒：气温味辛，主邪气，温中，除寒痹，坚齿发，明目，利五脏。凡用须炒去汗，又去含口者。《主治秘要》云：辛，阳，明目之剂。手搓细用。

吴茱萸：气热味辛，治寒在咽喉，〔隘〕塞胸中。经云：咽膈不通，食不〔可〕下，食则呕，令人口开目瞪，寒邪所结，气不得上下，此病不已，令人〔寒〕中腹满，膨胀下利，寒气诸药，不可代也。《主治秘要》云：性热味辛，气味俱浓，半沉半浮，阴中之阳也，气浮而味降。其用有四：去胸中寒一也。止心痛二也。〔治〕感寒腹痛三也。消宿酒，为白豆蔻之佐四也。又云：辛，阳中之阴，温中下气。洗去苦味，晒干用。

茴香：气平味〔辛〕，破一切臭气，调中、止呕、下食。须炒黄色，捣细用。

玄胡索：气温味辛，〔破血治气，妇人月事不调，小腹痛甚，温暖腰膝，破散瘕，捣细用。〕

〔缩砂仁：气温味辛，治脾胃气结滞不散，主虚劳冷泻，心腹痛，下气消

食，捣细用。〕

红蓝花：气温味辛，主〔产〕后口噤血晕，腹内恶血不尽，绞痛，破〔留〕血神验，（酒浸，佐当归生新血。）

神曲：〔气暖味甘〕，消食，治脾胃食不化，须用于脾〔胃〕药中少加之。《主治秘要》云：辛，阳，益胃气。炒黄色用。

3. 湿化成中央

戊〔土〕其本气平，其兼气〔温〕凉寒热，在人以胃应之；己土其本味〔淡〕，其兼味辛甘咸苦，在人以脾应之。

黄耆：气温，味甘平，治虚劳自〔汗〕，补肺气，实皮毛，泻肺中火，脉弦、自汗。善治脾胃虚弱，疮疡血脉不行，内托阴证，疮疡必用之药也。《主治秘要》云：气温味甘，气薄味浓，可升可降，阴中阳也。其用有五：补诸虚不足一也。益元气二也。去肌热三也。疮疡排脓止痛四也。壮脾胃五也。又云：甘，纯阳，益胃气，去诸经之痛。去芦并皱，锉用。

人参：气温味甘，治脾〔肺〕阳气不足，及肺气〔喘〕促，〔短〕气少气，补中缓中，泻肺脾胃中火邪，善治短气，非升麻为引用，不能补上升之气，升麻一分，人参三分，可为相得也。若补下焦元气，泻肾中之火邪，茯苓为之使。甘草梢子生用为君，善去茎中痛。或加苦〔楝〕，酒煮玄胡索为主，尤妙。《主治秘要》云：性温味〔甘〕，气〔味〕俱薄，浮而升，阳也。其用有三：补元气一也。止渴二也。生津液三也。肺实忌之。又云：甘苦，阳中之阳也，补胃嗽喘勿用，短气用之。去芦。

〔甘草：气味甘，生大凉，火炙之则温，能补三焦元气，调和诸药相协，共为力而不争，性缓，善缓诸急，故有"国老"之称。《主治秘要》云：性寒味甘，气薄味浓，可升可降，阴中阳也。其用有五：和中一也。补阳气二也。调诸药三也。能解其太过四也。去寒邪五也。腹胀则忌之。又云：甘苦，阳中阴也，纯阳、养血、补胃，梢子；去肾茎之痛，胸中积热，非梢子不能除，去皮，碎用。〕

〔当归：气温味甘，能和血补血，尾破血，身和血。《主治秘要》云：性温味辛，气浓味薄，可升可降，阳也。其用有三：心经药一也。和血二也。治诸病夜甚三也。又云：甘辛，阳中微阴，身和血，梢破血，治上治外，酒浸洗糖黄色，嚼之，大辛，可能溃坚，与菖蒲、海藻相反。又云：用温水洗去土，酒制过，或焙或晒干，血病须去芦头用。〕

〔熟地黄：气寒味苦，酒晒熏如乌金，假酒力则微温，补血虚不足，虚损血衰之人须用，善黑须发，忌萝卜。《主治秘要》云：性温味苦甘，气薄味浓，沉而降，阴也。其用有五：益肾水真阴一也。和产后气血二也。去脐腹急痛三也。养阴退阳四也。壮水之源五也。又云：苦，阴中之阳，治外治上、酒浸，锉细用。〕

半夏：气微寒，味辛平，治寒痰，及形寒饮冷伤肺而咳，大和胃气，除胃寒，进饮食，治太〔阴〕痰厥头痛，非此不能除。《主治秘要》云：性温，味辛苦，气〔味俱〕薄，沉而降，〔阴中〕阳也。其用有四：燥〔脾〕胃湿一也。化痰二也。益脾胃之气三也。消肿散结四也。渴则忌之。又云：平，阴中之阳，除胸中痰涎。汤洗七次，干用。

白术：气温味甘，能除湿益燥，和中益气，利腰脐间血，除胃中热。〔《主治秘要》云：性温味微苦，气味俱薄，浮而升阳也。〕其用有九：温中一也。去脾胃中〔湿〕二也。除〔脾〕胃热三也。强脾胃，进饮食四也。和〔脾〕胃，生津液五也。主肌热六也。〔治〕四肢困倦，目不欲开，怠惰嗜卧，不思饮食七也。止渴八也。安胎九也。

苍术：气温味〔甘〕，主治与白术同。若〔除〕上湿、发汗，功最大。若补中焦、除湿，力少。《主治秘要》云：其用与白术同，但比之白术，气重而〔体〕沉。〔治〕胫足湿肿，加白术。泔浸，刮去皮用。

橘皮：气温味苦，能益气。加青皮减半，去滞气，推陈致新。若补脾胃，不去白；若理胸中〔滞〕气，去白。《主治秘要》云：性寒味辛，气薄味浓，浮而升，阳也。其用有三：去胸中寒邪一也。破滞气二也。益脾胃三也。〔少用同白术则益脾胃〕；其多及独用则损人。又云：苦辛，益气利肺，有甘草则补肺，无则泻肺。

青皮：气温味辛，主气滞，消食破积。《主治秘〔要〕》云：性寒味苦，气味俱浓，沉而降，阴也。其用有五：〔足〕厥阴、少阳之分，有病〔则〕用之一也。破坚癖二也。散滞气三也。去下焦诸〔湿四也。〔治〕左胁有积气五也。

藿香：气微温，味甘辛，疗风水，去恶气，治脾胃吐逆，霍乱心病。《主治秘〔要〕》云：性温味苦，气浓味薄，浮而升，阳也。其用，助胃气。又云：甘苦，纯阳，补胃气，进〔饮〕食。去枝茎用叶，以手搓用。

槟榔：气温〔味〕辛，治后重如神，性如铁石之沉重，能坠诸药至于下。《主治秘要》云：性温，气味苦，气薄味浓，沉而降，阴中阳也。其用，破滞〔气下〕行。又云：辛，纯阳，破滞气，泄胸中至高之气。

广茂：气温，味苦〔辛〕，主心膈痛，饮食不消，破〔疢癖〕气最良。火炮开用。

京三棱：气平味苦，主心膈痛，饮食不消，破气，〔治〕老癖痕结块，妇人血脉不调，心腹刺痛。《主治秘〔要〕》云：〔味〕苦，阴中之阳，破〔积〕气，损真气，虚人不用。火炮制〔使〕。

阿胶：气微温，味甘平，主心腹疼痛，〔血〕崩，补虚安胎，坚筋骨，和血脉，益气止痢。《主治秘〔要〕》云：性平味淡，气味俱薄，浮而升，〔阳也〕，〔能〕补肺〔气〕不足。慢火炮〔脆〕搓细用。

〔诃子：气温味苦，主腹胀满，不下饮食，消痰下气，通利津液，破胸膈结气，治久痢赤白、肠风，去核，捣细用。〕

桃仁：气温，味甘苦，治大便血结、血秘、血燥，通润大便，七宣丸中用之，专疗血结，破血。汤浸去皮尖，研如泥用。

杏仁：气温，味甘苦，除肺中燥，治风燥在于胸膈。《主治秘〔要〕》云：性〔温〕味苦而甘，气薄味浓，浊而沉降，阴也。其用有三：润肺气一也。消〔宿〕食二也。升滞气三也。麸炒，去皮尖用。

大麦蘖：气温味咸，补脾胃虚，宽肠胃。捣细，炒黄色，取面用之。

紫草：气温味苦，主心腹邪气、五疸，利九窍，补中益气，通水道，疗〔腹〕肿胀满。去土用茸，锉细用。

苏木：气平，味甘咸，主破血，产后血〔胀闷〕欲死者。排脓止痛，消痈肿瘀血，妇人月经不调，及血晕口噤。《主治秘〔要〕》云：性凉，味微辛，发散表里风气。又云：甘咸，阳中之阴，破死血。锉细用。

4. 燥降收

气之薄者，阳中之阴，气薄则发泄，辛、甘、淡、平、寒、凉是也。

茯苓：气平味甘，止〔消〕渴，利小便，除湿益燥，利腰脐间血，和中益气为主。治小便不通，溺黄或赤而不利，如小便利，或数服之，则损人目；如汗多人服之，损元气，夭人寿。医〔言〕赤泻白补，上古无此说。《主治秘〔要〕》云：性温味淡，气味俱薄，浮而升，阳也。其用有五：止泻一也。利小便二也。开腠理三也。除虚热四也。生津液五也。刮皮，捣细〔用〕。

泽泻：气平味甘，除湿之〔圣〕药也。治小便淋沥，去阴间汗，无此疾服之，令人目〔盲〕。《主治秘〔要〕》云：味咸性寒，气味俱浓，沉而降，阴也。其用有四：入肾经一也。去旧水，养新水二也。利小便三也。消肿疮四也。又云：咸，阴中微阳，渗泄止渴。捣细用。

猪苓：气平味甘，大〔燥〕除湿，〔比诸〕淡渗药，大燥亡津液，无湿证勿服。《主治秘要》云：性平〔味淡〕，气味俱薄，升而微降，〔阳也〕。其用与茯苓同。又云：甘苦，纯阳，去心〔中〕懊。去黑皮，里白者佳。

滑石：气〔寒〕味甘，治前阴窍涩不利，性沉重，能泄气，上令下行，故曰滑〔则〕利窍，不比与淡渗〔诸药〕同。白者佳，捣细用；色红者服之令人淋。

瞿麦：气寒，味苦〔辛〕，主〔关格〕诸癃结，小便不通，治痈肿排脓，明目去〔翳〕，破胎堕胎，下〔闭〕血，〔逐〕膀胱邪热。《主治秘〔要〕》云：阳中之阴，利小便为君。去枝用穗。

车前子：气寒味甘，〔阴癃气闭，利水道，通小便，除湿痹，肝中风热冲目赤痛，捣细用。〕

〔木通，气平味甘，主小便不通，导小肠中热，刮去粗皮用。〕

灯草、通草：气平味甘，通阴窍涩〔不利〕，利小〔便〕，除水肿、〔癃闭〕、五淋。《主治秘〔要〕》云：辛甘，阳〔也〕，泻肺，利小便。锉细用。

五味子：气温味酸，大益五脏气。〔孙真人曰〕：五月常服五味子，以补五脏之气。遇夏月季〔夏〕之间，令人困乏〔无〕力，无气以动，〔与〕黄芪、人参、麦门冬，少加黄柏，锉〔煎〕汤服之，使人精神、元气两足，筋力涌出。生用。

白芍药：气微寒，味酸，补中焦之药，炙甘草为辅，治腹中痛；如夏月腹痛，少加黄芩；若恶寒腹痛，加肉桂一分，白芍药二分，炙甘草一分半，此仲景神品药也。如冬月大寒腹痛，加桂一〔钱〕半，水二盏，煎至一盏〔服〕。《主治秘〔要〕》云：性寒味酸，气浓味薄，升而微降，阳中阴也。其用有六：安脾经一也。治腹痛二也。收胃气三也。止泻利四也。和血〔脉〕五也。固腠理六也。又云：酸苦，阴中之阳，白补赤散，泻肝补脾胃，酒浸引经，止中部腹痛。去皮用。

桑白皮：气寒，味苦酸，主伤中五痨羸瘦，补虚益气，〔泻〕肺气，止吐血、热渴，消水肿，利水道。去皮用。

天门冬：气寒，味微苦，保肺气，治血热侵肺，上喘气促，加人参、黄芪，用之为主，〔神效〕。《主治秘〔要〕》云：甘苦，阳中之阴。汤浸，晒干，去心用。

麦门冬：气寒，味微苦甘，治肺中〔伏〕火，〔脉〕气欲绝。加五味子、人参〔二〕味，为生脉散，补肺中元气不足，须用之。《主治秘〔要〕》云：甘，阳中微阴，引经酒浸，治经枯、乳汁不下。汤洗，去心用。

犀角：气寒，味苦酸，主伤寒、瘟疫头痛，安心神，止烦渴霍乱，明目镇惊，治中风失音，小儿麸豆，风热惊痫。〔镑〕：末用。

乌梅：气寒味酸，主下气，除热烦满，安心调〔中〕，治痢止渴。以盐豉为白梅，亦入除痰药。去核用。

牡丹皮：气寒味苦，治肠胃积血，及衄血、吐血必用之药，是犀角地黄汤中一味也。《主治秘〔要〕》云：辛苦，阴中之阳，凉骨热。锉用。

地骨皮：气寒味苦，解骨蒸肌热，主消渴、风湿痹，坚筋骨。《主治秘〔要〕》云：阴，凉血。去骨用皮，碎用。

枳壳：气寒味苦，治胸〔中痞塞〕，泄肺气。《主治秘〔要〕》云：性寒味苦，气浓味薄，浮而升，微降，阴中阳也。其用有四：破心下坚痞一也。利胸中气二也。化痰三也。消食四也。然不可多用。又云：苦酸，阴中微阳，破气。麸炒，去〔瓤〕用。

琥珀：气平味甘，定五脏，定魂魄，消瘀血，通五淋。《主治秘〔要〕》云：甘，阳，利小便，清肺。

连翘：气平味苦，主寒热瘰，诸恶疮肿，除心中客热，去胃虫，通五淋。《主治秘〔要〕》云：性凉味苦，气味俱薄，轻清〔而浮〕升，阳也。其用有三：泻心经客热一也。〔去〕上焦诸热二也。疮疡须用三也。手搓用之。

枳实：气寒味苦，除寒热，去结实，消痰癖，治心下痞，逆气，胁下痛。《主治秘〔要〕》云：气味升降，与枳壳同，其用有四：主心〔下〕痞一也。化心胸痰二也。消〔宿〕食，散败血三也。破〔坚积〕四也。又云：纯阳，去胃〔中〕湿。去〔瓤〕，麸炒用。

5. 寒沈藏

味之浓者，阴中之阴，味浓则泄，酸、苦、〔咸〕、寒是也。

大黄：味苦气寒，其性走而不守，泻〔诸实〕热不通，下大〔便〕，荡涤肠胃中热，专治〔不大便〕。《主治秘〔要〕》云：性寒味苦，气味俱浓，沉而降，阴也。其用有四：去实热一也。除下焦湿二也。推陈致新三也。消宿食四也。用之须酒浸煨熟，寒因热用也。又云：苦，纯阴，热淫所胜，以苦泻之。酒浸入太阳，酒洗入阳明，余经不用。去皮锉用。

黄柏：气寒味苦，治肾水膀胱不足，诸痿厥，腰〔脚〕无力，于黄芪汤中〔少〕加用〔之〕，使两足膝中气力涌出，痿软实时去矣。蜜炒此一味，为细末，治口疮如神，瘫痪必用之药也。《主治秘〔要〕》云：性寒味苦，气味俱浓，沉而降，阴也。其用有六：泻膀胱龙火一也。利〔小便热结〕二也。

〔除〕下焦湿肿三也。治痢先见血四也。〔去〕脐〔下〕痛五也。补肾〔气〕不足，壮骨髓六也。二制〔则〕治上焦，单制〔则〕治中焦，不制〔则〕治下焦也。又云：苦浓微辛，阴中之阳，泻膀胱，〔利下窍〕。去皮用。

黄芩：气寒，味微苦，治肺中湿热，疗上热目中肿赤，瘀血壅盛，必用之药，泄肺中火邪，上逆于膈上，补膀胱之寒水不足，乃滋其化源也。《主治秘〔要〕》云：性凉，味苦甘，气浓味薄，浮而〔降〕，阳中阴也。其用有九：泻肺经热一也。夏月须用二也。去诸热三也。上焦及皮肤风热风湿四也。妇人产后，养阴退阳五也。利胸中气六也。消膈〔上痰〕七也。除上焦及脾诸湿八也。安胎九也。单制、二制、不制，分上中下也。又云：苦，阴中微阳，酒炒上行，主上部积血，非此不能除。肺〔苦〕气上逆，急食苦以泄之，正谓此也。去皮锉用。

黄连：气寒味苦，泻心火，除脾胃中湿热，治烦〔躁〕恶心，郁热在中〔焦〕，兀兀欲吐，〔心下〕痞满，〔必用药也〕仲景〔治〕九种心下痞，〔五等〕泻心汤皆用之。《主治秘〔要〕》云：性寒味苦，气味〔俱〕浓，可升可降，阴中阳也。其用有五：泻心热一也。去上焦火二也。诸疮必用三也。去风湿四也。赤眼暴发五也。去须用。

石膏：气寒，味辛甘，治〔足〕阳明经中热、发热、恶〔热〕、躁热、〔日〕晡潮热，自汗，小便浊赤，大渴引饮，身体肌肉壮热，苦头痛之药，白虎汤是也。善治本经头痛，若无此有余〔之〕证，医者不识而〔误用〕之，〔则〕不可胜救也。《主治秘〔要〕》云：性寒味淡，气味俱薄，体重而沉降，阴也，乃阳明经大寒药，能〔伤〕胃〔气〕，令人不食，非腹有极热者，不宜轻用。又云：辛甘，阴中阳也，止阳明头痛，胃〔弱者〕不可服，〔治〕下牙痛，用香芷为引。捣细用。

草龙胆：气寒，味大苦，治〔两〕目赤肿睛胀，瘀肉高起，痛不可忍，以柴胡为主，〔龙胆〕为使，治眼中疾必用药也。《主治秘〔要〕》云：性寒味苦辛，气味俱浓，沉而降，阴也。其用有四：除下部风湿一也。〔除〕湿热二也。脐下以至足肿痛三也。寒湿香港脚四也。其用与防己同。又云：〔苦〕，纯阳，酒浸上行。去芦用。

生地黄：气寒味苦，凉血补血，〔补〕肾水真阴不足，此药大寒，宜斟酌用之，恐损人胃气。《主治秘〔要〕》云：性寒味苦，气薄味浓，沉而降，阴也。其用有三：凉血一也。〔除〕皮肤燥二也。去诸湿（热）三也。又云：阴中微阳，酒浸上行。

知母：气寒，味大辛，治〔足〕阳明火热，大补益肾〔水〕、膀胱之寒。《主治秘〔要〕》云：性寒味苦，气味俱浓，沉而降，阴也。其用有三：泻肾经火一也。作利小便之佐使二也。〔治〕痢疾〔脐〕下痛三也。又云：苦，阴中微阳，肾〔经〕本药，〔欲〕上头引经，皆酒炒。刮去毛，里白者佳。

汉防己：气寒，味大苦，疗胸中以下至足湿热肿盛，香港脚，〔补〕膀胱，去留热，通〔行〕十二经。《主治秘〔要〕》云：辛苦，阴〔也〕泄湿气。去皮净用。

茵陈蒿：气寒，味苦平，治烦热，主风湿风热，邪气热结，黄胆，通身发黄，小〔便〕不利。《主治秘〔要〕》云：苦甘，阴中微阳，治伤寒发黄。去枝茎，用叶，手搓。

朴硝：气寒，味苦辛，除寒热邪气，六腑积聚，结固血癖，胃中饮食热结，〔去血闭〕，停痰痞满，消毒。《主治秘〔要〕》云：芒硝性寒味咸，气薄味浓，沉而降，阴也。其用有三：〔治〕热淫于内一也。去肠内宿垢二也。破坚积热块三也。妇人有孕忌之。又云：咸寒，纯阴，热淫于内，治以咸寒，正谓此也。

栝蒌根：气寒味苦，主消渴，身热烦满大热，补虚安中，通月水，消肿毒、瘀血及热疖毒。《主治秘〔要〕》云：性寒味苦，阴〔也〕，能消烦渴。又云：苦，纯阴，一心中枯渴，非此药不能除。

牡蛎：气寒，味咸平，主伤寒、〔寒〕热、温疟，女子赤白带，止汗，〔止〕心痛，气结大小肠，治心胁痞。《主治秘〔要〕》云：咸，软痞积。烧白捣用。

玄参：气寒味苦，治心〔中〕懊憹，烦而不能眠，心神颠倒欲绝，血滞，小便不利。苦〔参〕气寒味苦，足少阴肾经之君药也，治本经须用。《主治秘〔要〕》云：苦，阴，气沉逐湿。

川楝子：气寒，味苦平，主伤寒大热烦〔躁〕，杀三虫疥疡，通利大小便之疾。《主治秘〔要〕》云：入心，止下部腹痛。

香豉：气寒味苦，主伤寒头痛、烦躁、满闷，生用之。《主治秘〔要〕》云：苦，阴，去心〔中〕懊憹。

地榆：气微寒，味甘酸，主妇人乳产，七伤带下，经血不止，血崩之病，除恶血，止痛疼，疗肠风泄血，小儿疳痢。性沉寒，入下焦，治热血痢。《主治秘〔要〕》云：性微寒，味微〔苦〕，气味俱薄，其体沉而降，阴中阳也，专治下焦血。又云：甘苦，阳中微阴，治下部血。去芦用。

栀子：性寒味苦，气薄味浓，轻清上行，气浮而味降，阳中阴也。其用有四：〔去〕心经客热一也。除烦〔躁〕二也。去上焦虚热三也。治风〔热〕四也。又云：苦，纯阳，止渴。

〔续添〕

巴豆：性〔热〕味苦，气薄味浓，体重而沉降，阴也。其用有三：导气消积一也。去脏腑停寒二也。消化寒凉及生冷硬物所伤三也。〔又云〕：辛，〔阳〕，去胃中寒〔积〕。

白〔僵〕蚕：〔性微温〕，味微辛，气味俱薄，体轻而浮升，阳也，去皮肤间诸风。

生姜：性温，味辛甘，气味俱浓，清浮而生升，阳也。其用有四：制厚朴、半夏毒一也。〔发〕散风邪二也。温中去湿三也。作益胃脾〔药〕之佐四也。

杜仲：性温，味辛甘，气味俱薄，沉而降，阴也。其用壮筋骨，及足弱无力行。以上诸药，此大略言之，以为制方之阶也，其用有未尽者。

（十八）〔法象余品〕

蜀葵花：冷，阴中之阳，赤治赤带，白治白带。

梧桐泪：咸，瘰，非此不能除。

郁金：辛苦，纯阳，凉心。

款冬花：辛苦，纯阳，温肺止嗽。

香附子：甘，阳中之阴，快气。

大〔戟〕：苦甘，阴中微阳，泻肺，损真气。

白芨：苦甘，阳中之阴，止肺〔血〕，涩，白蔹同。

甘遂：苦纯阳，水结胸中，非此不能除。

蜀漆：辛，纯阳，破血。

射干：苦，阳中之阴，去胃中痈疮。

天南星：苦辛，去上焦痰及头眩运。

御米壳：酸涩，固收正气。

胡芦巴：阴，治元〔气〕虚〔寒〕，及肾〔经〕虚冷。

马兜铃：苦，阴中之阳，主肺〔湿〕热，〔清〕肺气，补肺。

白附子：阳，温，主血痹，〔行〕药势。

槐花：苦，阴，气薄，凉大肠热。

槐实：苦酸，〔同上〕。

茯神：〔阳〕，疗风眩、风虚。

沉香：阳，补肾。

檀香：阳，主心腹〔痛〕，霍乱，中恶，引胃气上升，进食。

乳香：阳，补肾。

竹叶：苦，阴中微阳，凉心经。

山茱萸：酸，阳中之阴，温肝。

郁李仁：苦辛，〔阴〕中之阳，破血润燥。

金铃子：酸苦，阴中之阳，心暴痛，非此不能除。即川楝子。

草豆蔻：辛，阳，益脾胃，去寒。

红花：苦，阴中之〔阳〕，入心养血。

朱砂：心热非此不能除。

赤石脂：甘酸，阴中之阳，固脱。

甘菊：苦，养目血。

茜根：阴中〔微阳〕，去诸死血。

王不留行：甘苦，阳中之阴，〔下乳引导用之〕。

艾叶：苦，阴中之阳，温胃。

〔硇〕砂：咸，破坚癖，独不用。

（十九）〔五行制方生克法〕

（附汤例）

夫〔木〕火土金水，此制方相生相克之法也，老于医者能之。

风制法：肝、木、酸，春生之道也，失常则病矣。风淫于内，治以辛凉，佐以苦辛，以甘缓之，以辛散之。

暑制法：心、火、苦，〔夏〕长之道也，失常则病矣。热淫于内，治以咸寒，佐以甘苦，以酸收之，以苦发之。

湿制法：脾、土、甘，中〔央〕化〔成〕之道也，失常则病矣。湿淫于内，治以苦热，佐以咸淡，以苦燥之，以淡泄之。

燥制法：肺、金、〔辛〕，秋收之道也，失常则病矣。燥淫于内，治以苦温，佐以甘辛，以辛润之，以苦下之。

寒制法：肾、水、咸，冬藏之道也，失常则病矣。寒淫于内，治以甘热，佐以苦辛，以辛散之，以苦坚之。

注云：酸苦甘辛咸，即肝木、心火、脾土、肺金、肾水之本也。四时之变，五行化生，各顺其道，违则病生。圣人设法以制其变，谓如风淫于内，即是肝木失常也，火随而炽，治以辛凉，是为辛金克其木，凉水沃其火，其治法例皆如此。下之二方，非为治〔病而〕设，〔此乃〕教人〔比证〕立方之〔道〕，容易〔通晓〕也。

当归拈痛汤

〔治〕湿〔热〕为病，肢节烦痛，〔肩背〕沉重，胸膈不利，遍身疼，下注于胫，肿痛不可忍。经云：湿淫于内，治以苦温，羌活苦辛，透关利节〔而〕胜〔湿〕；防风甘辛，温散经络中留湿，故以为〔君〕。水性润下，升麻、葛根苦辛平，味之薄〔者〕，阴中之阳，引而上行，以苦发之也。白术苦甘温，和中除湿；苍术体轻浮，气力〔雄〕壮，能去皮肤腠理〔之湿〕，故以为臣。〔血〕壅而不流则痛，当归身〔辛〕，温以散之，使气血各有所归。人参、甘草甘温，补脾养正气，使苦药不能伤胃。仲景云：湿热相合，肢节烦痛，苦〔参〕、黄芩、知母、茵陈者，乃苦〔以〕泄之〔也〕。凡酒制〔药〕，以为因用。治湿不利小便，非其治也，猪苓甘温平，泽泻咸平，淡以渗之，又能导其留饮，故以为佐。气味相合，上下分消，其〔湿〕气得〔以〕宣通〔矣〕。

羌活（半两）、防风（三钱，二味为〔君〕）、升麻（一钱）、葛根（二钱）、白术（一钱）苍术（三钱）、当归〔身〕（三钱）、人参（二钱）、甘草（五钱）、苦参（酒浸二钱）、黄芩（一钱炒）、知母（三钱酒洗）、茵陈（五钱酒炒）、猪苓（三钱）、泽泻（三钱）。

上锉如麻豆大，每服一两，水二盏半，先以水拌湿，候少时，煎至一盏，去滓温服，待少时，美膳压之。

天麻半夏汤

治风痰内作，胸膈不利，头眩目黑，兀兀欲吐，上热下寒，不得安卧，遂〔处此〕方云眼黑头眩，虚风内作，非天麻不能治，〔故以为君〕。〔偏头痛乃少阳也，非柴胡不能治〕；黄芩苦寒酒制炒，佐柴胡治上热，又为引用，故以为臣。橘皮苦辛温，炙甘草〔甘温〕，补〔中〕益气为佐。生姜、半夏辛温，以治风痰；白茯苓甘〔平〕，利小便，导湿〔热〕，引而下行，故以为使。不数服而〔见〕愈。

天麻（一钱君）、柴胡（七分）、黄芩（五分酒制）、橘皮（七分去白）、半夏（一钱）、白茯苓（五分）、甘草（五分）。

上锉碎如麻豆大，都作一服，水二盏，生姜三片，煎至一盏，去滓温服。

《医学启源》全书完。